Maggie Johnson
Alison Wintgens 著
黃晶晶 譯

選擇性緘默症資源手冊

The Selective Mutism Resource Manual

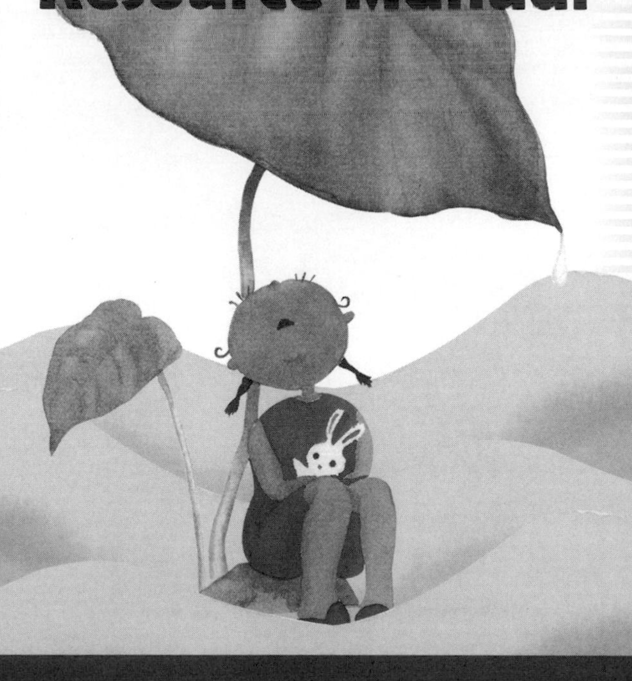

Maggie Johnson
Alison Wintgens

The Selective Mutism

Resource Manual

Published 2017 by Routledge
2 Park Square, Milton Park, Abingdon, Oxon OX14 4RN
711 Third Avenue, New York, NY 10017, USA
Routledge is an imprint of the Taylor & Francis Group, an informa business

British Library Cataloguing in Publication Data

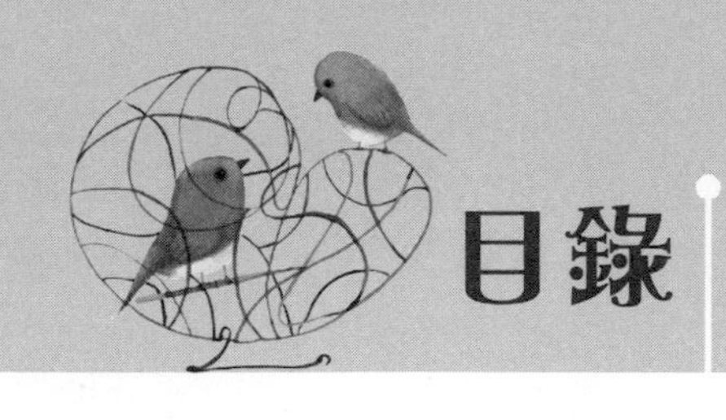

目錄

第三篇　介入輔導 • 95

第四篇　進步和結束輔導 • 215

第五篇　附錄 • 267

表

圖

表格

講義

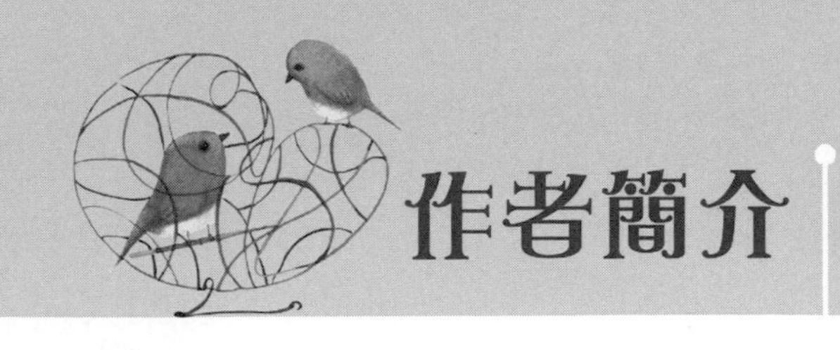

作者簡介

美琪・強生（Maggie Johnson）

是一位口語及語言治療師，專精於兒童溝通障礙，在教育和社區領域有超過二十年的經驗，服務場所包括：特殊學校、語言單位、主流學校、診所以及跨科中心。目前任職於東肯特海岸社區照護信託基金（East Kent Coastal Primary Care Trust）。

艾莉森・溫特琴斯（Alison Wintgens）

是一位口語及語言治療師，任職於倫敦聖喬治醫院（St. George's Hospital）的兒童及青少年心理健康部。對於兒童及青少年的溝通障礙以及合併情緒、行為或精神問題，有豐富的經驗。

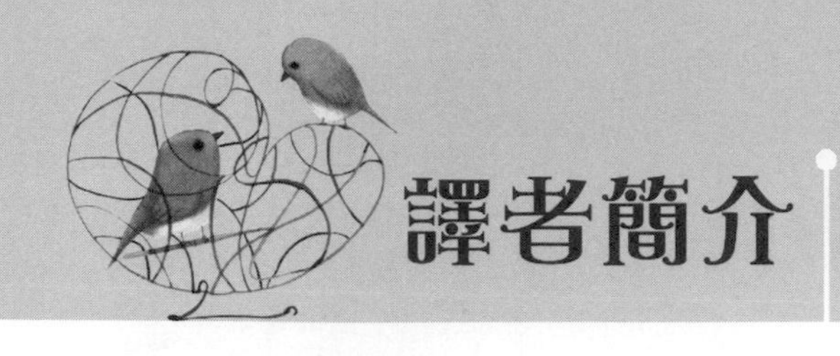

譯者簡介

黃晶晶

學　歷：國立臺灣大學外國語文學碩士

經　歷：行政院新聞局、中央銀行英文編譯

國立臺灣師範大學翻譯研究所兼任講師

台灣選擇性緘默症協會第一任理事長

【讓聲音自由】選緘課程主辦人

（https://sites.google.com/view/freevoice/）

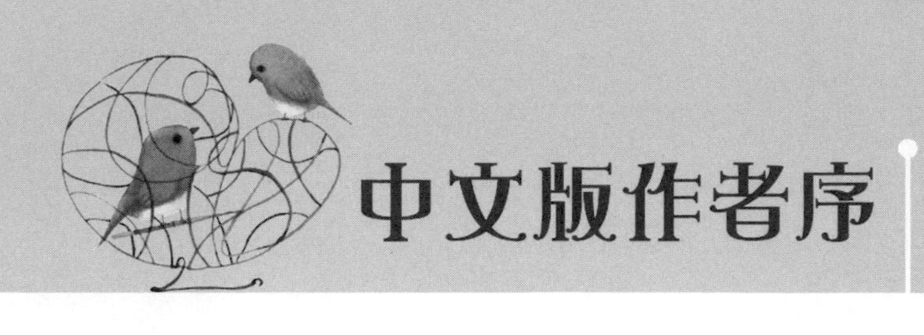

中文版作者序

親愛的晶晶女士：

謝謝您邀請我們為《選擇性緘默症資源手冊》中文版撰寫序文。我們的書能夠透過翻譯，在語言文化截然不同的地球另一端發揮用處，令我們感到既欣喜又榮幸，這是當初寫這本書時意想不到的。我們要特別謝謝您選書的眼光和翻譯的辛勞。

在英國，這本書出版時，幫助選擇性緘默症兒童和青少年的資源，仍非常有限。但經過這幾年，專業知識和服務資源已逐漸改善，對於辨認和支持選擇性緘默症已逐漸獲致經驗和信心。現在，人們瞭解這是一種焦慮障礙，就像是說話恐懼症，不再誤認為是不尊敬、太害羞或拒絕說話；也懂得要去除孩子必須說話的壓力，並鼓勵替代性的溝通方式；而且積極實施「一次一小步計畫」，幫助孩子邁向自在的說話。《選擇性緘默症資源手冊》也已成為老師、家人和心理師主要的參考書。此刻，我們正在推動教育訓練計畫，希望建立有效的照護路徑，並且設置聯繫網絡，讓有經驗的人可以建議和支援其他人。此外，經過國際聯合倡議，選擇性緘默症終於被正式歸類於焦慮障礙（2013年5月出版的DSM-5[1]），雖然仍有許多努力的空間，但這項進展已令人欣慰。

[1] 美國精神醫學學會（American Psychiatric Association）於2013年5月出版的《精神疾病診斷與統計手冊》第五版（*Diagnostic and Statistical Manual of Mental Disorders, 5th edn*，簡稱DSM-5）。

最後，我們願為本書所有讀者獻上最誠摯的祝福，希望他們透過本書能更瞭解選擇性緘默症，並且獲得更多資源，幫助兒童和青少年找回聲音、自在說話。

Maggie Johnson
Alison Wintgens筆

2013年5月

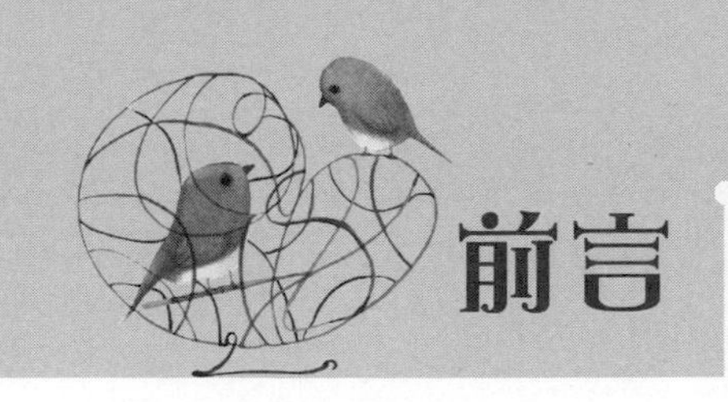

前言

在1975年，第一次有「選擇性緘默」的孩子轉介到我的門診，當時我需要的正是這本寶貴的手冊。孩子的老師充滿無力感，因為除了「無須理會、長大自然會好」之外，沒有其他具體建議。我們努力搜尋相關資料，卻幾乎一無所獲。

這本書彙集兩位作者多年的臨床經驗，以行為引導來幫助「選擇性緘默」的孩子。先仔細評估孩子可以自在說話的情境，再設計個別化的輔導計畫。不僅如此，這也是一本實用的手冊，它列出清楚的目標，並且詳細解釋每一個步驟。不管是家長、老師、研究人員、語言治療師或心理師，每一位讀者都可以從書中找到切實可用的方法。

除了上述優點，這本書亦隨處可見對於家長及孩子的體貼和諒解。第二章回答了許多家長經常想問的問題。後續章節也極有幫助，建議周遭人如何理解孩子的焦慮，並因此調整對孩子說話的方式。作者舉例說明，如何正面肯定的說話，才能幫助孩子瞭解輔導過程，並且對輔導計畫中每一個小步驟都感到自在。作者並且強調，輔導計畫應該要設計得非常好玩。

作者在書中不斷強調團隊合作的重要性，尤其必須支持和孩子密切相處、並肩作戰的人。我非常樂意為這本書寫前言，因為「選擇性緘默症」是一個需要語言治療師和心理師攜手合作的領域。周遭人合作無間，將可發揮作用並且樂在其中。

Sylvia Baldwin

2001年3月

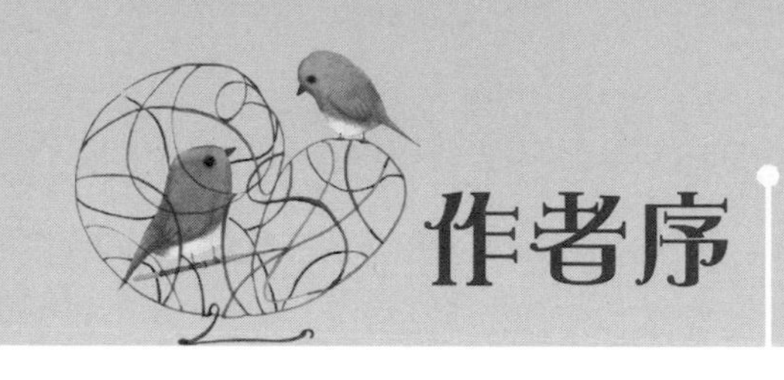

作者序

「選擇性緘默症」雖然不算常見，但是的確值得大家重視，原因如下。首先，「選擇性緘默」的孩子不管在人格或社交方面，皆處於弱勢、不利的地位。再者，隨著學校課程中口語表達的分量加重，「選擇性緘默症」益發形成學習的障礙。況且，吵鬧、影響秩序的孩子吸引了較多的注意力和資源，而靜默的孩子則往往受到忽略，甚至被遺忘。

「選擇性緘默」的孩子會對周遭人造成重大的衝擊，尤其是家長和老師。「選擇性緘默症」的本質，便是它阻礙了正常的人際互動。周遭人嘗試和孩子溝通卻不斷受挫，這必然令他們心力交瘁，甚至倍感威脅。根據我們的經驗，幾乎沒有人第一次面對「選擇性緘默」的孩子，便能夠掌握充足資訊、滿懷信心進行輔導計畫，即便熟悉相關原則也一樣使不上力。再者，有些家長和專業人士根本不敢介入，因為怕愈弄愈糟。然而，「選擇性緘默」的孩子不但極度受苦，如果不設法改善，將衍生更嚴重的問題。愈早採取行動，對孩子和周遭的人愈好。

我們是語言治療師，分別專精於兒童和青少年心理健康以及社區健康，這本手冊匯集了我們不同的觀點。我們都曾應家長和心理同業人士的要求，在訓練課程或個別諮詢中，提供有關「選擇性緘默症」的意見。這顯示出，這個領域非常缺乏專業知識和參考資訊。我們各自在工作中，藉由和「選擇性緘默」的孩子們合作而獲益良多。在此，我們整理出心得，希望對各界相關人士有所幫助。

這本手冊強調實用的評估和輔導方法，並提供建議和資訊。全書採用的策略，是依據行為學派以及安東尼・格列斯柏格（Anthony Glassberg）提出的「自在說話的漸進階段」（hierarchy of stages of confident speaking）發展而成。第一篇認識「選擇性緘默症」，介紹相關文獻和理論，並且釐清常見的疑問和誤解。接下來的兩篇詳細敘述評估和輔導方法，並且提供講義，方便讀者影印使用。第四篇討論進步狀況、轉折銜接，以及計畫完成。最後一章則列出實際的個案。

「選擇性緘默症」的資源難以尋覓，而這本書便是為所有需要的人所寫的，包括：老師、門診和學校的心理師、語言治療師、兒童精神科醫師以及家長。因此，本書呈現了大量資料，初看似乎令人目不暇給。我們建議您挑選自己切身相關、亟需幫助的部分，有些讀者可能先讀「常見的疑問」，而有些則可能直接翻看「口語和語言、認知和詞彙的評估」。「家長訪談表」可能較適用於門診，而「給學校和家庭的建議」適用的範圍則較廣。我們考量了不同讀者的需求，以及本書豐富的內容，因此採用了最平易近人的寫作風格。我們希望所有的讀者都能透過這本手冊，更瞭解「選擇性緘默症」，並且掌握更多的工具、更有信心度過難關。

Maggie Johnson
Alison Wintgens
2001年3月

作者註：本書全文中，「孩子」或「兒童」亦可泛指「青少年」。「選擇性緘默」有時簡稱為「緘默」或「靜默」，例如：靜默的孩子。此外，為使敘述流暢，孩子不分性別一律以「他」為代名詞。

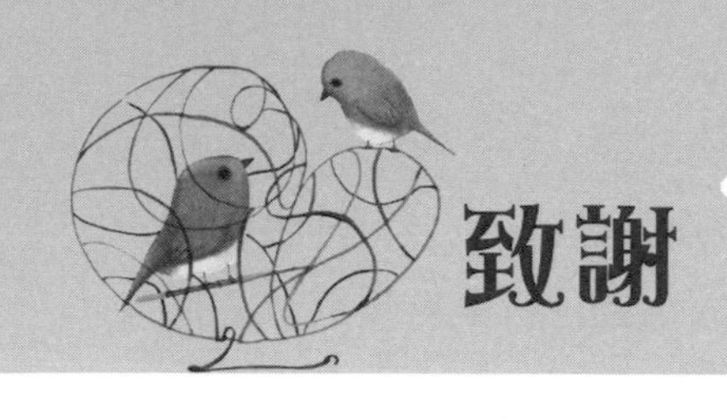

致謝

感謝許多朋友、家人和同業，倘若沒有他們的鼓勵，這本書就不會出版，尤其感謝同業慷慨分享他們的知識和經驗，特別是：Shabana和Farah Ahmad、Sylvia Baldwin、Noreen Buckley、Tony Cline、Allanah Crichton、Kelly和Oliver Davenport、Carole Davies、Helen Evans、Jill Geliot、Tim和Penny Gilbert、Anthony Glassberg、Rob Green、Beth Hermitage、Sarah Horniman、Moyra Humphries、Mette Knudsen、Bev Latham、Maria和Nancy Lee、Clare和Hannah Lewis、Kim Ostocke、Anita Pridmore、Linda Rider、Gregorio和Concepcion Roizo、Marta Roizo、Jane Rose、Sarah Scott、Alice Sluckin、Fiona Stratta、Brenda和John Winstanley、Richard Winstanley，以及Pauline Winter。

我們要感謝東肯特海岸社區照護信託基金（East Kent Coastal Primary Care Trust）的語言治療服務中心，以及西南倫敦和聖喬治心理健康國家健保局信託基金（South West London and St. George's Mental Health NHS Trust）的兒童和青少年心理健康服務中心，兩處主管的支持。

最後，一如許多其他作者，我們也要感謝朝夕相處的家人，他們包容了寫書過程中所帶來家裡的干擾和不便。

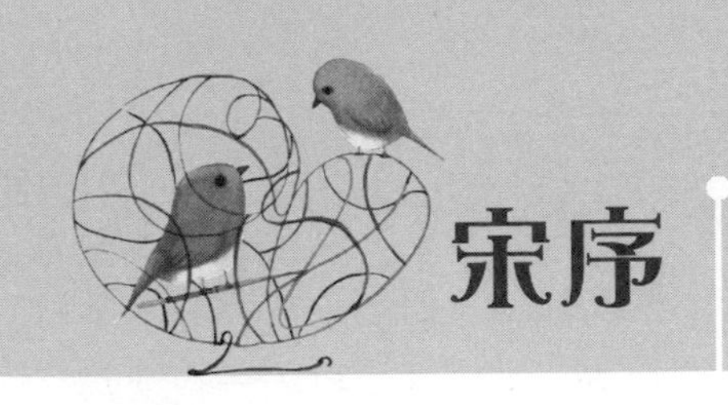

宋序

不講話的孩子

「不講話」是兒童精神科（或稱心智科）門診常見的問題，有的是「不會」講話，有的是「不能」講話，有的是「不敢」講話，有的是「不願／不想，甚至拒絕」講話。因此不講話的孩子一定要經過多方收集資料、完整的評估，才可能得到診斷，之後才能建立處理的目標、策略和方法。不講話的孩子中，有一群是會講話，具有講句子和對話的能力，聽力和語言理解能力也都沒有重大問題，可是卻在某些情境持續不講話達幾個月以上，診斷上被稱為「選擇性不語症」（Selective Mutism）。Mutism是指沒有語言的現象，譬如聾啞是Deaf Mutism，在醫學上習慣譯為不語（症），教育界常譯為緘默（症），選擇性不語症和選擇性緘默症是一樣的診斷。

寫這篇序，想起二十年前，和丘彥南醫師研究選擇性不語症，跑遍臺北市、臺北縣、苗栗縣、臺中縣和花蓮縣共百餘所小學，訪談四百餘位老師報告在學校不講話的小朋友的情形。我們發現，會講話但開學兩個月後，在學校仍然不開口說話的學生，約有千分之二。整體來說，一年級比率最高、二年級下降、三年級又上升、四年級下降、五年級再略升、六年級下降到最低，但仍高於千分之一。每個年級女生的出現率都比男生高。這些不語症的孩子中，約五分之一幼兒期有語言發展遲緩或嚴重咬音不清；約四分之一有直系二等親屬小時候也曾有選擇性不語症的情形；幼兒時有受虐待、講話不適當被處罰打耳光、痛苦的拔牙等不良經驗的，不到百分之一；符合社交畏懼症診斷準則的只有四分之一。我們的研究也發現，住在偏僻山區的原住民和客家兒童的選擇性不語症比率，高於從小學習國語、住在人口較密集有鄰居小朋友一起玩的兒童。這些兒童的表現也有差異，老師走過旁邊時，有的兒童僵住任何事都不能做，有的還可以繼續畫畫寫字，只是不唱歌、不講話；有的可以在家裡和來玩的鄰居小朋友說話，但出了家門或到鄰居家就不講話。印象最深刻的是一位原住民小女孩，她以離學校約一百公尺的雜貨店為講話的界限，和鄰居同學一起上學，原來有說有笑，一到這個雜貨店，就絕不講話，放學回家時一過這條線就有說有笑。她從來不告訴任何人她過了這條線就不講話的原因，我訪談時她面無表情、不發一語。另一個印象深刻的是一對姊妹，她們的媽媽告訴我：「我到國中畢業都不和外人講話。」「我和先生一個月講幾句話吧！」「我在生產線是領班，不講話努力工作，每個月都拿獎金！」

從以上所寫的部分研究發現，讀者可以瞭解我並不完全同意選擇性不語症「都是」焦慮的說話情境所引起來的，但卻百分之百同意要有計畫的進階式的策略來幫助這樣的兒童。對選擇性不語症的孩子絕對不能用逼的，強迫他講話不只沒有幫助，反而有害，要用鼓勵的增強策略，幫兒童建立內在的動機和信心，在朋友的支持協助下，必要時輔以藥物，從兒童較不害怕的情境和表達方式開始，成功之後逐漸提升難度，逐步改善，這確實是幫助焦慮型的兒童較有效的方法。

我詳細閱讀了《選擇性緘默症資源手冊》這本書，它確實是一本實用的手冊。就像作者序中說到，幾位語言治療師對選擇性不語症也有不一致的看法，我在本文第二段提出不完全一樣的研究結果，並不會減損這本手冊的實用價值。黃晶晶女士的文筆異常流暢，讓這本內容有點枯燥生澀的書特別容易讀，相信能吸引老師、治療師、醫師、家長等讀者的閱讀興趣，並應用於實際有需要的人，而確實幫助這些人。

宋維村 謹識

於天主教若瑟醫院

2013年6月

（本文作者為天主教若瑟醫院前院長、首席顧問）

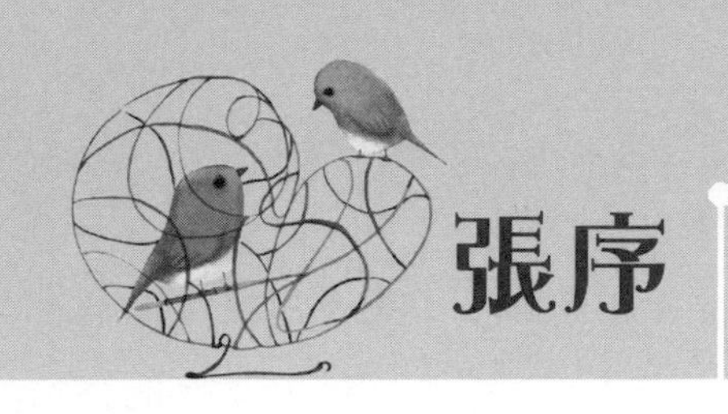

張序

選擇性緘默孩子的福音

選擇性緘默症並不是一個出現率高的疾患，但在學校中出現這類兒童時，卻是一件極為困難因應的事情，不論是級任老師、輔導老師、特教老師或相關專業團隊人員，常常覺得深具挑戰卻不易有好的成效。對選擇性緘默症兒童（者）而言，若未獲得良好的輔導介入，對其日後的影響，更是不言可喻的重大。

選擇性緘默症產生的原因並不單純，但背後往往有共同的特質，那就是焦慮。因此本手冊很強調在建立良好信賴關係的前提下，提供安全而放鬆的情境，教導孩子坦然接受緘默的事實，讓孩子成為積極的夥伴，才能使跨專業團隊的合作順利上路。

二位作者，都是資深的語言治療師，具有豐富的臨床經驗。全書中，隨處可見他們在此議題的深耕之處，也可看到他們的諄諄善誘、再三提醒。他們強調評估語言、社交能力、焦慮、溝通負荷量等的重要性，並提供評估的方法，透過持續且細微的觀察、小步驟的介入、正向的增強、各種記錄方式的呈現，給予孩子視覺的具體回饋，讓孩子在看到自己的進步後，能提升孩子的成就感與肯定自己的努力。

本手冊架構清楚易讀，尤其在介入輔導部分，非常具有參考性。第一到第四階段以建立互信為主要目標；第五到第七階段以準備引導說話為主，採用悄悄融入的技巧，一點一滴的加入說話的機會，誘導說話的啟動；第八到第十階段為準備類化的階段，作者設計各種可行的類化情境、機會、話題等，為跨情境、跨人士的順利溝通預作準備。

治療師、教師或家長，在減少孩子的焦慮及過度保護之間，如何取得平衡點，為本手冊作者極為關注的焦點，所以一直強調小步驟、不斷評估、前進一步、退回三步的務實作法。作者再三提醒，輔導選擇性緘默症的孩子，應避免過度躁進或乘勝追擊，因此每次輔導時間長短、輔導頻率多寡，均需依個別狀況充分考量，並沒有固定答案與模式。而當孩子可能因受挫或焦慮而退回時，作者也為此準備許多因應之道，如提供維持動力的方式，包括每次只改變一個變數、退回原來的步驟、提供穩定的支持系統等。而如何結束介入輔導，兩位作者也體貼地提出建議，並列出結束輔導的指標，如可以對陌生人說話、家長和學校已不再擔心等。

本手冊最後部分，提供於不同年齡開始介入輔導的案例與大家分享，每篇都是作者臨床治療的成功案例。在治療過程中，可看到作者如何運用「說話地圖」的建立、讓孩子在安全的空間獨自練習、在孩子可負荷範圍內進行溝通，再逐步讓說話的範圍擴大而達到結案的歷程，篇篇簡要而精采。總而言之，本手冊的中譯本問世，對臺灣的治療師、教師、家長、選擇性緘默症兒童（者）都是一大福音。

國立臺灣師範大學特殊教育學系教授兼特教中心主任

張正芬 謹識

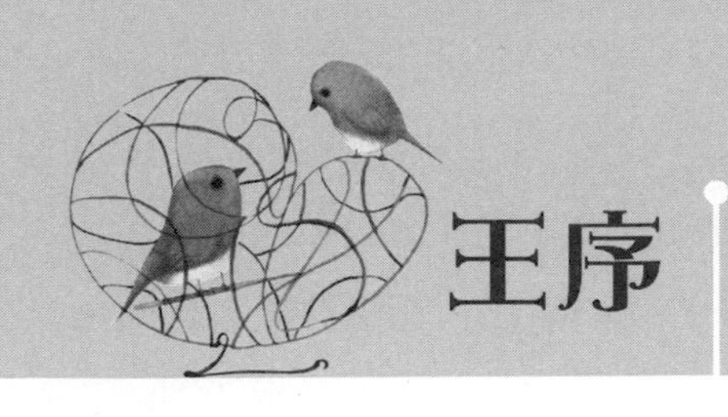

王序

在緘默沙漠裡遇見渴望的綠洲

在情緒行為障礙的演講場合，我常拋出一個議題給現場參與研習的老師們思考：「如果下學期重新編班，請問你們要班上一個過動兒，還是五個選擇性緘默的孩子？」在老師還來不及反應前，我總是接著回應：「不要說五個，最好全班二、三十個都是選擇性緘默症。」這一段讓現場老師不禁莞爾的話，其實在自己的心裡倒是很沉重。

我常說：「通常孩子在教室裡焦慮，其實老師是不太焦慮的。老師所焦慮的，往往都是直接影響班級經營與上課秩序的孩子。」這是在教學現場很現實的一件事，太安靜的孩子總是容易被忽略，特別是對於長期緘默不說話的孩子，在協助與處理的順位上，往往也都錯過了處理的黃金時期。

緘默，不是他的選擇。對於孩子來說，在旁人預期他該開口，卻選擇不說話，往往也是情非得已。看似安靜無聲、沒有意見，但眼神裡卻流露著想說的話語。這群孩子的內心裡，往往心情暗潮洶湧，只是沒有被我們聽見。但孩子不說話，並非沒有事。

我常在演講及諮詢場合向學校的輔導及特教老師強調，校園裡的情緒行為障礙學生，不能只有過動兒，老師不能只會辨識過動兒，而忽略了這群伴隨著焦慮，總是默默地處在教室座位上的緘默孩子。如同選擇性緘默症在校園裡的不被重視與注意，其實在臺灣的出版市場關於這類的書籍更是一隻手的指頭還沒數完就沒了。

因此，當心理出版社邀約我為這本即將出版的《選擇性緘默症資源手冊》寫推薦序時，心中真的是萬分欣喜、感動與感恩。在臺灣，關心選擇性緘默症的父母、老師及相關專業人員，終於在手上能夠有著這一本內容非常專業、實務、豐富與完整的書。讓我們有機會可以試著了解眼前的孩子，並走進她的緘默世界。更重要的是，陪伴著孩子接納自己，克服緘默，進而能夠回到一個很單純、能夠自由自在表達自己所思所感的孩子。

如同面對各類型的焦慮，書中強調採取漸進的方式讓孩子自在說話，是非常關鍵的一件事。協助選擇性緘默症的孩子，是需要團隊一步一步、慢慢地讓孩子克服緘默的困境。太過於急切，反而容易讓這群孩子更為退縮，而適得其反地再度陷入緘默的窠臼裡而難以脫困。

遇見《選擇性緘默症資源手冊》這本書，如同在沙漠中遇見綠洲，讓我們重新對於這群孩子突破緘默，走上內心自由自在的成長再次燃起希望。而有這本書隨身在旁的陪伴，也讓對於選擇性緘默症求知若渴的讀者有著更明確的方向、支持與安心。

期待所有的緘默孩子能夠找回屬於自己的聲音，一個能夠自由自在說話的自己。

王意中　謹識

2013年5月

（本文作者為王意中心理治療所所長／臨床心理師）

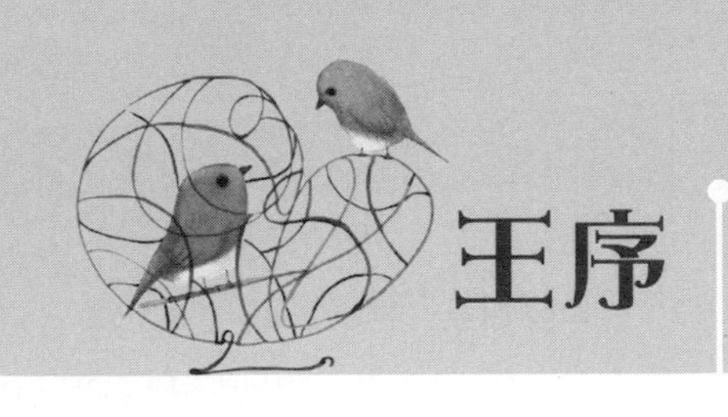

王序

走出緘默的枷鎖

「選擇性緘默症（下文以SM簡稱）在臺灣真的很不被重視，因為小孩在學校無害，反正不會去影響大家，老師會忽略是很正常的。而選擇性緘默症常發生在校園情境中，大多數老師不知道此症之外，有經驗的老師與學校更少！」這是節錄一段來自SM家長的心聲，同時也是事實。

記得第一次知道SM這個名稱，是在擔任臨床語言治療師時期。一向在語言治療領域自認為深具「孩子緣」，不管面對再怎樣無口語或溝通障礙多麼嚴重的個案，通常只要接手後十分鐘內，一定有辦法與孩子互動或使其開口說話。然而，當真正碰到實際的SM兒童個案時，小有名氣且資深的專家卻仍被打敗了。因為當時足足花了一個多小時，施盡各項的花招和策略，最後仍無功而退，個案在離開語言治療室時，仍是緘默而無法發出任何一個聲音，實在令人感到懊惱且洩氣。這就如同此書作者在序文中所提到的：「選擇性緘默症」的個案雖不常見，但絕對會對周遭以及自身造成重大的衝擊與影響，因此的確需要社會大眾予以重視。

本書兩位作者皆是語言治療師，深具語言治療專業與輔導經驗，但有感於面對SM時，在專業知識與資源上的缺乏，因此集聚多年的心得與蒐集資料完成此書的撰寫。另外，這本資源手冊有別於SM相關書籍的內容，主要在於此書以輔導與實用之角度進行有次序性的說明。先從理論基礎的介紹和說明，為SM解開長期以來的面紗，再針對評量與輔導予以詳盡的描述，讓閱讀者能以此書為工具，逐步帶領深受SM困擾者走出緘默的枷鎖，享受隨時隨刻可知無不言、想發聲就發聲、想講就講、無拘無束、不受綁縛而能暢所欲言的快樂感覺。

雖與本書翻譯黃晶晶女士素昧平生，但拜讀完此書後，相當佩服她的翻譯功力，她不但外國語文造詣不凡，且遣詞用句的考量，使此書變得平易而近人。此書雖為專業領域之內涵，然而透過她的文字翻譯，卻也相當適合一般的家長與教師來閱讀。在此更值得特別推薦的是，譯者在其序文中提到，是因其家人親身經歷SM，才更激發她要翻譯這本書，以便幫助國內有相同經歷或狀況的家長與老師，這種感同身受之下完成的作品，相信最能貼切地將原作者之意思完整的呈現。

由於此書為資源手冊性質，其實用性極高，不管是針對SM個體或是家長、教師甚至是研究人員，從中可學習到的知識與輔導方法更不在話下。

書筆至此，實在迫不及待要趕快完成此推薦序文，以讓此書能順利早日出版，嘉惠國內所有關心SM的家長、教師以及輔導醫療等相關人員，同時也能讓大眾對SM有更深一層的認識和瞭解。

王淑娟 謹識

於國立臺中教育大學 求真樓研究室

2013年5月

（本文作者為國立臺中教育大學特殊教育學系副教授）

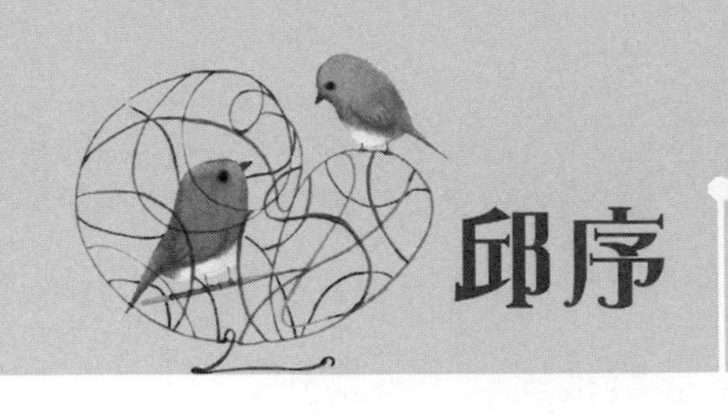

邱序

從恐懼中重獲說話的勇氣

恐懼與害怕是天賦的情緒，在個體遇到危險的情境時，大腦的杏仁核主導產生恐懼，會啟動自主神經系統的防禦機制，作出逃避或戰鬥的決定，用以保護個體的安全。好比人們看見蛇，就會恐懼與害怕，於是會心跳加速、血壓上升、瞳孔放大、肌肉血流量增加，以利人們逃跑（逃避）或選擇和蛇戰鬥。但有很多的個體會對不同的情境與事物（如：高度、蜘蛛、空曠地方、社會情境）有超乎其他人的恐懼，其實是他們的大腦對這些情境與事物的解讀錯誤，且直接連結成如遇到蛇一般危險的情境，進而引發了恐懼的反應，個體就會選擇逃避，因此有懼高症、懼蜘蛛症、懼曠症、社交畏懼症等。

「選擇性緘默症」其實是對某些情境需要開口說話的恐懼症。「說話」是人類自然而然就可習得的能力，對很多孩子來說，「說話」是和麻吉們心靈相繫最便捷且最如魚得水的互動了；但對患有選擇性緘默症的孩童來說，在某些情境下說話——如在學校情境說話——的「恐懼情緒」，在大腦中錯誤連結，以致他們無法開口和朝夕相處的同學說話，即使是利誘或處罰，也無法切斷大腦的錯誤連結，而讓這些孩子不願開金口。每一次同學們或老師殷殷期盼聽見他們的聲音，對他們來說卻是如臨大敵，非常恐懼，害怕自已的聲音被聽見，因此「保持緘默」的「權利」是他們逃避恐懼的最好方式了。

選擇性緘默症病發時間通常在三至五歲。絕大多數發生在孩童剛就學時，病因可能和遺傳體質、語言遲緩、過去與說話情境相關的負向經驗有關。此症容易合併有分離焦慮、社交焦慮、憂鬱症。選擇性緘默症若不治療，通常會從幼兒園持續到小學及國中階段，會影響孩子的人際互動與學習成就。因選擇性緘默症的盛行率是千分之三至九，在國內媒體的報導和心理學圖書的出版中較罕見，不似過動症或自閉症常被提及。本書作者Maggie Johnson和Alison Wintgens是兩位服務於英國的資深語言治療師，有著多年豐富的臨床治療經驗。本書鉅細靡遺地描述選擇性緘默症孩童的特徵、孩童的困境、家長和老師應有的因應態度與回應技巧，是一本很重要的資源手冊。感謝譯者黃晶晶女士，以及心理出版社林汝穎編輯的努力，才有這本書的問世。

如何引導這些孩子在恐懼與逃避中獲得說話的勇氣與力量？

作者循著心理治療中行為學派的「漸進引導說話方式」為理論架構，來鋪陳治療的每個步驟，讀者可按圖索驥地幫孩子以「刺激漸褪」或「人物及情境漸褪」的方式，減少開口說話的恐懼與焦慮，再一步一步地「形塑」孩子勇於溝通的行為，之後「類化」到不同的對象與情境。其中「說話地圖」（p. 80）、「溝通評分表」（p. 86）、「溝通負荷量」（p. 135）等，都將孩子說話的情境和內容分割得很細膩，作者強調如果孩子達不到目標，那是因為步驟切割得不夠小，而不是孩子失敗了。因此治療者一定要一次改變一個變數，一小步一小步地要求，千萬不可躁進。而附錄提供的自在說話各階段的活動建議（p. 285），亦值得參考與運用。

筆者曾經使用抗憂鬱藥物（可調節大腦杏仁核的功能）來治療這些孩童的說話焦慮，有一些個案起初反應良好，之後仍然需要治療對說話恐懼的錯誤認知歷程。本書強調家長、學校老師、兒童青少年精神科醫師、兒童心理師與語言治療師必須一起團隊合作。其實，任何一個兒童青少年的心理衛生和精神疾病，都需要大家同心協力，方能謀求孩童最大的福祉。

親愛的治療者們，我個人認為這本書是中文版書籍中輔導選擇性緘默症孩童的聖經級教科書，當您也和我一樣讀完它，就會知道我所言不虛了。

臺北市立關渡醫院身心科主治醫師

邱姵寧　謹識

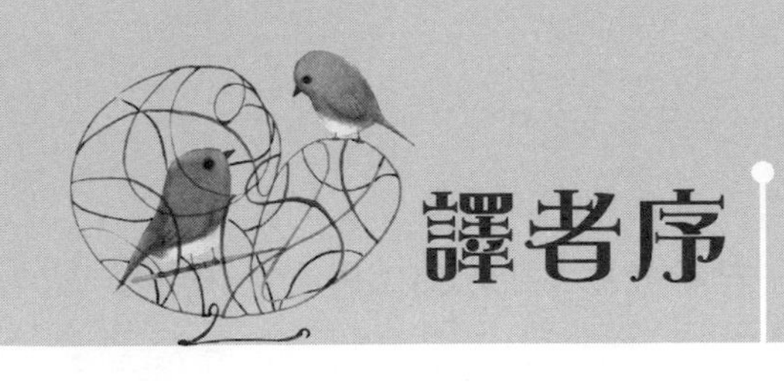

譯者序

為沉默的孩子發聲

翻譯《選擇性緘默症資源手冊》對我有重大的意義。由於家人親身經歷，以及處境相同的朋友不吝分享，我深深體會到這些孩子和他們的家人，在無知、誤解和缺乏協助資源的環境中疲於奔命、孤軍奮鬥。書中許多段落讓我讀來格外心有戚戚焉，完全道出我的心聲，例如：

◆ 選擇性緘默症不會長大自然好，「如果不設法改善，將衍生更嚴重的問題」。（p. x）

大人往往以為孩子只是害羞、慢熟，或「不想說話而已」，他們沒聽說過「選擇性緘默症」、或不知道它是明確定義的障礙，徒然錯過最好的治療時機，讓孩子在長期抑鬱下，問題日益棘手。

◆「當選擇性緘默的孩子被要求說話，他所感受到的壓力之大是一般人難以理解的。」（p. 19）

大人誤以為孩子驕傲、頑抗、不屑說話，其實孩子很想說話，卻因恐懼和焦慮而說不出來，即使受傷、遇到危險也無法求救。有些孩子還伴隨頻尿、肢體僵硬、無法與人眼神接觸等焦慮症狀，看起來像自閉症和腦性麻痺。

◆「小孩做到預期的溝通行為時便獎勵他，而出現不如預期的行為時則忽略他（絕對不要處罰）。」（p. 120）

一般人都接受不可因孩子的障礙而處罰，但卻會責罵緘默的孩子沒禮貌、動作慢。當家長請老師多讚美、不要處罰，也常被誤解為過度保護，其實溫和、放鬆的環境是幫助緘默孩子的先決條件。

◆「善意但未經規劃的做法……往往反而強化緘默的行為。」（p. 27）

周遭人以直覺、以自己的想像去做，結果愈幫愈忙。有人嚴格要求、有人包容放任，也有人以為孩子放鬆後自然會說話，他們不知道有正確方法可以協助孩子大幅改善。

◆「既然有方法可以相當快速而簡單地改善情況，不予採用似乎是既愚蠢又殘忍。」（p. 23）

依循由易至難的說話階段，運用悄悄融入、塑型等行為引導技巧，便可幫助孩子一次一小步的克服說話恐懼。然而許多大人仍讓孩子不斷的嘗試和失敗而更加焦慮。也有人因為孩子看起來毫無反應，以為他拒絕合作，其實是大人沒有用對方法。

◆「輔導計畫應盡可能獲得家長的參與，因為這樣才能讓孩子一開始就在家長帶領的活動中沒有焦慮的說話。」（p. 126）

周遭人常常要求「家長放手」，這樣孩子才會更堅強。這或許適用於一般孩子，但對於緘默的孩子，家長卻必須扮演橋樑的角色，幫助孩子順利過渡，直到輔導者能接手，家長才宜放手。

◆「人們常常以為，一旦孩子對一、兩個人說話，所有的問題就解決了。」（p. 179）

孩子終於開口了！但他還很脆弱，如果過早放手，極可能停滯不前、甚至再度退縮，必須持續輔導，直到孩子可以在所有情境和所有人自在說話。

◆「沒有學校的投入便不可能繼續進行輔導計畫。」（p. 206）

這就是孩子和家人最大的困難！選擇性緘默症的顯現、惡化或改善，都在學校發生，然而大多數老師卻對它一無所知，輔導室和特教老師也欠缺相關訓練和經驗。老師期望孩子求診心理師，卻不知道自己才是關鍵。加上孩子在家和在校的表現判若兩人，親師之間極易產生誤解。好不容易老師有一點瞭解，換了一批老師又得重新開始。孩子日復一日處於誤解和無助，非常不公平。

在翻譯過程中，我和家人到加拿大安大略省體驗當地的小學，實際看到本書的方法幫助很多孩子進步。那裡從幼稚園開始的特殊教育政策便包含「選擇性緘默症」，明訂巡迴學校的語言治療師必須幫助老師及早辨認並瞭解孩子的需求，實施「一次一小步計畫」；同時在教室藉由座位安排、非口語活動等方法降低孩子的焦慮，並以彈性的評量方式避免孩子的障礙影響學業成就。儘管在當地這仍是新的領域、仍有改善空間，但友善的環境讓家長和孩子輕鬆許多。

感謝心理出版社願意投入這個鮮為人知的領域，謝謝細心的編輯、寫序的專家，以及提供篇名頁畫作和心情故事的朋友。翻譯這本書雖然只是小小的一步，卻懷抱大大的心願，希望有更多人為這群沉默的孩子發聲，讓這樣的孩子儘早受到辨認與協助，脫離緘默和焦慮的牢籠。

本書出版以來，凝聚了許多正在陪伴選擇性緘默症孩子的家長、老師和專業人士，還有許多成人終於為自己從小所受的苦找到了名稱。2017年，我翻譯的另一本書《為什麼孩子不說話？：選擇性緘默症，一種選擇不了的沉默焦慮》出版，由四十多位選緘者自述從幼年到成年的經歷。同年八月，「台灣選擇性緘默症協會」成立，以增進選緘者權益和福祉為宗旨，我很榮幸擔任理事長，也把翻譯這兩本書的微薄稿費捐給協會。協會於2018年3月和10月分別舉辦國際會議。慢慢的，媒體、社會、教育單位等開始認識選擇性緘默症，選緘的孩子終於有機會不致被忽略和誤解。然而，相關資源仍然稀少，仍欠缺當局的重視和制度的支持。許多孩子無法及早得到幫助，走出焦慮不語的牢籠。一切才剛起步，誠摯邀請您藉由手上的這本書，加入關懷選緘的行列，一起用愛聽見沉默。

黃晶晶　謹識

寫於初版三刷2018年10月

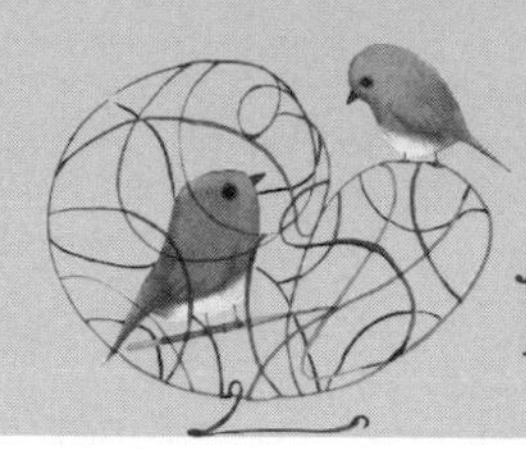

傾聽沉默之聲

《聯合國兒童權利公約》明訂：兒童有被聽見的權利（the right to be heard）。總在被忽略的角落、焦慮受苦的緘默兒，更需要周遭人主動、用心的傾聽他們的「沉默之聲」！以下是發生在你我周遭真實的心情故事……

小宇（選擇性緘默症的孩子）

我在學校總是很緊張，喉嚨卡住，很難移動身體。小學剛開學，我午休在哭，老師叫我一個人在暗暗的影印室待40分鐘，我好害怕。後來不知道為什麼，我一天到晚都想尿尿，一年多才好。體育課，老師規定跳繩20下才能下課，全班只有我很晚下課。吃午餐時，我動作太慢，被罰站在走廊吃。有一陣子，我緊張得連寫字都像螞蟻一樣小。每次老師要我上臺發表，我都在臺上呆站很久。老師要我揮手說再見，眼睛要看著她，我很努力但做不到。老師跟媽媽說我驕傲、沒禮貌，但我無法跟老師解釋。有一些老師溫柔的勸我要說話，但我還是做不到。我希望，如果你碰到和我一樣的小孩，不要這樣對待他們。

還好，我有一個一到六年級都同班的好朋友，他總是忙著搞笑，不在意我說不說話。他常被老師罵，卻覺得沒關係，令我羨慕。我認識他三年多，都不能和他說話。後來用這本書「一次一小步」的方法，才三個多月，竟然可以和他說話了！此外，自然老師課餘教我照顧動物，漸漸的我可以動手做實驗，不再是木頭人了。五年級以後，導師讓我和好朋友座位、分組都在一起，還有資源班老師帶我們做超好玩的遊戲，讓我比較放鬆。自然和資源班老師都會來我家，可是我緊張太久，很難突破不說話的習慣。我希望以後緘默的小孩都不要被誤解，都有同學和老師當他們的朋友，而且一定要儘快用正確的方法幫助他們。

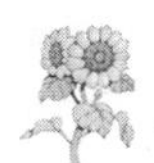王學儀（緘默孩子的家長）

說來有點汗顏，對於「選擇性緘默症」一詞，我認識它也不過一個多月的時間。起初是因為兒子在幼稚園一整個學期不說話，進而讓我上網查詢兒童身心科，輾轉得知兒子應該是典型的患者，當下真的急得不知如何是好，因為我們和老師已經用錯誤的方式對待他好久了。可惜的是，坊間對於此種病症的資料並不充足，讓我們想要有更積極的作為都很難去實行，感謝這本實用工具書的出版，希望很多家長和孩子都能受惠。我相信父母的態度決定治療的成效，唯有積極的面對它，才有機會戰勝它。

江勸（緘默孩子的家長）

這些年陪伴緘默的孩子，真是孤單而艱辛。面對自己的無知和周遭人的誤解，找不到可以依循的書籍或專家。儘管看過好幾個醫生，開過好幾次學校個案會議，卻幫助有限。因為孩子最大的困難在學校，但所有的老師念書時沒學過，教書時也沒碰過。很多老師看了影片才相信孩子在家是正常的，當我說孩子焦慮的來源是學校，有老師認為我在指責。也有老師認為我過度保護，不接受我到學校引導孩子說話。孩子的毫無反應讓有些老師被激怒，有些則挫折放棄。無法口試影響孩子成績，體育和音樂課更是無法動作。就這樣在孩子的焦慮和周遭人的束手無策中，度過一年又一年。

這些年我學習到，緘默兒的比率比想像中高，他們不說話只是心中焦慮的冰山一角。國外對於如何幫助這樣的孩子已有共識，若及早進行，孩子可以完全正常，但若拖延數年則至成年都很難擺脫焦慮。寫到這裡，不禁讓我非常傷心。希望這本書可以讓大家更瞭解，有方法可循，尤其教育當局能更重視，建立系統性的支持。

李宜穎（選擇性緘默症的大人）

從幼稚園到小學畢業，老師總在我的聯絡簿上寫著：「文靜乖巧，希望能多說話。」三十年前這個症狀沒有人重視，我在家裡語言表達也沒問題，因此日子就一天一天的過去了，但沒想到這對我未來的求學和工作造成了許多困難。

國小時我一整天在學校不敢去上廁所，課堂上老師叫我起來回答問題，我只能靜靜的站著，覺得很丟臉。當時真的是腦筋一片空白，我到底出了什麼問題呢？我也不知道。

國中時我的功課很差，偶爾會被老師羞辱，用參考書丟，也曾被同學用圓規丟。作文課題目是「忍耐」，我寫到這些事，說自己很能忍耐，國文老師把我叫去問，我很想跟老師說明，但就是說不出口，喉嚨好像被塞住似的。

高中和大學時，雖然和同學的交友狀況有改善，但在課堂上只要必須發表意見，我就會胃絞痛、全身冒汗、發軟。對於報告也是能躲就躲、忍不住想逃跑，或是裝病不去上課。我真的好想像同學一樣暢所欲言，但腦袋裡的東西就是沒辦法表達出來。

到了出社會，面試或會議對我來說仍是一大挑戰，身心的不舒服，影響了我的自信心，面對某些情況我就是回答不出來，全身被焦慮所淹沒。在網路上偶然找到緘默者的社團，發現原來這是可以治癒的，雖然我已經而立之年，但相信只要不放棄，一定可以改善！

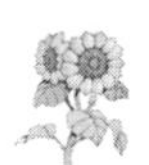

李維娟（國小教師）

上學期班上轉來一位特別的女孩，她對教室裡發生的事情毫無反應，下課同學找她寒暄，她都不回答。我查閱她的輔導記錄，發現她不語的情形至少半年了。約媽媽詳談後，才知道原來她在家話很多，和在外面判若兩人。媽媽問她為何在學校不說話，她總是說：「我又不認識他們，為什麼要說話！」或是「他們沒有聽過我的聲音，我突然說話很奇怪！」

我請教一位輔導經驗豐富的同事，她說這孩子是「選擇性緘默症」。很慚愧，我教書十幾年了，卻沒聽過這個名詞。我努力查閱資料，其中「關心選擇性緘默症的孩子」部落格和雅真老師的輔導實錄幫助頗大。於是我不急著要求她說話，藉由團體遊戲、課後輔導、和同學一起畫海報、臉書聊天等，增加她和大家互動的機會。漸漸的，她打開心扉，讓我們進入她的祕密花園。接下來，我鼓勵同學打電話給她，讓她慢慢接受我們聽到她的聲音。三個多月後，她在我和四位同學面前滔滔不絕的說話，那一刻我們有說不出的感動！

經過一學期，她可以和全班女同學說話，也不經意的讓男同學聽到她小小的說話聲，更有了知心好友。希望未來她可以想說就說、想笑就笑，自信開朗的表現自我！

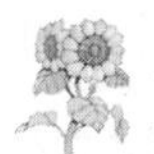

芽芽（緘默孩子的家長）

女兒念小一時，全班連署要她轉學，說她是智障，不會說話只會哭。後來轉學到一所有愛心的山上學校，救了她，才有今天的她。

記得當時有幾個關鍵：(1)她每天站在山腳下哭、不上學，老師每天都下來牽她上去。(2)女兒到校的第一天，老師先說了一個故事，然後全班同學一起牽她的手參觀校園，每一個樓層、每一間教室，連廁所都去，走了一個上午。(3)取消站起來念課文、音樂課等需要口語的活動，改用女兒能互動的方式，例如舉牌子。(4)學校取消一年級的段考，改成園遊會闖關活動。(5)在她座位四周安排幾個小天使協助她，和她做好朋友。(6)老師用竹筷子做籤筒，抽到的同學要回答問題。女兒很害怕，但都沒被抽中，只有不需說話的題目會抽到她。後來才知道，原來籤筒裡面沒有她的座號，老師會適時的抽中她。(7)給她任務跟獎勵，幫忙收作業、慢慢當上小排長，後來參加團隊演出。到了小學畢業前，女兒幾乎跟一般孩子一樣了！可以上臺朗讀、當司儀，甚至帶活動。

國中時，因為大隊接力女兒跑太慢害全班輸了，班上男同學開始對她很不友善，導致她又開始嚴重焦慮。回家就是非常累的樣子，成績一路下滑，又開始不說話。後來轉學到偏遠地區，才又慢慢開始說話，似乎環境對她影響很大。她很有藝術天分，會用畫畫來表達心中無法言語的部分，也會拉小提琴、吹陶笛來抒解壓力。

現在女兒念大學了，她成熟、獨立、守規矩、有原則。自己搭車、自己把行李寄到學校、自己安排生活，幾乎都不需要擔心她，我終於能放下心中的大石頭。

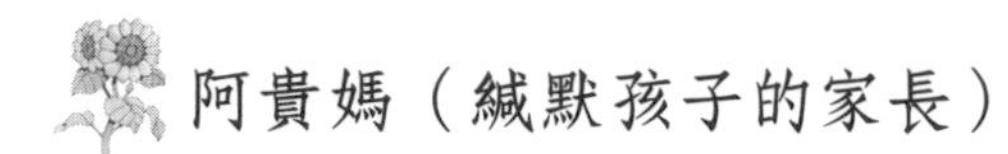

阿貴媽（緘默孩子的家長）

女兒進入幼稚園中班開始，就不太參與活動，總是離大家遠遠的，也不回應老師和同學的問題。是害羞？不懂？還在思考？……大家都在猜。有誰知道她在家是個說話條理分明、會頂嘴的「正常」孩子？

每天我的腦子盤算著各種方法，威脅利誘全不放過。後來我找到「高度敏感小孩」和「選擇性緘默症」的訊息，才慢慢釐清女兒的情形，改變方式。過程中跌跌撞撞，時而生氣、時而心疼的心情，有誰能瞭解？我發現獎勵有效，所以會說掰掰、跟同學聊天、跟著大家跳舞等，都可以換獎品。獎品小小的，卻是改變女兒行為的自然方式。

如今升上大班的她，雖然仍然無法主動表達需求，但一般應對、和朋友遊戲已經非常OK。我總想，只要有耐心、有愛、有方法，緘默的孩子會越過越好，即使未來還有許多挑戰，還是要打起精神，陪伴他找到快樂呀！

泳禎（選擇性緘默症的孩子）

今年七月我們搬家了，到一個陌生的城市、完全沒有人認識我的學校。從此生活有了天翻地覆的改變——我可以說話了！我有了新朋友，學校生活變得如此開心，讓我不免想起以前的點點滴滴。

幼稚園、國小的生活應該是無憂無慮的吧，但對我而言，卻像是在地獄中一樣痛苦。下課時，同學總是聚在一起談天說地，而我只能在一旁默默的投以羨慕的眼神。上課時，大家興高采烈的回答老師的問題，而我卻不能；分組討論時，就算我心中有更好的想法，也無法告訴大家。想開口，聲音卻像被施了魔法，到喉嚨就停住，我彷彿被囚禁在另一個空間。

那時的我好討厭、好討厭上學。在學校，不舒服沒人知道，生氣沒人知道，開心沒人知道，忘記帶東西的焦急，也沒人能體會。我心裡不斷的想：只要能夠逃離，什麼方法我都願意。每天放學回家，我最討厭的就是談起學校生活。面對著急的父母，說實話只會讓他們更生氣、更傷心。大家都無法體會我的痛苦，我也想講話啊！爸媽不斷的叮嚀要我開口說話，我卻一再讓他們失望，我討厭這樣的自己。

選擇性緘默症，是我一生都將面對的課題，我正在努力，勇敢的面對。

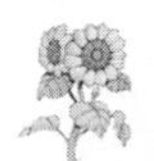

黃慧妍（香港心理輔導員）

我網路上的筆名叫作小步。因為每次想起陪伴他的過程，便鼓勵我一小步一小步踏實地走下去。他是星宇，一位有選擇性緘默症的六歲男孩。他無法在家庭以外的地方說話。但溝通，不局限於說話。

在遊戲治療室中，孩子感到信任、安全和被接納後，開始放鬆綳緊的身體、看著我，展露出無聲的微笑。交通意外是他在遊戲中最常出現的主題，呈現出對世界的恐懼和不安。直至有一次，消防車拯救了受傷的星宇。自那次後，交通意外的情景不再出現，因為他已經歷了自我療癒。

家長也反映了星宇的感受，他由不會表達到向媽媽說：「我想給乞丐錢」、「今天有同學沒上學，可以替我打給老師關心他的情況嗎？」其實孩子心裡藏著無比的愛、關懷和溫柔！

在遊戲治療室外，我也和孩子進行互相錄音遊戲和家訪。在家中，孩子先能夠隔著姊姊代為傳話，到用背對著我說話，最後發展到能流暢地與我對話。現在，他更能在家以外的地方及學校裡輕聲說話了！

最後一次見面時，父母眼睛閃爍著感動的眼神：「看著孩子現在的轉變，擁有的自由快樂，是我用多少錢也買不到！」願你如我給你的名字「星宇」一樣，活得如星星般閃耀，世界如宇宙般遼闊。每個微小的進步，就像一顆一顆星星相連在一起，成為一片浩瀚的星海。

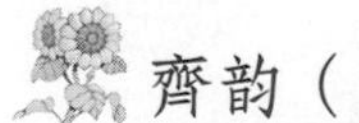

齊韵（國小教師）

小伶是我遇見的第三個疑似選擇性緘默的孩子。說「疑似」是因為家長否認孩子需要協助，認為孩子在家表現很正常，會說會笑甚至還能跟手足吵架。讓我感到遺憾的是，孩子們都沒有經過正式評估而錯過即時的協助。

支持小伶成了我的任務，一開始我花很長的時間唱獨角戲，想盡辦法和小伶培養感情和信任。當小伶只能回應給我空洞的眼神和冷漠的表情時，我曾想建議學校換一個更有經驗的老師協助她，小伶卻用淚水打破了僵局。原來，小伶早已悄悄接受我的友誼，只是不知該怎麼表達。

我不斷尋找緘默症的資訊，瞭解除了耐心陪伴，同儕團體的支援才是最好的策略。因此我邀請小伶最要好的兩位同學加入晤談，小伶慢慢的開放自己，能夠對我和同學發出單字、短句的對答。每週才一次的會晤，小伶從來沒有遲到過，臉上的笑越來越燦爛，讓我確認同儕的陪伴是緘默孩子處於外在環境壓力中最好的助力。

對於協助選擇性緘默的孩子，家長跟老師之間良性且持續溝通是必需的。家長應重視孩子面臨外在環境的焦慮，充分跟老師配合。老師面對孩子的焦慮行為要多給予正向鼓勵，並讓同學瞭解緘默孩子的狀況，以同儕的力量協助孩子走出失語的天空。

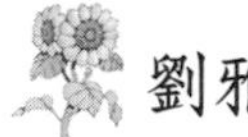

劉雅真（國小教師）

十四年前我在臺中市永安國小代課，遇到一位不一樣的四年級孩子！「老師，他不會說話！」喊到他名字的時候，小朋友們七嘴八舌地幫他回答。我看了他一下，他的眼中盡是驚恐。與家長聯絡之後，知道孩子會跟家人說話也會跟哥哥吵架，但在家裡以外的地方都不開口。我找到臺中師院王淑娟教授詢問，第一次聽到了「選擇性緘默症」。

孩子在國小已經三年不說話，家長感到非常焦慮。上課中他不回答老師任何問題，下課更是獨來獨往。我運用許多小技巧，包括：請家長在20分鐘下課到教室與他聊天、找哥哥下課來陪他玩、安排熱心的孩子坐在他四周。我也不斷地打電話給他，雖然大多是我一個人「自言自語」。我也經常到他家進行家訪。終於有一天，他鼓起勇氣在電話中回答一聲：「好。」之後便進步神速，在學校會背詩給同學聽，下課有人找他玩，我也經常請他幫我跑跑腿。下學期末時，他竟然已經幫我拿麥克風叫同學的名字了！

後來他當兵前我幫他送行，他已是個不害羞的大男孩，雖然不多話，但問他都會回答。去年，他進入一家科技公司工作，我感到開心不已。老師這份工作最高的價值不就在這裡？和他相處的經驗讓我學會，也許一開始他無法回答你的問題，不過，無論你說什麼，他都聽到了。只要用讓他安心的方式，循序漸進，緘默症的孩子會慢慢融入團體。等到他對你開口的那一天，那真是我所聽到最美麗的聲音！

第一篇

認識「選擇性緘默症」

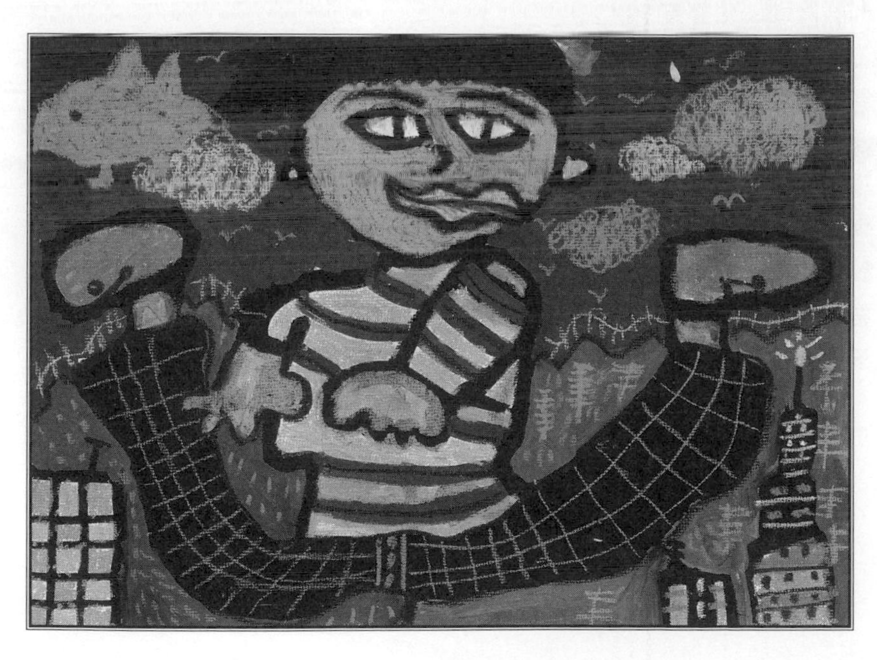

「跳躍」
(創作者：小宇，八歲，選擇性緘默症)

第1章　理論基礎　3

第2章　常見的疑問　15

第1章 理論基礎

「選擇性緘默症」（selective mutism, SM）是一項少見但重大的身心發展障礙，相關的研究在過去一百二十五年之間斷斷續續地出現，其中不乏詳盡的描述和重要的文獻，提供我們良好的資訊來源（Kolvin & Fundudis, 1981; Cline & Baldwin, 1994; Dow et al., 1995; Sluckin, 2000）。

本章回顧選擇性緘默症的主要理論，包括：定義、歷史、發生機率和年齡、相關特質、發生原因，以及改善方法。強調的重點在於，過去的研究如何影響目前對於選擇性緘默症的瞭解。本章結尾則列出精華摘要。我們以這些理論作為基礎，發展出一套實用的方法，將它呈現在這本「資源手冊」。

定義

選擇性緘默的孩子，只有和少數令他們放鬆的人、並且在熟悉的情況或環境之下，才能自在的說話。通常，在家裡和親近的家人在一起、沒有其他人在場時，他們最感到自在；而在充滿著陌生人、事、物的學校裡，他們最覺得困難。不過，每一個選擇性緘默的孩子都有不同的溝通模式或「說話習慣」。有些孩子甚至不和家中特定的親人說話（Wallace, 1986），還有一些罕見的個案在學校可以說話、在家裡反而不行（Wilkins, 1985; Johnson & Glassberg, 1992）。

至於如何診斷選擇性緘默症，則尚有爭議。有些機構認為，持續緘默達一個月（不包含入學的第一個月），即可做出診斷。其中以美國精神醫學學會（American Psychiatric Association, 1994）出版的《精神疾病診斷與統計手冊》（*Diagnostic and Statistical Manual of Mental Disorders, 4th edn,* DSM-IV）最具代表性。布朗和洛伊德（Brown & Lloyd, 1975）則主張，六個月或兩個學期較為合適，因為這段期間足以排除只是「害羞」或「慢熟」的孩子、有其他原因而不願意說話的孩子，以及可以自行恢復說話的孩子。

如果孩子說話的困難，較可能源自於欠缺語言表達能力、溝通障礙、廣泛性發展障礙，以及精神分裂等精神疾病，就不能將他診斷為選擇性緘默症。

如果孩子突然在所有的情境都不說話，這稱為歇斯底里緘默症（hysterical mutism），而不是選擇性緘默症。這種完全緘默的情況極為罕見，但通常會在短期內恢復。它經常導因於突發的壓力事件，而且在發生之前，孩子並不會表現得極度害羞（Goodman & Scott, 1997）。

表1.1列出選擇性緘默症 ICD-10和DSM-IV兩大主要診斷標準。

歷史

選擇性緘默症的症狀見於文獻已經超過一百年，但是正式命名則相對較晚。庫什莫爾（Kussmaul, 1877）首先加以記錄並稱之為「自願性緘默症」(aphasia voluntaria)。而後，特瑞莫（Tramer, 1934）將同樣的症狀叫做「選擇性緘默症」(elective mutism)，意味著罹患的兒童自己選擇在某些情境不說話。最近的看法已由蓄意的對抗行為，趨向於由焦慮所引起。因此，1994年出版的《精神疾病診斷與統計手冊》(DSM-IV）將英文名稱改為selective mutism，意指兒童在某些「選擇性的」情境下無法說話。不過，同樣於1994年由世界衛生組織（World Health Organization）出版的《疾病和相關健康問題的國際統計分類》（*International Statistical Classification of Diseases and Related Health Problems,* 10th revision, ICD-10）仍然延用

elective mutism的名稱。現在，兩個英文名稱可以通用，也可以用來反映是採用DSM-IV或ICD-10的定義。

表1.1　ICD-10和DSM-IV診斷標準

■ **選擇性緘默症（elective mutism）**

選擇性緘默症的主要特徵，是對於說話的情境具有明顯的、取決於情緒的選擇性。孩子在某些情境中可以正常說話，但在其他特定情境則無法說話。此一障礙通常伴隨明顯的人格特質，包括：社交焦慮、退縮、敏感和抗拒。

排除：廣泛性發展障礙（pervasive developmental disorders）
　　　精神分裂
　　　語言溝通的特定發展障礙（specific developmental disorders）
　　　幼童因分離焦慮而出現的暫時緘默

資料來源：《疾病和相關健康問題的國際統計分類》第十版（ICD-10）。

■ **選擇性緘默症（selective mutism，原稱為elective mutism）**

a. 在特定社交情境持續無法說話（該情境需要說話，例如：學校），但在其他情境可以說話。
b. 前述困擾影響學業或職業成就，或社交溝通。
c. 困擾持續期間至少一個月（不包含入學的第一個月）。
d. 無法說話的原因，並非對於該社交情境所使用的口語語言不夠熟悉或不夠習慣。
e. 主要原因並非溝通障礙（例如：口吃），而且並非附屬於廣泛性發展障礙、精神分裂或其他精神疾病。

資料來源：《精神疾病診斷與統計手冊》第四版（DSM-IV）。

發生機率和年齡

大多數研究顯示選擇性緘默症發生的機率為每萬名兒童中有2至8人，

不過也有研究認為每萬名兒童中有18人（Kopp & Gillberg, 1997）。一份針對芬蘭二年級學童的研究，則發現發生率高達2%（Kumpulainen et al., 1998）。

推估選擇性緘默症發生率之所以出現差異，可能基於下列因素（Cline & Baldwin, 1994）：

1. 兒童的年齡。
2. 使用定義的涵蓋範圍。
3. 進行研究的地點。
4. 研究機構的利益。

此外，有些人認為這些數字皆可能偏低，因為這樣的孩子安靜、不會造成干擾，有一些隱藏的個案不易發現。

心理科門診或服務中心人員較感興趣的可能是，鄰近地區究竟約有多少選擇性緘默的孩子。根據上述推估，如果某行政區兒童的數量大約六萬名，那麼可能有12至100人患有選擇性緘默症。換個角度看，也有研究指出，從事教育領域的心理師可能每五年會遇到一個選擇性緘默的孩子（Imich, 1998）。

最近的研究發現選擇性緘默症發生於女童的機率高於男童（Kumpulainen et al., 1998; Steinhausen & Juzi, 1996），這項特徵有別於大多數其他的兒童病症，例如：語言障礙發生的機率男童高於女童。有些研究指出，選擇性緘默症較常發生於雙語的少數族裔家庭（Cline & Baldwin, 1994; Steinhausen & Juzi, 1996）。此外，它可能發生於所有的社會階層。

一般認為，選擇性緘默症發生的年齡為三至五歲，正好是兒童較常離家外出，且較需要口語表達的時期。許多選擇性緘默孩子的家人感到病症似乎在不知不覺之間悄悄發生。有的研究則指出，當孩子不說話的情況開始困擾大人，大人才會進行通報（Cline & Baldwin, 1994）。因此，實際轉介求診的年齡與通報年齡相同或稍晚，約為四至六歲，或甚至是到八歲。此時，孩子通常已經在幼兒園或小學出現明顯的困擾。

相關特質

❖ 精神狀況 ❖

焦慮（anxiety）是選擇性緘默孩子的共同特質，而且幾乎沒有例外。事實上，選擇性緘默症究竟只是焦慮障礙的症狀之一，還是一項可以單獨診斷的症候群，仍是學者辯論的議題（Anstendig, 1999）。有兩份報告發現，幾乎所有選擇性緘默的孩子都符合社交恐懼症（social phobia）或逃避焦慮症（avoidant anxiety）的診斷標準（Black & Uhde, 1995; Dummit et al., 1997）。這個論點挑戰了現行的DSM-IV和ICD-10診斷標準，因為兩者皆將選擇性緘默症獨立分類。根據文獻，選擇性緘默症伴隨發生的精神狀況包括：憂鬱症、遺尿症、遺糞症、過動症、抽搐症以及強迫症。

❖ 口語和語言功能缺失 ❖

口語和語言問題，經常伴隨選擇性緘默症發生。幾份較為早期的報告，發現孩子伴隨口語問題。一份根據診所的口語和語言能力評估所做的報告發現，接近一半的選擇性緘默孩子，同時具有輕度至中度的語言接收或表達能力發展遲緩（Dow et al., 1995）。另一份報告研究了100位選擇性緘默的孩子，其中三分之一有口語和語言障礙的病史（Steinhausen & Juzi, 1996）。還有報告研究5位選擇性緘默的孩子，發現4位有溝通障礙，其中以口語障礙為多（Cleator, 1998）。另一份報告發現12位研究對象中，有10位有口語和語言功能缺失（Wintgens, 1999）。本書第五章將探討如何克服困難，評估選擇性緘默孩子的口語和語言能力。

❖ 智力 ❖

選擇性緘默症和智力的關聯性相當難以確認，原因之一是對孩子進行可靠的心理評估，難度很高（詳見本書第五章）。文獻中提到選擇性緘默孩子的智力分布極廣，從高於平均到輕微或嚴重的學習障礙都有（Kumpulainen et al., 1998; Cline & Baldwin, 1994; Kolvin & Fundudis, 1981）。

❖ 個性特質 ❖

文獻記載了許多選擇性緘默孩子的個性特質（Kumpulainen et al., 1998; Kolakowski et al., 1996），其中最常見的是：害羞、退縮、對社交關係過度當真，也有些孩子顯現對立、頑固和侵犯的行為。根據我們自己和其他同業的觀察，高度敏感和完美主義也是常見的特質。此外，這些孩子在學校往往表現得謹慎而內斂，在家裡則活潑外放，判若兩人（可能有補償作用）。

❖ 家庭因素 ❖

有幾份報告探討選擇性緘默孩子家庭的特徵和歷史。其中較早期的研究認為，社會關係孤立是一項主要特徵（Cline & Baldwin, 1994）。另外有研究發現30名選擇性緘默孩子中，家人患有社交恐懼症者占70%，家人亦患有選擇性緘默症者占35%（Black & Uhde, 1995）。

另一份研究分析38名選擇性緘默孩子的家庭，並以情緒障礙或口語和語言障礙孩子的家庭作為對照組（Steinhausen & Adamek, 1997）。結果發現，選擇性緘默孩子的近親當中沉默寡言者偏多，而且幾乎每個孩子都有同樣是選擇性緘默的家人。選擇性緘默孩子的家人，患有各種形式精神障礙的比率也較高，尤其是男童的近親。家人中口語和語言障礙的比率，則是兩組孩子一樣。

❖ 創傷經驗和重大人生事件 ❖

人們經常理所當然的認為，孩子沉默不語必然是為了隱藏一個駭人的祕密。心理動力學的支持者，尤其會將「受虐」和「保密」加以連結。雖然我們不能完全排除此一可能性，但是這的確通常不是孩子緘默的原因。

研究曾發現，在18位選擇性緘默的孩子之中，受虐的比率偏高（MacGregor et al., 1994）。但是另一份研究30位選擇性緘默孩子的報告，並未發現創傷或受虐的情形（Black & Uhde, 1995）。一個青少年時期才罹患選擇性緘默症的個案，則敘述曾經遭受嚴重的創傷和虐待，但是個案的緘默可能是多重人格症的一個症狀（Jacobsen, 1995）。也就是說，如果緘默伴隨其他主要病症，而且發生的年齡較晚，那麼可能不適合診斷為選擇性緘默症。另外有幾份報告發現，選擇性緘默孩子曾經歷重大人生事件的比率偏高，其中提到失去親人或好友（例如：離婚或去世）和環境變動（例如：經常搬家或移民）是主要因素（Steinhausen & Juzi, 1996）。

❖ 遺傳因素 ❖

有些文獻試圖探討，選擇性緘默症是否可歸因於遺傳因素。分析38位選擇性緘默孩子的家族史，顯示遺傳可能具有影響（Steinhausen & Adamek, 1997）。另外有幾份選擇性緘默的個案研究報告發現染色體異常，其中有一位個案檢測出第18對染色體的短臂斷裂（Simons et al., 1997），一位十二歲女童則發現患有X染色體脆折症（Hagerman et al., 1999）。

發生原因

選擇性緘默症發生的原因極難確認，可能必須綜合考量，無法歸咎於單一因素。有些人認為可以分成兩個層面來探討：孩子的內在**組成因素**（constitutional），以及外在**環境**（environmental）。當然，有時候兩者很難加以區分。例如：焦慮究竟是來自先天的遺傳，還是父母焦慮和過度保護所造成的後天環境，仍是令學者困惑的問題（Goodman & Scott, 1997）。

將發生原因分為三組來探討，可能較為清楚：**先天因素**（predisposing）、**引發因素**（precipitating），以及**加重因素**（perpetuating）。本章稍早已詳述選擇性緘默孩子的特質，這些特質可歸類於先天和引發因素。至於加重因素，則有許多例子顯示，旁人對待選擇性緘默孩子的方式，往往造成反效果。孩子在學校和家裡，可能因緘默而得到周遭人更多的注意和關心，因而正面增強其行為（positive reinforcement）。孩子卸除了必須說話的壓力之後，發現說話帶來痛苦而保持緘默則相對較為愉悅，因而負面增強其行為

（negative reinforcement）。

另一個較為少見的情況是，孩子在一段正常溝通的時期之後，有意識的決定不再和某個特定的人說話。如果這個決定背後的因素，未加以深入探討、尋求解決之道，那麼緘默可能成為難以掙脫的習慣。

圖1.1摘要整理了選擇性緘默症諸多的可能主要原因。

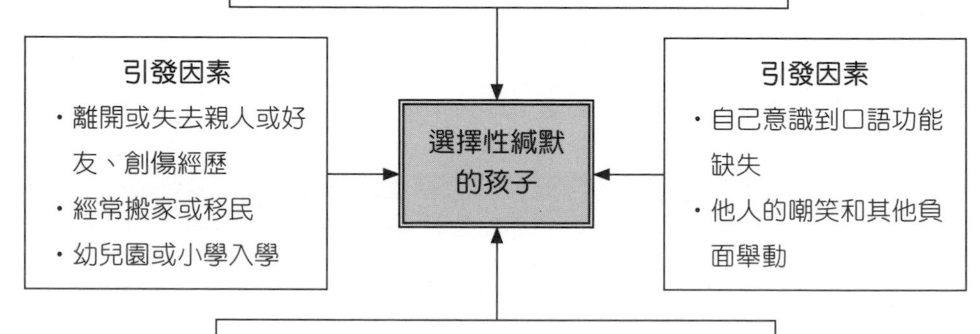

圖1.1　造成和維持選擇性緘默症的主要原因

資料來源：Carmody, 1999。

改善方法

幫助選擇性緘默孩子改善的方法，多年來幾經變化，但何者為最佳方法，仍未有共識。原因在於研究的數量不足，且未能長期追蹤。近期已有幾份報告，探討文獻上各種處理選擇性緘默症有效的方法（Anstendig, 1998; Dow et al., 1995; Pionek et al., 1996; Steinhausen & Juzi, 1996）。

這些報告顯示了若干結論。許多研究者同意，多元模式是有效的方法，而且個別化的處理方法是必要的。他們也強調，必須針對發生緘默的對象和情境，設計有效的方法。然而整體而言，找到一個特定的最佳處理方法，似乎不可能。不過，通常最為人推薦的方法是行為療法。

以下列出主要的改善方法，它們可以單獨使用，也可能搭配進行，包括：行為療法、心理動力療法、家族療法，以及藥物治療。

❖ 行為療法 ❖

行為療法一直廣為使用，從早期單純或綜合運用獎勵和懲罰方法，便已開始（Cline & Baldwin, 1994）。現今許多研究顯示，有效的處理方法不是完全屬於行為療法，就是含有行為療法的元素。刺激漸褪法、行為塑造法、對說話的正向增強、對緘默避免增強，這些行為引導的做法許多文獻都認為相當重要。

「突破障礙」（Breaking Down the Barriers）計畫（Johnson & Glassberg, 1992; Johnson, 1999），是以行為引導為基礎的結構性治療。文獻記載，這個計畫曾經成功幫助了一位患有口語和語言障礙的男童（Davies & Winter, 1996），類似方法也曾經運用於幫助中學生（Watson, 1995）。此外，由系統化減敏感法發展出來的行為療法，曾經幫助一位五歲女童（Imich, 1998）。該女童接受密集輔導約五週之後，即開始顯著改善。她接受持續追蹤至十四歲，期間已能在課堂上主動發表想法，並積極參與討論。

❖ 心理動力療法 ❖

心理治療或遊戲治療早期曾經受到廣泛運用，但是成功率很低（Imich, 1998）。原因在於，選擇性緘默的孩子極易受到所處情境的影響，如果在不熟悉、與平常生活截然無關的情境接受輔導，並不容易產生效果。況且，心理治療通常需要憑藉溝通、交談，但這卻正是選擇性緘默的孩子最欠缺的能力。另外有一篇發表於英國皇家口語及語言治療師學院（British Royal College of Speech and Language Therapists）《學報》（*Bulletin*）的文章（Summers, 1999），提出運用羅氏遊戲治療（Loenthal play therapy），但並未詳述結果。

❖ 家族療法 ❖

針對選擇性緘默的孩子和他的家人單獨進行家族治療，以此為主題的研究報告非常難尋。當然，許多輔導計畫無疑必然包含某種形式的家庭討論。和心理治療一樣，因為情境是選擇性緘默症的關鍵因素，加上孩子無法說話，可想而知家族治療的效果存疑。它可能讓家人的情感更為緊密，但是不管在進行治療時、或事後進入其他情境，都未必有助於孩子開口說話。

❖ 藥物治療 ❖

過去十年來，藥物治療成為改善選擇性緘默症的方法之一。若干研究報告提及選擇性血清素回收抑制劑（selective serotonin reuptake inhibitors, SSRIs）的使用。這在美國非常普遍，但在英國和其他地方，儘管近來已引起興趣，仍然很難找到相關報告。研究文獻和網路上家長的意見，對於此一藥劑的評價均仍莫衷一是。有時候藥物治療被當作唯一的療法，有時則配合其他療法，主要是行為療法。

針對「症狀長期持續、造成重大障礙，且其他療法均無效」的選擇性緘默孩子，有學者建議服用抗憂鬱劑「百憂解」（fluoxetine）。根據訪查，認為服藥之後孩子情況獲得改善的家長比率較高，但臨床醫師和老師的比率則不顯著（Black & Uhde, 1994）。如果服藥期間延長且劑量依個別情況調整，效果可能較好。一份報告指出，服用抗憂鬱劑九個星期之後，76%的研究對象情況改善（Dummit et al., 1996）。另外，文獻記載一位八歲女童接受行為療法，搭配服用抗憂鬱劑的多元模式計畫，結果有效（Guna-Dumitrescu & Pelletier, 1996）。

文獻還記載，另外一種藥效較強的抗憂鬱劑（phenelzine），有效幫助了四位選擇性緘默的孩子（Golwyn & Sevlie, 1999）。但是研究者建議，此一藥物唯有在孩子試過行為療法、百憂解或選擇性血清素回收抑制劑皆無效時，才適合服用。

❖ 語言治療 ❖

語言治療忽視緘默問題、或未加以處理導致無效的例子，早期文獻中屢有所見（Cline & Baldwin, 1994）。有些情況是選擇性緘默的孩子被轉介到語言治療的團體，他們完全無法參與，反而因此更加焦慮。如果語言治療計畫能夠保持彈性、為孩子的個別情況而設計，則成功的機會較大。根據文獻記錄，一位選擇性緘默的孩子加入互動治療團體，情況獲得改善（Roe, 1993）。該團體是為社交孤立的孩子所設，融合了語言、音樂、律動和戲劇治療。

也有個案顯示，治療語言能力缺失，可以有效幫助孩子克服選擇性緘默（Smayling, 1959; Wintgens, 1999）。但是首先必須確認、評估並且考量緘默的狀況，這和一般的治療方法不同。進行治療的同時，也必須建議家庭和學校如何配合調整。這個方法最適合的對象，似乎是年紀較小、緘默狀況較輕微、說話會帶來侷促不安的孩子。

❖ 自我示範 ❖

另外有一些例子，是運用刻意編輯過的錄影帶或錄音帶，呈現孩子在令他們緘默的情境中說話的樣子。文獻曾記錄，運用前製錄音（audio feedforward），有效幫助三位選擇性緘默的孩子（Blum et al., 1998）。也有學者建議將自我示範（self-modelling）的技巧，和行為引導的方法相結合（Kehle et al., 1998）。

本章精華摘要

- 選擇性緘默症並不常見，發生的機率為每萬名兒童中2至18位。
- 選擇性緘默症通常開始於幼兒園，也就是兒童踏出家庭的時期。
- 選擇性緘默症發生於女童的機率高於男童。
- 選擇性緘默孩子的智力分布極廣，且可能來自所有的社會階層。
- 選擇性緘默孩子具有口語和語言能力缺失的比率較高。
- 焦慮是幾乎所有選擇性緘默孩子的共同特質，亦可能伴隨其他情緒或行為問題。
- 害羞、退縮、對社交關係過度當真，是選擇性緘默孩子最常見的個性特質，也可能顯現對立、頑固和侵犯的行為。
- 選擇性緘默症較常見於雙語的少數族裔家庭或移民家庭。
- 家族史中較可能有社會孤立、沉默寡言、口語和語言障礙、社交恐懼、選擇性緘默症，或其他精神障礙。
- 通常不是由創傷或虐待所引起。
- 選擇性緘默孩子可能曾經歷重大人生事件，例如：失去親人或好友，以及環境變動。
- 遺傳是可能因素之一。
- 及早介入輔導較易成功。
- 輔導策略必須個別化，並且在發生緘默的情境中實施。
- 行為引導計畫是最常見、最易成功的方法。
- 也可考慮其他多元模式計畫，例如：服藥。

第2章 常見的疑問

一般人對選擇性緘默症有許多誤解和莫衷一是的意見，這些大多出於無知。面對任何問題，若要有效的處理，正確瞭解和去除迷思非常重要。本章以問答的方式釐清常見的疑問。我們首先列出家長和專業人士最常問我們的問題，並提出簡要答案（表2.1），接下來再延伸說明每一個答案。

表2.1　選擇性緘默症常見的疑問摘要

■ **是不會說話，還是不想說話？**

選擇性緘默的孩子「會」說話，但是害怕在特定情境下說話。

■ **孩子想必只是頑抗不馴？**

不，真正的原因複雜多了。孩子想說話，但是說話引起的焦慮大於說話的慾望，所以說不出來。

■ **很多孩子都會害羞，這和「害羞」有何不同？**

選擇性緘默的孩子面對某些需要說話的情境會感到焦慮，但是不焦慮時可以表現得很活潑、一點也不害羞。

■ **何時應該開始警覺呢？**

孩子適應新環境（例如：學校）通常只需要幾個禮拜，如果超過這段時間，就要開始初步的懷疑。

表2.1　選擇性緘默症常見的疑問摘要（續）

■ 不用管它，長大了自然會好？

選擇性緘默的孩子並不只是「害羞」，或社交經驗不夠。情況「或許」會改善，但是得付出代價。所以尋求建議、討論可行的辦法，才是明智之舉。

■ 何時應該介入輔導？

盡快介入，時間拖得愈久，問題愈難解決。

■ 誰應該參與輔導過程？

親近的家人只要情況允許就應該參與，其他只要是願意、明理、瞭解，且行有餘力的人也可以參與。「團隊合作」、策略一致，是成功的關鍵。

■ 輔導的方式為何？

如果情況輕微時及早介入，只要大略調整家庭和學校情境，可能就足以扭轉局勢。調整的項目，必須包括大人和其他小孩與緘默的孩子互動的方式。否則就必須訂定一套計畫，讓孩子將溝通範圍逐步由自在的情境，推展至感到壓力的情境。

■ 試過的方法都無效，這次會不一樣嗎？

這次你將更加深入瞭解孩子的感受，並且將帶領孩子投入參與計畫。

■ 要輔導多久才看得到效果？

這個問題包含太多因素，因此無法馬上給答案。要引導孩子和一、兩位主要輔導者說話，可能較為容易；但是跨情境的延伸需要較長的時間。

■ 孩子是否需要特殊教育？

通常不需要，除非有其他的問題，例如：學習障礙或語言障礙。

是不會說話，還是不想說話？

我們常常聽到這樣的看法：「他想說話時，自然會說」，或者是「如果他不屑和我說話，我何必和他說話？」套用一位教育工作者的話，選擇性緘默的孩子經常給人「樂此不疲」的印象。難怪大人的結論常常是：他們**不想**說話。意思是，他們不是**不會**說話，而是故意不說話，甚至是反抗叛逆。

選擇性緘默的孩子會說話，也想說話，但是說不出來。

其實，選擇性緘默的孩子**會**說話，也**想**說話，但是說**不出**來。他們避免說話的原因是，說話帶來壓力（或是過去曾經帶來壓力）。許多臨床醫師或老師都注意到，當選擇性緘默的孩子被直接提問後沉默不語，他們控制口語的肌肉組織會出現緊張現象（例如：臉紅、下顎或下唇顫抖、頻繁的吞口水）。一些經歷過選擇性緘默症、已經能夠說話的孩子，回顧當時的感覺都不約而同地說，喉嚨好像卡住了。問他們那時候哪裡不舒服，他們都指著喉嚨，而不是胃或胸部。表達能力較佳的孩子描述當時心跳加快、呼吸急促、流汗，這些都是焦慮的典型症狀。

說話會帶來不舒服的感覺，這是形成選擇性緘默症的根源。在形成的初期，孩子一旦嘗試說話，焦慮、害怕、羞赧和難堪就會伴隨而至，接著孩子就愈來愈感受到這些情緒所帶來的負面感覺，包括：不舒服、壓力，甚至想吐。久而久之，孩子學習到，只要保持緘默（更精確的說，只要不去嘗試說話），就可以避開這些感覺。此時，孩子往往遭到周遭人的誤解。孩子自然而然傾向於保持沉默，或以替代性方式溝通來維持舒適感。這樣做讓他們鬆了一口氣，看起來好像樂在其中，因此讓人誤以為他們故意不說話來**操控**局面。

選擇性緘默的孩子學會了不要嘗試說話，來避免焦慮。

我們再試著換個角度來看，避開自己不喜歡或不擅長的活動，是人之常情。不過，我們通常可以說服自己試試看，因為頂多努力一點，反正沒有害處。但是如果發生「恐懼症」（phobia），那就是另外一回事了，例如：害怕飛行、害怕蜘蛛、害怕密閉的空間，這些都會引起嚴重的焦慮和恐慌。我們因而千方百計逃避引發恐懼的事物，而別人雖然不盡然**瞭解**，通常會抱以**同情**。

假設有一個人很怕水，他不敢走橫跨河口的吊橋，因此走路繞了一大圈。一路上，他欣賞了優美的風景，還享用了美食。雖然這個人為了解決恐懼而得到好處，很少人會指控他頑固反抗或操控局面。非理性的恐懼足以威脅人的生命，這並不難理解，我們也應該如此來理解選擇性緘默症，專家認為它是一種**社交**恐懼症（其他社交恐懼症包括：恐懼在公共場所吃或喝東西，和使用公共廁所）。因此，選擇性緘默的孩子是**無法**說話，而不是**拒絕**說話；他們以替代性方式溝通是為了**生存**，而不是為了**操控**。

選擇性緘默的孩子最不想讓別人知道，他們很害怕。

社交焦慮症（或社交恐懼症）是一種痛苦的障礙。患者即使真的想要參與活動，也會因為懼怕被嘲笑、被批評、被拒絕或被羞辱，而避免參與。同樣的，選擇性緘默的孩子雖然知道說話可以讓人接受、交到朋友、得到實質好處，並且受到認同，但還是拚命避免說話。最後，為了自我保護，他們可能會假裝、甚至真的相信自己原本就不愛理人。社交焦慮症患者最不想讓別人知道自己很害怕，我們認為選擇性緘默的孩子也是如此。

孩子想必只是頑抗不馴？

大多數選擇性緘默的孩子在某些情境中，都被認為是頑抗、固執、喜歡操控、吸引注意，或是愛支配別人，儘管他們在其他情境看起來很害羞、敏感或焦慮。學者強調同時檢視「焦慮」和「操控」的問題，並且假設兩者皆存在困難，如此較為安全、且便於運作（Cline & Baldwin, 1994）。

選擇性緘默孩子的行為不是出於蓄意對抗，
而是為了自我保護。

因為選擇性緘默的孩子看起來堅持不說話，因此說他們不是頑抗，很難說服別人。然而，如前所述，我們認為他們的行為不是出於蓄意對抗，而是為了自我保護。強迫他們說話（無論用多麼間接的方式），其實會增加他們心理內在的衝突，因而讓他們看起來更加堅持不說話。

任何嘗試要求孩子說話的做法，都會讓孩子陷入必輸的困境（no-win situation）。他們不但對於開口說話充滿焦慮，對於**說不出**話的後果也充滿焦慮（例如：看起來很蠢、令別人失望、別人可能施加**更多**壓力）。當選擇性緘默的孩子被要求說話，他所感受到的壓力之大是一般人難以理解的。一旦壓力解除，他就會感到無比的舒適。放棄嘗試說話，也會帶來同樣的舒適感。

有時候，說話可以得到實質獎賞，但是不管選擇性緘默的孩子多麼想要獎品，開口說話所帶來的痛苦掙扎，還是遠遠大於沒有得到獎品的失落感。因此，他們看起來像是拒絕說話，其實是焦慮和逃避讓他們說不出來。

家長和老師常常感到好奇，如果碰到緊急狀況，選擇性緘默的孩子究竟會開口說話還是繼續緘默？答案很有趣，他們多半會**開口說話**。這彷彿支持了保持緘默是操控行為的看法，但是我們不這樣認為，我們相信這只是前述行為的延伸。對選擇性緘默的孩子來說，說話帶來的焦慮通常大於獎賞，但是在極端狀況下，開口說話的急迫性可能大於說話帶來的焦慮。於是孩子終於說話了，而且一旦說話了，**往往就像跨越一座橋，從此可以繼續說話**。

然而，我們強烈反對為了讓孩子開口說話，故意製造緊急狀況來誘騙或嚇唬他們，因

伊安的爸爸說：「我不知道他為什麼不肯讓步。我已經答應他，只要他和老師說話，就買腳踏車給他，這是他最想要的。但他就是不肯，他太頑固了。」

艾瑪的老師很灰心，他說：「她真是吊足了我們大家胃口。她很喜歡每天和助理老師一起做輔導活動，但是她只願意畫圖或玩遊戲，只要需要說話，她立刻抗拒不從。」

艾伏塔忘了帶家長同意書，他確信自己將因此無法參加校外教學。他一直等到快要放學，同學全都離開教室去拿外套了，才走向老師，第一次對老師說話。此後，老師每次問他問題，他都能回答，但還是無法主動說話。

為這樣做不但殘忍而且冒險。萬一孩子識破這是一場騙局，他不但不會開口說話，而且對於設局的「壞人」再也不會信任。即使孩子被迫開口說話，他也體會不到說話的樂趣，反而讓說話和負面情緒的連結更為緊密。

很多孩子都會害羞，這和「害羞」有何不同？

許多專家僅以程度的差別來分辨「害羞」和「社交焦慮」，而選擇性緘默症則被視為社交焦慮的其中一種形式。然而，雖然選擇性緘默的孩子面對新環境大多表現得很害羞，但是並非所有害羞的孩子都會變成選擇性緘默。因此，假如我們把「害羞」視為仍在可接受範圍的行為或個性特質，有哪些跡象可以幫助我們加以區分，從而有助於決定何時應採取因應措施呢？

選擇性緘默的孩子剛開始通常表現得很害羞。他們可能較不易離開媽媽身邊、只觀察而不加入活動、只被動回應而不主動表達，而且不容易被帶動，即使別人使出渾身解數，他們常常仍是面無表情。

選擇性緘默孩子的焦慮是針對特定需要說話的情境。

上述情況很常見，很多小孩比較「慢熟」、需要較長的暖身時間，但是一旦進入情況就可以打成一片。也有些小孩會逐漸放鬆、願意開口說話，但是仍然有些拘謹。這些孩子拘謹的氣質在大多數的情境皆表現一致，他們的父母很可能會形容，他們是家裡安靜的一員。選擇性緘默的孩子則不同，他們經常判若兩人。在家裡，家人形容他們有說不完的話，對於什麼事想做、不想做，相當固執己見。他們的焦慮是針對特定需要說話的情境（或者當他們察覺到有人期待他們說話）。什麼情況下他們會陷入焦慮因而無法溝通，具有非常清楚的分界點（害羞孩子的安靜較不分情況）。如果選擇性緘默的孩子確信不需要說話（例如可以用替代性方式溝通），他們就比較會積極踴躍的參與。我們認為區分選擇性緘默和害羞的主要重點是：**逃避策略、持續時間，和強烈程度**。

❖ 逃避策略 ❖

害羞的孩子可能無法參與，但極少以害怕說話為唯一目的而採取逃避策略。他們可能會搖頭或用手指東西來做回應，但這只是反映缺乏自信。他們不會用替代性溝通方式來引人注意，例如：比手勢或拍別人肩膀。

❖ 持續時間 ❖

當害羞的孩子逐漸增加信心，他們的社交技巧便隨之進步。當他們對周遭環境更為熟悉，他們便更能夠和人互動，也更能夠說話。選擇性緘默的孩子也會增加信心，但是他們卻還是無法說話。在自信和溝通之間，他們有著不同的平衡點，彷彿沒有任何事可以說服他們開口說話。我們認識的一個孩子在遊玩的時候手臂骨折了，竟然沒有告訴任何人，直到回家才說出來。

❖ 強烈程度 ❖

選擇性緘默的孩子無法說話的情況，和害羞的孩子不同。害羞的孩子總會做出**某種表達**，例如：半微笑或友善的點點頭。他們會牽你的手、看著你以尋求肯定，彷彿承認自己無法獨立面對，需要你的支持。相較之下，選擇性緘默的孩子受到衝擊的強烈程度高出許多。他們可能不發一語的盯著你看，當你回應時，他們可能完全「凍住」、無法動彈，彷彿他們期待你停止和他們說話，或至少停止要求他們回答。不過，有趣的是，我們發現選擇性緘默的孩子極少為了逃

> 只要沒有其他人聽到，荷莉可以和我說話。她在家裡開始和我說話以後，在其他任何只有我在的地方，她都可以和我說話。
>
> 在餐廳，我們嘗試點菜，但是荷莉無法告訴我她想要什麼。直到我們走出餐廳、走過街道，回到車上只有我和她的時候，她才告訴我。後來，她學會了和陌生人說話。再後來，她可以和任何不認識她的人說話，也可以在許多人面前和我說話。但是在學校，大家都知道她是「不說話的女孩」，她持續因焦慮而緘默。又後來，學校進行一套計畫來幫助她，她的情況才開始改善。

避和別人說話而轉身走開，或是把臉埋在大腿上。這種行為比較常見於真的不想說話、或是故意戲謔的孩子。

❖ 對介入輔導的反應不同 ❖

另一個不同之處不易立即顯現，就是孩子**對於介入輔導的反應不同**。選擇性緘默的孩子一旦克服某個情境帶來的焦慮，他們就可以持續在該情境說話。他們的焦慮限定於特定的情境，和天生氣質害羞的孩子不同。根據我們的經驗，對於大多數選擇性緘默的孩子而言，所謂情境，關乎**其中的人物**，以及**可能被別人聽到**或干擾的風險，而無關乎實際的地點。

害羞的孩子則呈現不同的模式。有了一次加入課堂討論的經驗之後，他們下次並不一定較易參與。這很像口吃的孩子，雖然已經有流利回答的經驗，下次還是可能口吃。害羞是不分情境的天生氣質，可能跟隨孩子一輩子。而且更重要的是，害羞極少影響孩子的課業成就。

何時應該開始警覺呢？

選擇性緘默孩子對說話的恐懼，大多可以回溯至最早接觸家庭以外環境的經歷。但是他們退縮的行為通常到了入學之後，才開始被注意。不過入學後，他們通常被允許一段適應期，甚至是超過合理的適應期很久，因此延誤了尋求幫助的時機。一開始他們的緘默可能被歸因於轉換環境，接著搬家、寵物死了等等，都可能被認為是原因。等到一學年結束，大家又把希望寄託在新老師身上。直到確定情況不妙，可能已經是數年之後。此時，孩子已經發展出固著的緘默行為，要加以轉變就困難多了。

緘默的持續時間和強烈程度，
是選擇性緘默症和害羞最明顯的不同。

很多孩子開始上學都需要一段時間適應，他們可能有幾個星期不和新的大人說話，但之後他們還是會說話。社交和溝通的需求，具有非常強大的驅策力量。我們認為，如果孩子進入新環境一個月都不說話，就必須初步懷疑，並且持續追蹤。參考本章前述的「逃避策略」、「持續時間」和「強烈程度」，來辨別孩子的溝通模式究竟只是一般的缺乏信心，還是較為特定的問題。此時，有一些方法可以調整和孩子的互動方式（見本書第六章），這些方法應該可以幫助孩子開朗起來，最起碼沒有壞處。此時，亦是進行初步探索的好時機，以排除其他造成孩子不說話的原因。如果接下來的二到三個月，孩子還是不說話，此時家長和相關專業人士應該開會，坦誠的討論、避免相互指責、分享所有人的觀察和擔憂，並且決定未來的做法。必須注意的是，這些初步探索和討論並不必然導向選擇性緘默症的診斷結果。

不用管它，長大了自然會好？

確實有些選擇性緘默孩子的家人或老師，在未尋求外界協助的情況下度過了難關，但前提是，他們必須大幅修正對孩子的期望和要求。其實孩子並不是長大自然好，而是周遭人付出時間、耐心和創意，敏感而貼心的帶領，使孩子逐漸好轉。雖然我們聽過或閱讀過像這樣的成功案例，但是過程往往耗費多年，而且所有參與其中的人都歷經許多痛苦的情緒衝擊。因此，**既然有方法可以相當快速而簡單地改善情況，不予採用似乎是既愚蠢又殘忍。**

何時應該介入輔導？

如果你已經決定孩子需要進一步檢視或可能需要輔導，有兩件事你必須記得：不要延誤，可是也不要操之過急。兩者並不衝突，反而相輔相成。因為雖然所有證據都顯示愈早介入愈好，但是在準備階段，必須徹底做好蒐集資訊和建立團隊的工作，才能細心規劃輔導計畫，以適合所有參與者的需求和能力。

然而，一旦你已經準備好完整的計畫（見本書第八至十一章），不要拖延時間，趕快進行吧！原因摘要於表2.2，隨後我們將加以詳細說明。

表2.2　提早行動的理由

■ 盡量縮小對孩子的負面衝擊。

如果未積極改善情況，選擇性緘默症將造成長期敏感脆弱、無法融入人群的情緒，直到成年都很難擺脫。

■ 防止情況愈來愈糟。

有些小孩並非完全緘默，但是在特定情境下極少表達，這些孩子最容易被忽略。他們可能會在數年之間發展出緘默症或其他焦慮性疾病。

■ 防止緘默成為固著行為。

孩子感受到說話帶來的負面情緒，以及緘默帶來的正面情緒，持續時間愈久，逃避說話的行為模式就愈固著，要打破此一模式就愈困難。

■ 防止「設法讓孩子開口卻無效」的情形一再重複。

企圖讓孩子開口，卻缺乏完整計畫和團隊合作，經常導致緘默的行為強化，更不易改變。

■ 防止孩子自我認同不說話的角色。

一旦孩子認同不說話的角色，他可能不相信自己可以改變。一旦孩子發現不說話的角色可以帶來好處，他就不需要努力改變。

■ 降低老師和家長情緒和體力的負荷。

選擇性緘默症的孩子不僅自己受苦，照顧他和教育他的人也受苦。及早介入可以降低這些痛苦，並且嘉惠未來將教育他的人。

為什麼及早介入非常重要？

❖ 盡量縮小對孩子的負面衝擊 ❖

雖然選擇性緘默的孩子可能學會避免和隱藏內心的焦慮，他們毫無疑問的仍會感受到巨大的壓力。對此，選擇性緘默孩子的家長往往能夠認同，因為他們回想自己的學校生活也是充滿痛苦和孤獨。及早介入可以幫助孩子盡早享受正常而正面的學校生活。

選擇性緘默的孩子不喜歡冒險。

選擇性緘默的孩子如果能及早辨認和接受輔導，他們後來通常和一般孩子沒有兩樣。但是持續緘默數年才獲得改善的孩子，通常仍然呈現社交焦慮的症狀，例如：他們傾向於退縮，等著別人採取主動；無論個人、社交或事業各方面都害怕冒險。我們知道，這些個性特質正是造成他們選擇性緘默的原因之一。然而，幼年和小學時期的正向經驗，有助於青少年階段探索自我意識和自我懷疑，所有孩子皆是如此。及早幫助孩子改善社交品質和自我形象，就可以幫助他們安然度過青少年時期。

❖ 防止情況愈來愈糟 ❖

雖然很多選擇性緘默的孩子，從上學的第一天開始就未曾說過一個字，但並不是所有的孩子都如此。有些孩子是逐漸形成選擇性緘默症，每換一位新老師就愈少說話。這樣的孩子最容易被忽略，他們的問題較晚被注意，大約七到九歲才發現問題。即使發現了，一開始也往往專注於行為問題，例如：逃避工作、遺糞，或挑食。

選擇性緘默的孩子身上彷彿有「開關」控制著「舒適門檻」。

回顧這些小孩開始上學的時候，他們可能會說話，但是的確很少說話。舉例來說，他們可能只回應而不主動說話、只簡短回答而不詳細說明，或是只和少數一兩個人說話。他們和害羞的孩子不同之處，在於具有清楚的說話模式。在適應期過後，他們不會變得放鬆和容易溝通，而是身上彷彿有「開關」似的，只有到達「舒適門檻」（comfort threshold）才會打開話匣子。因此，我們將這些「說話困難的孩子」（reluctant speakers）視為較輕微的選擇性緘默症，他們的評估和介入時機並沒有差別。

❖ 防止緘默成為固著行為 ❖

選擇性緘默是一種經由**學習**而來的行為（見本書第一章），因此它發展的時間愈久，愈容易成為固著的行為，也愈難突破。

然而，問題的嚴重程度並不容易一眼就看出來。孩子有時候難免膽小、緊張或害羞，這很正常。孩子只是不太願意說話，這也很容易忽略或找到藉口。家長可能無法察覺問題，因為孩子在家說話很自在。相反的，也有家長很擔心，但別人卻告訴他們沒什麼好擔心的。對於選擇性緘默症有經驗的專業人士很少，因此決定進行檢視、提供協助時，往往已經錯失良機。**及早介入是關鍵，因為一旦孩子找到避免說話焦慮的方法，要改變他的行為模式就很困難。**

❖ 防止「設法讓孩子開口卻無效」的情形一再重複 ❖

許多選擇性緘默孩子身邊的朋友、親戚或教育工作者，會盡力幫助孩子克服說話的困難。如果他們能夠敏感的體會孩子內心的掙扎（「我想說話，可是說話會讓我焦慮」），就會努力營造放鬆的環境、正面鼓舞孩子，並且減少而非增加對孩子開口的期望（見本書第六章「創造適當的環境」）。

然而無法避免的，也會有人試圖用較為直接的方法，使孩子開口說話，包括溫和勸說（「試試看，很容易的」）、哄騙（「小聲耳語就好」）、責備（「你不告訴我你怎麼了，我沒辦法幫你」），以及賄賂（「如果你和那位女士說話，你想要什麼甜點我都買給你」）。學校裡有時也會出現競賽的氛圍，每一個人都想「試一下」，成為孩子第一個說話的對象。

無論多麼出於善意，溫和勸說、哄騙和引誘
加諸於選擇性緘默孩子的壓力，不亞於責備和否定。

很遺憾的，上述善意但未經規劃的做法，嘗試但失敗的次數愈多，孩子就愈熟悉伴隨而來的壓力和挫折，一旦壓力解除孩子就會感到愈輕鬆。因此，努力想要幫助孩子說話，卻往往反而強化緘默的行為，使之更難改變。

❖ 防止孩子自我認同不說話的角色 ❖

久而久之，選擇性緘默孩子的同學對於他不說話習以為常（常常搶著向別人解釋「他不說話」）。如果孩子逐漸認同自己不說話的角色，就會導致兩件事。第一，孩子安於這個角色，認為它讓自己有立足之地。對於在社交困境中掙扎的孩子，這可能是他在同儕間得到認同的唯一方法。這樣會增強「緘默」而非「說話」的行為，十分令人擔憂。

第二，孩子接受了不說話的角色，就愈不相信改變的可能性。這樣會增強焦慮的累積，使得任何提供溝通機會的努力更不容易有效。

❖ 降低老師和家長情緒和體力的負荷 ❖

我們到目前為止皆專注於選擇性緘默症對孩子的影響，其實我們也不要低估了它對孩子周遭人的影響。孩子身邊的大人常常會覺得焦慮、挫折、生氣、無所適從和無助。每一個大人對於孩子的緘默，往往會有極為不同的詮釋和反應，但是都同樣耗費心神，如果必須每天面對更是格外辛苦。

家長對於孩子的緘默，往往會有南轅北轍的看法。

有的大人會以為，如果孩子願意說話就會說話，因而覺得自己被孩子拒絕或懲罰。他們彷彿和孩子展開拉鋸戰，想要贏卻總是失敗，感到非常無助。這些大人會因孩子明顯占上風、主導局勢，而感到困擾或生氣，於是千方百計要拐騙、賄賂或逼迫孩子說話。

相反的，有的大人會認為，孩子是因為恐懼而無法說話，因此真心想幫助孩子克服困難。他們努力提供替代性溝通方式，但是當孩子還是無法突破，他們就覺得無所適從。這些大人對孩子充滿同情，但是眼見孩子依然故我，他們就會充滿挫折。而且他們也會懷疑，自己提供了替代性溝通方式，是不是讓孩子過於安逸，因而持續保持緘默。

許多家長和專業工作者在幫助
選擇性緘默孩子的路途上，變成孤軍奮鬥。

選擇性緘默孩子周遭的大人，可能抱持上述兩種極端不同的看法，也可能介於兩者之間，但無論如何，都將體驗非常獨特的歷程。這是陪伴一般性學習障礙或複雜特殊需求的孩子，所無法比擬的。這些大人可能一心一意想讓孩子說話，以至於夢見或幻想著孩子和他們說話的畫面。緘默的問題可能成為家庭中爭執的焦點，使婚姻或手足關係蒙受壓力。家長或專業工作者可能努力尋求專家建議，或投入大量時間搜索相關文獻。許多大人會發現自己陷入孤軍奮鬥的處境。孩子的困難如果早日解決或舒緩，就可以減輕周遭人付出的代價。

誰應該參與輔導過程？

輔導過程需要許多人共同參與，而每一個人的角度和看法可能截然不同。因此，團隊合作非常重要，每一個參與者對於時程安排和輔導方式必須有一致的共識。團隊中最重要的是孩子、孩子的家人，以及孩子學校或幼兒園的老師。如果及早發現孩子的困難、尚未形成固著的緘默行為，而且家長和老師掌握了正確的資訊，那麼或許不需要其他人介入。但若情況並非如此，又該去哪裡尋求專業的支持和建議呢？

選擇性緘默症對孩子有全面性的影響，包括：教育、社交和情緒。它常常和特定的語言或學習困難有關。兒童身心發展、行為引導原則和溝通理論，都是幫助孩子所不可或缺的知識。因此，雖然選擇性緘默症正式歸類於心理健康和兒童精神科，許多不同領域的專業人士都可以貢獻良多。臨床心理師、兒童精神科醫師、語言治療師、教育心理專家、精神科社工、小兒科醫師、社區精神科護士、學校輔導人員以及老師，都可能扮演要角。

不過，很遺憾的，我們碰到的家長大多數都抱怨，他們連一位略知一二或可以幫忙的人都找不到。多年以來，我們遇過許多「不碰選擇性緘默症」的語言治療師，甚至還有些心理同業相信「打一頓應該就解決了」……

誰來幫忙都沒關係，重點是要有人來幫忙。

我們並不認為選擇性緘默症專屬於某個特定領域，但是語言治療師在溝通評估方面的技巧，配合心理師擅長的行為引導計畫，似乎特別有效。無論如何，家長或老師因為無知或對於專業領域的混淆，導致求診過程不斷從一家換到另一家，這樣的情況我們必須極力避免。其實，誰來幫忙都沒關係，重點是要有人來幫忙，這個人應該資訊充足，並且願意和孩子以及他的家人共同努力，以累積實務經驗。幫助孩子的個人或團隊應該充分認識選擇性緘默症，一旦發現任何特殊需求都能求助於合適的專業人士。

然而，因為轉介個案量稀少，選擇性緘默孩子的需求往往被低估，使得投入的資源受限。不過，令人驚訝的是，只要有任何個人或跨領域團隊以有效幫助選擇性緘默的孩子而聞名，轉介個案立刻開始湧入。

輔導的方式為何？

首先讓我們看看，哪些介入輔導的方式**沒有**幫助。對於選擇性緘默症常見的誤解是，這些孩子曾經遭受創傷，因為害怕透露家庭的秘密或顯現深層的焦慮，所以無法表達。基於此一誤解，孩子可能被安排接受數週的諮商，形式包括：團體、遊戲或藝術治療。孩子可能會喜歡這些活動，尤其當他們沒有必須開口說話的壓力。孩子甚至可能在活動的情境中，變得較為放鬆、較能溝通，但是將這些改善帶到其他情境，卻極不可能。這種方式絕大多數是延誤、而非促成了孩子的進步。

選擇性緘默的孩子害怕別人聽到他們的聲音，
而不是他們說話的內容。

本書推薦的輔導方式，是以行為引導來處理焦慮問題。我們和孩子討論他們的焦慮，和他們嘗試要說話時的感受。我們檢視孩子家裡和學校的狀況，以確認周遭人積極正面且持續一致的幫助孩子，而且針對孩子嘗試溝通的努力予以增強，而非讓緘默或替代性溝通方式更加固著。假如能夠及早察覺問題，可能僅需調整老師或家長和孩子互動的方式即可。

如果孩子的情況明顯需要一套結構較為完整的輔導計畫，那麼就必須仔細劃分階段，由降低孩子在特定情境的焦慮開始，逐步擴及較為廣泛的情境。計畫包括的情境或活動應簡易可行，而且可以讓孩子樂在其中，從和熟悉的人進行非口語溝通開始，逐步進展，直至可以在任何情境、和任何不熟悉的人進行口語溝通。

試過的方法都無效，這次會不一樣嗎？

在我們幫助選擇性緘默孩子多年的經驗中，採用的方法經過大幅修正，使得孩子進步的速度大幅加快。其中最大的改變應該是，我們讓孩子主動參與，現在我們在輔導過程的早期就讓孩子清楚瞭解。瞭解的訊息內容雖然一樣，但是時間點和說明方式則有所不同，影響因素包括：孩子的年齡、診斷確認的時間點，以及介入輔導的時間點。即使年紀很小的孩子也需要談談他們經歷過的困難。如果大人避而不談、希望問題不管它就會消失，結果反

> 馬克三歲十一個月時，托兒所的老師告訴他，她知道他覺得開口說話很困難。她要他相信，困難是暫時的，他會發現說話愈來愈容易，之前很多孩子都有同樣的經歷。她強調，在他準備好之前，她不會要求他說話。這時候，馬克忽然抱了一下她的腿，然後在教室裡到處飛舞。過了幾個星期，馬克就可以和托兒所裡幾乎每一個人說話了。

而會不經意的增加孩子的焦慮，讓事情更糟糕。

讓孩子確信以下的事實，非常重要：

A♥ 你瞭解他要開口說話有多麼困難，你瞭解他的感受。

A♣ 他不是世界上唯一有這個困難的孩子。

A♦ 快樂、好玩最重要，他如果還沒有準備好，不說話沒關係。

A♠ 當他不再焦慮（他以後一定可以），他就能自在說話了。

上述訊息將在本書第六章詳加說明（講義2「和選擇性緘默的孩子討論說話的焦慮」），並且在第九章進一步延伸（「讓孩子成為積極的夥伴」）。

要輔導多久才看得到效果？

許多因素都會影響進步的速度，所以這個問題並沒有直接的答案，我們會在第十一章和第十三章再做說明。如果按照本書的方法循序進行，引導孩子和主要輔導成員說話應該較為容易，例如：語言治療師、學校老師。不過，要將說話圈擴及所有人、所有情境，就需要較長時間。究竟要花多少時間才能得到滿意的成果，則不僅需視孩子的個別狀況而定，也和輔導工作是否順利銜接有關。如果家長和輔導團隊集中心力，或許一學期就看得到成果，但是後續仍然必須追蹤達一年至兩年。雖然有些輔導成員僅能在某一個階段或情境中幫忙孩子，但是每一位輔導成員都必須注意一個基本原則：直到將輔導成果順利銜接至下一階段或情境才能放手。所謂下一階段或情境，指的可能是新的班級、新的學校、社團營隊或托育中心。

預防勝於治療，如果能在孩子尚未形成焦慮和逃避的固著模式時，及早予以協助，則拓展說話圈的工作將更容易、也更自然。不過，上述基本原則仍然適用。未來和孩子密切互動的人，都必須瞭解孩子在某些情境有緘默的傾向，因而調整和孩子互動的方式。對於某些孩子，我們無法確定是否可能完全擺脫選擇性緘默症。有幾位小時候曾罹患選擇性緘默症的大人提到，他們直到離開學校、不再被權威束縛並且更能自主時，才能夠重新建立自我形象。

孩子是否需要特殊教育？

選擇性緘默的孩子通常可以參與正常課程，他們需要和家人以及社區緊密聯繫。如果輔導得法，他們的困難只是暫時性的。因此，就大多數的教育政策而言，任何協助選擇性緘默孩子的安排都應該定期審視，而不是永久性的。

學校大多能以既有資源，來提供選擇性緘默孩子適當的支援。支援的內容包括：助理教師每星期撥出約一個小時、安排個別和小團體活動、短期調整課程安排，以及和家庭或其他相關機構密切合作。如果學校無法提供這些支援，就必須透過正常管道，提出特殊個案的需求。

孩子的困難應視為暫時性的。

如果孩子有其他的需求，例如：學習障礙、語言障礙，則應該考慮以下的做法：

- 額外增加時間，幫助加強學習。
- 更專業的教導方式。
- 更個別化的課程安排。

即便如此，提供替代性溝通方式，例如：手勢、書寫、溝通圖卡、電子語音設備，必須瞭解一個前提：這些方式是引導口語表達的踏腳石，而不是用來取代口語表達。如果孩子單純只有選擇性緘默症，我們不建議送他去寄宿學校（或住宿的治療方式）。幾乎每一個選擇性緘默的孩子，最適合接受協助的地方都是當地學校的普通班教室。

第二篇

評估

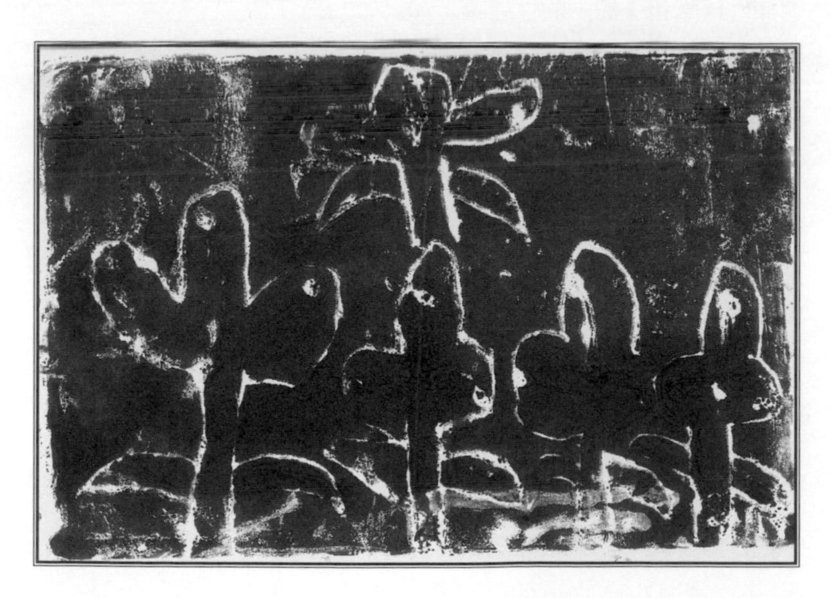

「花」
（創作者：沈羿伶，九歲，選擇性緘默症）

第3章 一般性評估的考量因素和意義

辨認選擇性緘默的孩子並不困難，若為轉介的個案通常會附有孩子狀況的書面說明。只要和孩子的家長或老師談上幾分鐘，就可以瞭解問題的輪廓。而且如果見到孩子，問題通常就一目瞭然。

然而，為了確認診斷以及決定最佳介入方式，進行相當程度的評估有其必要。我們必須考量評估所需的仔細和全面程度——涵蓋範圍需要多廣泛、探索需要多深入。我們必須瞭解哪些指標可以顯示評估所需的仔細程度，以及是否進行標準評估（standard assessment）或擴大評估（extended assessment）。如果決定需要擴大評估，則還必須思考誰最適合來做諸多層面的評估。

本章說明一般性評估所需考量的因素，然後討論如何歸納結論，確定診斷和可能原因，最後找出最佳的介入方式。

計畫評估時應考量的因素

- **孩子是否有其他問題。**如果家長和學校提供的資訊顯示，孩子並沒有認知、情緒或社交發展的問題，那就應該進行標準評估。如果孩子有口語或語言能力的缺失，並不必然表示應該進行擴大評估。一旦選擇性緘默的輔導計畫開始進行，就可以嘗試或完成完整的語言治療評估（就像第十四章莎拉的例子）。

- **家長和老師擔憂的程度。**家長和老師最瞭解孩子，因此理應傾聽他們擔憂的程度，以此決定評估的廣度和深度。家長或老師也可能觀察到孩子其他的問題。本書第十四章羅比的例子中，家長提供的資訊顯示泛自閉症障礙。擴大評估的結果對於他的家庭、治療師和老師影響重大，有助於瞭解他的緘默並加以輔導。
- **孩子確診的時間。**對於大多數的孩子，尤其是最近才確診為選擇性緘默症的孩子，初步進行標準評估就已足夠。但是如果經過轉診，轉診的原因可能是需要進一步求診或是先前的輔導沒有效果，則可能需要擴大評估。
- **介入評估、診斷和輔導的專業人士。**臨床心理師或兒童精神科醫師，可能是兒童和青少年心理健康服務中心跨領域團隊的成員。他們的工作是廣泛評估情緒、行為和發展的問題，並且排除其他可能的診斷，因此較可能進行擴大評估。如果選擇性緘默的孩子有其他合併症，那麼就較為適合尋求這些專業人士。

評估架構

我們可以透過各種方法，從家庭、學校和孩子身上蒐集完整的資訊，從而描繪出孩子的整體情況。孩子的書寫、電腦技能、藝術才能、問題解決的方法、組織能力，以及由他人轉述的說話能力，這些都可以提供資訊，其重要性並不亞於正式的測試。我們還要瞭解緘默的嚴重程度和影響，以及過去嘗試過哪些干預的方法。最重要的，我們必須確認診斷是否恰當、是否有其他問題必須處理，以及如何開始進行輔導。

圖3.1顯示評估架構，包括評估的範圍、工具和得到的資訊。評估可分為兩類：

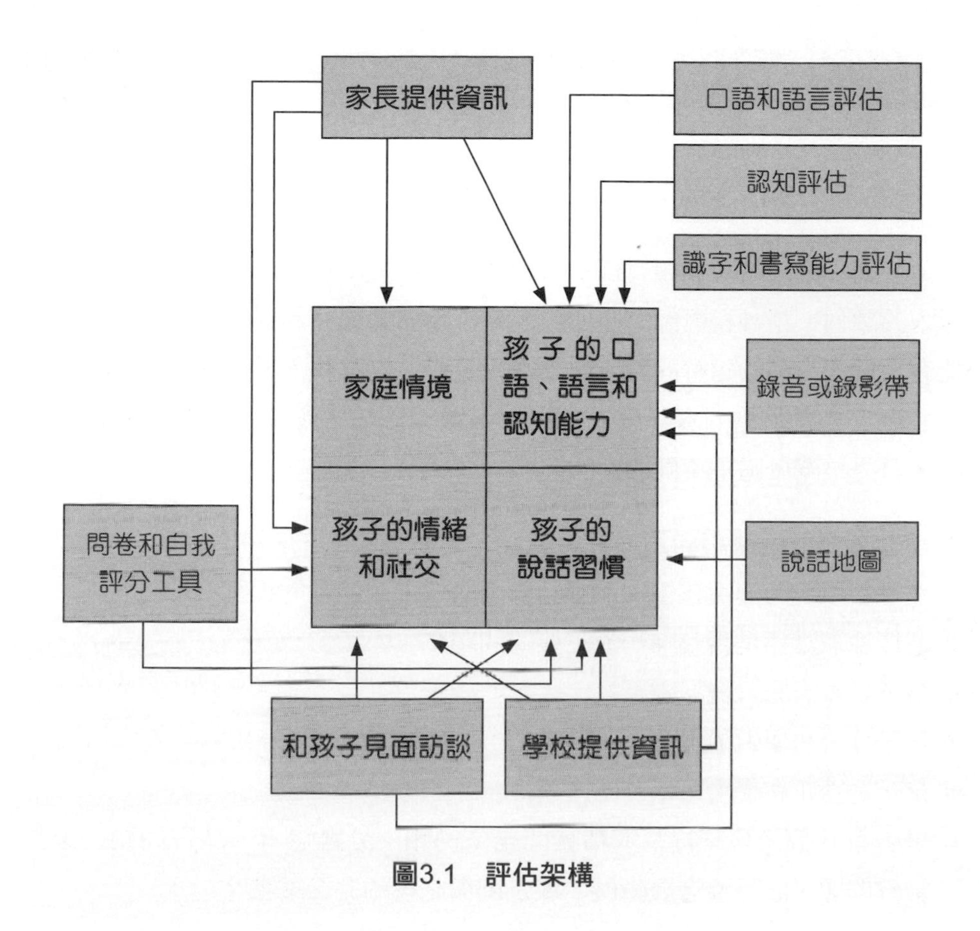

圖3.1　評估架構

1. **標準評估**主要根據家長和學校提供的資訊，來瞭解孩子說話的習慣，以及孩子的語言、學習和理解能力，以排除重大發展障礙。本書第四章附有家長和學校訪談表，第五章將討論孩子說話的習慣。
2. **擴大評估**包括孩子發展、情緒和行為等各方面更加深入的資訊，也可能包括口語和語言、認知和識字能力等特定的評估項目，詳見本書第五章。

不論標準評估或擴大評估，都包括以經過設計的方式和孩子互動。目的是觀察他的反應、確認他的自信程度，以及決定如何開始進行輔導計畫。這方面的評估工作將在第五章進一步討論。

由評估結果導出結論

❖ 是否需要擴大評估 ❖

從初步蒐集的資訊和對孩子的觀察，應該可以看出是否需要更全面、更深入的評估。精神科醫師、心理師、語言治療師或兒童專科醫師的意見，可能有益於多方面的瞭解問題、做出適切診斷，以及為孩子提供最佳幫助。

一旦蒐集足夠的資訊，並且完成必要的評估，應該就能夠釐清以下問題，首先是關於區別不同診斷的問題：

- 是否有充分證據指向選擇性緘默症？還是有更好的解釋，例如：害羞、熟悉新環境的速度較慢，或說話有困難但未達緘默的程度？
- 選擇性緘默症是否為唯一或主要的問題？
- 孩子是否有語言發展障礙？
- 孩子是否有學習障礙？
- 孩子是否正在學習第二外語？
- 是否有其他情緒、行為或精神問題？例如：分離焦慮、品行問題、家長教養問題、廣泛性發展障礙，或是創傷之後的完全緘默？

❖ 做出選擇性緘默症的診斷 ❖

有些緘默的孩子符合選擇性緘默症的診斷，有些則並不完全或純然符合，兩者我們都必須加以考量。我們臨床經驗所見到的孩子，可以分為以下四類：

1. 有些孩子說話有困難（reluctant speakers），但尚未達到緘默的程度。
2. 大多數前來求診的孩子，符合單純的（pure）選擇性緘默症的診斷。
3. 有些孩子除了有選擇性緘默症，還有口語或語言問題。
4. 有些孩子可稱之為複雜的（complex）選擇性緘默症，他們還有其他的障礙或擔憂，例如：經歷失去親人等重大事件、輕度學習障礙、泛自閉症障礙（autistic spectrum disorder），或是其他恐懼症或強迫症。

留心以下指標，有助於做出適切的診斷。

「單純的」選擇性緘默症的指標

- 孩子在特定情境下無法說話，此一行為模式持續一致。
- 孩子缺乏口語溝通，無法完全歸因於口語或語言障礙。就算孩子口語能力確實有若干困難，仍然可以對某些人自在說話，對其他人則不行。
- 孩子沒有重大的行為、發展或精神問題，至少可以和一位熟悉的人互動良好。

「非單純的」選擇性緘默症的指標

- 孩子在所有情境都不說話。
- 孩子在家裡從未順暢的說過話。
- 孩子有重大的學習障礙。
- 孩子無法對任何一位親近的家人說話。
- 孩子在家裡說話的模式和在學校一樣。
- 孩子放鬆的時候，說話有奇怪的口語或語言特徵，例如：奇怪的語調。
- 孩子對於日常生活細節，不管在家或在學校都有強迫性的堅持。
- 孩子說話的模式出現不一致，例如：有一段時間和老師說話，其他時候又不說話。
- 孩子突然陷入緘默，在某個特定情境突然無法開口。

❖ 孩子緘默的原因 ❖

如果孩子得了選擇性緘默症，家人和學校理所當然會探究原因。蒐集充分的資訊之後，便應該可以分析個性特質、生長發展、語言能力和家庭等因素各占多少比重。本書第一章說明了選擇性緘默症可能的原因。

❖ 介入輔導的指標 ❖

選擇性緘默孩子有效改善的關鍵，在於周遭人是否瞭解他們的情況並且適當處理。本書第六章列出對家庭和學校的建議，這非常重要；第十二章還有進一步的建議。

評估的結果應顯示下列重點，才能提供清楚指標，以訂定一般或特殊輔導計畫：

1. 孩子是否符合單純的選擇性緘默症的診斷，或者僅是說話有困難，還是屬於複雜的選擇性緘默症。
2. 孩子和哪些不同的人說話自在的程度各到達哪一個階段。
3. 是否應該直接或者間接的處理口語和語言能力缺失。

如果孩子僅是說話有困難，則可能適合一般輔導計畫，或其中較後面的階段。如果孩子屬於複雜的選擇性緘默症，則雖然輔導計畫仍然有幫助，但是進步可能較慢，因此必須考量他所有的困難之處，搭配其他的改善方法。本書第六至十三章將詳細說明輔導的方法。表3.1說明如何根據評估結果，選擇本書相關章節，以訂定輔導計畫。

表3.1　運用本書各章節訂定輔導計畫

年齡和評估指標	訂定輔導計畫時，適用的本書章節							
	第六章	第七章	第八章	第九章	第十章	第十一章	第十二章	第十三章
幼兒園，或最近才出現緘默。	✓							
小學或幼兒園，緘默已形成固著模式，孩子有一位說話夥伴可以參與輔導計畫。	✓	✓	✓	建立互信，有說話夥伴引導說話	✓	✓	✓	✓
同上，但孩子沒有說話夥伴可以參與輔導計畫。	✓	✓	✓	建立互信，沒有說話夥伴引導說話	✓	✓	✓	✓
輕微的緘默，或僅是說話困難。	✓		溝通負荷量	建立互信	促進自發性的說話			維持進步
孩子有口語和語言障礙。	依據以上情況選擇適合章節							孩子有口語和語言障礙

第4章 初步審視

家長提供的資訊

我們非常建議先不要見孩子，先和家長談談。因為選擇性緘默症的孩子非常敏感、警覺，他不在場，家長才能暢所欲言、充分討論，而且避免加重問題。大約需要一個半小時，才能有充裕的時間蒐集資訊。

本書附有家長訪談表，可供影印使用。這個表格綜合了個案歷程記錄的標準格式、情緒和行為問題的詳細詢問，以及文獻的建議（Cline & Baldwin, 1994）。專業人士可能會根據自己的需求而加以修改，而且累積經驗之後，將明瞭哪些部分較為重要，或較適用於某些類型的孩子。不過，我們在此建議的家長訪談表則盡量面面俱到。

家長訪談表包含的基本項目如下：

- **描述問題**：緘默的狀況、背景，以及其他問題和擔憂。
- **瞭解家庭**：家族史、家戶狀況、核心成員，以及是否曾失去親人。
- **早期經歷**：懷孕和出生狀況。
- **生長過程**：進食、睡眠、如廁、大動作和精細動作，以及自我照顧行為。
- **口語和語言**：在家使用的語言、語言發展，以及過去接受的治療或輔導。

- 依附和分離行為。
- 個性氣質。
- 遊戲、同儕和家人關係。
- 托育和就學情形。
- 社交史。

有些人可能會認為這些項目過於仔細，似乎沒有必要。然而，我們唯有全面加以審視，才可能得知究竟哪一個項目會成為深入瞭解孩子和其家庭的關鍵。不過，如本書第三章所言，有些項目是擴大評估才需要的。

進行家長訪談之前，應做好準備工作。向他們解釋你必須問一連串的問題，因為全面瞭解孩子和家人、他們的經歷和關係，才能訂出最適當的輔導計畫。你也必須強調資訊絕對保密。如果你不屬於學校體系，你必須確認家長透露的資訊學校是否已經知道；你要是認為有些事應該讓學校知道，你必須和家長討論，取得他們同意。

家長訪談表涵蓋的各個主題，均按照邏輯依序排列，每一個主題都先標示再導入底下的問題。建議詢問家長以獲得資訊的問題，以楷體字呈現。斜體字體則是提醒你訪談時的注意事項，以及該主題設定的目標。標示菱形符號的主題，表示對所有孩子都很重要；沒有標示的，則表示訪談時或後來浮現較複雜的問題時才需要。

表格 1 家長訪談表

姓名：＿＿＿＿＿＿＿＿＿＿ 出生日期：＿＿年＿＿月＿＿日

年齡：＿＿＿＿ 性別：□男 □女 訪談日期：＿＿年＿＿月＿＿日

學校：＿＿＿＿＿＿＿＿＿＿ 老師：＿＿＿＿＿＿＿＿＿＿

導師：＿＿＿＿＿＿＿＿＿＿ 資源老師：＿＿＿＿＿＿＿＿＿＿

轉介單位：＿＿＿＿＿＿＿＿＿＿＿＿＿＿＿＿＿＿＿＿

轉介原因：＿＿＿＿＿＿＿＿＿＿＿＿＿＿＿＿＿＿＿＿

＿＿＿＿＿＿＿＿＿＿＿＿＿＿＿＿＿＿＿＿＿＿＿＿

訪談出席者：＿＿＿＿＿＿＿＿＿＿＿＿＿＿＿＿＿＿＿＿

保密責任：家長提供的資訊屬於醫療機密，謹記你負有保密的責任。但是你應該向家長解釋，有些事情若能和學校討論，將有所助益。詢問家長是否不願意讓學校知道某些資訊，然後明確表達會尊重他們的意願。

註：以下訪談表中，建議詢問家長的問題，以楷體字呈現；斜體字則是提醒你訪談時的注意事項。菱形符號◆表示必要的訪談主題。本書第四章開頭詳述各個訪談主題的結構和目標，並建議實施方法。

◆ 描述問題

問題已持續多久？

誰在擔心？

為什麼擔心？

哪些做法改善問題？哪些使問題惡化？

你主要擔憂什麼事情？

有其他的擔憂嗎？

你有什麼問題希望得到答案？

你來這裡希望得到什麼？

◆ 瞭解家庭

畫出家族樹狀圖。

詢問家人的年齡和職業。

家人住哪裡？多常見面？

目前家裡住哪些人？

說說你的父母和兄弟姊妹。

孩子最重要的家人有誰？

孩子曾經失去重要的家人嗎？

寵物也包括在內。

家人中是否有人是或曾經是緘默、害羞或安靜的？

標記於家族樹狀圖。

家族史中是否有說話發展遲緩或其他說話的問題？

標記於家族樹狀圖。

家族史中是否有閱讀或學習障礙？

標記於家族樹狀圖。

孩子接觸哪些語言？

在孩子面前有誰對誰說什麼語言？

生長發展歷程

懷孕和出生

是否有生理問題？

瞭解懷孕對家長的重要性以及家長對嬰兒最初的態度。

想要懷孕是否困難？

懷孕過程如何？有何感想？

懷孕過程是否遭遇困難？是否擔憂你和嬰兒的健康？

懷孕滿幾週時孩子出生？

生產過程如何？

孩子出生時體重多重？

孩子出生後，你或孩子需要任何治療嗎？

你和孩子住院多久？

孩子出生後數天或數個月內，你是否感到心情低落？

是否有產後憂鬱而影響親子的情感聯繫和依附關係？

進食

出生後如何餵食？

你曾經擔憂孩子的進食狀況嗎？

你曾經擔憂孩子的體重和生長嗎？

確認是否有咀嚼或吞嚥困難、偏食、過敏或特殊飲食？

睡眠

出生後數月間孩子的睡眠狀況如何？你如何應付？

後來曾經有睡眠的問題嗎？

現在孩子夜間的作息和睡眠狀況如何？

詢問是否自己睡、入睡習慣、是否半夜醒來、是否做惡夢。 *孩子顯現任何焦慮徵兆嗎？* *是否有孩子的行為問題或父母的教養問題需要先處理？*

如廁

孩子何時開始不包尿布？

是否維持六個月以上未曾尿床？

他現在是否有時會失禁？小便還是大便失禁？白天還是晚上失禁？

這是否會讓孩子不易被同儕接納？ 孩子的失禁狀況是否需要另行求診？

他在學校要求上廁所或使用廁所是否有問題？

他自行如廁的能力如何？

他是否可以獨立處理自己的如廁需求？

大動作和精細動作發展

詢問球類遊戲和騎腳踏車的能力。

注意一般或特殊的動作問題。是否有協調能力障礙（dyspraxia）？

這些是否可能是缺乏獨立或社交自信的原因？

是否需要轉介進行職能治療（occupational therapy）？

孩子何時會坐？何時會走路？

他扣鈕釦、綁帶子、拉拉鏈的能力如何？

你覺得孩子的動作協調能力如何？

◆ 口語、語言和溝通發展

形容孩子從出生到週歲的情況。

注意孩子早期的溝通狀況，例如：嬰兒時期是否好奇、愛說話、愛和人玩。

孩子幾歲開始會說單字？

適合的話，還可以問先說哪一個語言。

他幾歲開始會說句子？

他說話是否總是很清楚？

你是否曾擔心孩子聽不懂你說的話？

注意語言理解能力的問題。

孩子說話的能力是否持續發展？

他是否擔心說話？是否曾被嘲笑？

注意孩子早期的自我意識。

孩子是否接受過語言治療？

如果接受過，須再詢問細節和結果。

如果不曾接受或很久以前接受過，考慮孩子現在是否需要語言治療。

你是否曾擔心孩子的聽力？

詢問聽力篩檢和耳鼻喉科檢查的結果。

◆口語、語言和溝通——雙語家庭

孩子現在會說哪些語言？對誰說？

他個別語言的能力如何？

他對於周遭不同語言的理解能力如何？

◆ 說話習慣——因人、因情境而定

對誰、在哪些情境下，孩子可以盡情、自在的說話？

他是否可以對某些人說一點話？對誰、何時、說話的目的為何？

他不說話時如何和別人溝通？

開始蒐集資料，以描繪孩子溝通程度的基本概況。探究孩子非口語溝通，以及無法盡情和自在說話的情況。 *孩子參與哪些團體活動？是否參與運動、社團或教會？*

你認為孩子對於自己說話困難的自我察覺程度如何？

他是否曾經對此說出感言？

這個問題已經和孩子討論到什麼程度？ *他自己想要可以自在說話嗎？*

依附

此部分提供焦慮、選擇性緘默或自閉症的徵兆，有助於進行診斷。

孩子如何因應和家人分離去上學？

詢問孩子早期的玩伴和學校經驗，以探討他因應分離的能力。

這是他第一次和你分離嗎？

你曾經有幾次和孩子分開過夜？分開幾天？

詢問孩子何時、多常和媽媽分開，以及他的反應如何。

孩子是否曾因生病或意外而住院？

現在你離開時，孩子如何反應？

孩子和你分開一段時間再見到你時如何反應？

孩子心情不好時，是否會向你尋求幫忙或安慰？

◆ 個性氣質

這些回答有助於進行診斷和擬訂輔導計畫。

此部分是否符合選擇性緘默症？是否有行為問題或自閉症的徵兆？

你會如何向我形容孩子的個性？

孩子適應新環境和新人物的情況如何？

他是否很容易憂鬱或發怒？
憂鬱或發怒時，他如何表達情緒？
要花多少時間他才能平靜下來？

孩子通常都會聽話嗎？

孩子如何因應紀律？

他的心裡有什麼恐懼嗎？

探討過去和現在的恐懼。是否曾發生特殊事件？遇到惡犬、打雷？做惡夢？

◆ 遊戲和同儕關係

孩子喜歡玩什麼？

他通常和誰玩？
在入學之前，和小朋友相處曾經發生問題嗎？

他放學後是否參加社團或活動？

無論是烘焙、照顧小動物、芭蕾或功夫，詢問孩子在這些情境中溝通的狀況。 *如果孩子目前沒有參加，是否曾經考慮或嘗試參加？注意家長對此的態度。*

家裡附近有沒有年齡相仿的小朋友？你樂意讓孩子和他們玩嗎？

家長是否積極鼓勵孩子進行社交活動？

孩子有沒有最好的朋友？有沒有一群好朋友？

誰是孩子的知己好友，並且經常和孩子在一起？放學後或週末會在一起嗎？ *孩子的朋友是同學還是鄰居？*

孩子和朋友一起玩時，通常情況如何？

氣氛和諧嗎？孩子會分享嗎？如果輸了，他可以忍受嗎？他通常是領導者還是跟隨者？

孩子在班上和學校與小朋友相處得如何？是否曾被嘲笑或霸凌？

◆ 學業表現

孩子過去在學成績如何？

他和老師相處得如何？

有沒有人告訴過你孩子任何學習的問題？

你認為孩子目前的成績是否達到他應有的表現？

如果沒有達到，除了選擇性緘默症以外，是否有其他原因？
孩子是否接受閱讀、語言或其他的額外幫助？

孩子是否請很多的假？

如果是，詢問原因，例如：生病、焦慮。

你和孩子的導師及其他老師相處得如何？

社交經歷

可否簡單描述你們的家？

嘗試瞭解家裡和周邊環境，例如：庭院、遊玩場所和社區環境。 是否有些壓力或阻礙可能妨害孩子的社交活動？

你們是否搬過家？

瞭解多常搬家、何時住在何處，以及對孩子的影響。

對於你們的文化，是否有我應該瞭解的地方？

瞭解對於安靜和緘默的文化態度。

❖ 結束第一次的家長訪談 ❖

訪談結束時，釐清幾項重點將有助於接下來的輔導工作。

1. 如果你並不屬於學校系統，而且這也不是由學校轉介的個案，你必須確認家長同意你聯絡學校。
2. 安排時間在家長陪同下和孩子碰面，並和家長討論如何告訴孩子這次的碰面。誠實告訴孩子碰面的目的很重要，但是家長可能不確定該怎麼說比較好。家長可以說孩子「在學校和新環境裡開口說話比較困難」。家長也必須鼓勵孩子，並且讓他確信這是為了幫助他，而不是去見一個會逼他說話的人。
3. 要求家長注意孩子溝通模式任何的變化，也請他們想一想還有沒有任何你應該知道的其他資訊。

學校提供的資訊

對於選擇性緘默的孩子來說，學校是主要的威脅來源。學校是他必須離開爸媽的地方、是一個很大又很奇怪的地方，而且充滿了不熟悉的人。選擇性緘默的症狀極可能經由入學、加入遊戲團體或托育場所，才顯現出來。因此，蒐集資訊以瞭解孩子過去和目前在學校的表現，非常重要。

本書備有一份學校訪談的標準化表格，可以當作問卷送去學校，由最熟悉孩子的老師來填寫。如果時間允許，可以實地去學校進行訪談，那樣更好。和老師進行電話訪談可以作為替代方式，這可能需事先安排。

學校訪談表主要涵蓋的事項如下：

- 緘默狀況的細節和令人擔憂的程度。
- 口語和非口語溝通的程度。
- 學業能力。

- 玩伴、同儕的關係。
- 獨立性和行為問題。
- 氣質和偏好。
- 曾經嘗試過克服緘默的方法。
- 家長參與。

我們**不建議**直接去學校教室或遊戲區對孩子進行觀察，因為選擇性緘默的孩子非常敏銳、警覺，惟恐「間諜」在偷看。他需要培養互信的關係，而去學校暗中觀察的做法會破壞信任感。

和先前的家長訪談表一樣，學校訪談表也是依照邏輯順序列出主題，先標示出每一個主題，再導入底下的問題。建議詢問以獲得資訊的問題，以楷體字呈現。斜體字則是提醒你訪談時的注意事項，以及該主題設定的目標。

表格 2 學校訪談表

姓名：＿＿＿＿＿＿＿＿＿＿ 填妥請寄至：＿＿＿＿＿＿＿＿＿＿

出生日期：＿＿＿＿＿＿＿＿＿＿ ＿＿＿＿＿＿＿＿＿＿

地址：＿＿＿＿＿＿＿＿＿＿ ＿＿＿＿＿＿＿＿＿＿

＿＿＿＿＿＿＿＿＿＿ ＿＿＿＿＿＿＿＿＿＿

學校：＿＿＿＿＿＿＿＿＿＿ ＿＿＿＿＿＿＿＿＿＿

填寫人（如果可以，請最瞭解孩子的一位老師填寫）

簽名：＿＿＿＿＿＿＿＿＿＿ 姓名：＿＿＿＿＿＿＿＿＿＿

職位：＿＿＿＿＿＿＿＿＿＿ 填寫日期：＿＿＿＿＿＿＿＿＿＿

保密責任：有時我們會和家長、孩子討論學校訪談表的內容，以利輔導工作。請填寫人清楚標示不希望和孩子家人討論的部分，我們會尊重您的意願。

過去資訊

孩子念過的學校以及就讀時間。

有任何關於孩子過去的記錄或報告嗎？

現在就讀學校

入學日期？

你目前對孩子是否擔憂？擔憂什麼？

請盡可能完整描述孩子的情況以及你觀察到的問題。

上述擔憂在學校何時開始受到注意？

孩子之前的老師是否留下報告、記錄或筆記？
這些問題隨著時間有何改變？

口語、語言和溝通

孩子在學校如何和人溝通？

孩子會和任何人說話嗎？說到什麼程度？用什麼方式說？在什麼情境說？請描述細節。

孩子說話時（如果他可以），是否顯現任何口語和語言方面的困難或發展不夠成熟？

孩子不說話時，他如何進行溝通？

用手勢、眼神、觸碰或書寫？

孩子在課堂上是否能聽課？眼神是否能與人接觸？

當孩子有需求時，他如何設法取得？

用手指、舉手、碰觸老師或展示作品，或讓別的孩子代替他溝通？

如果孩子說話了，你如何反應？

點名時孩子如何回應？

你認為孩子的閱讀能力如何？

大家圍一個圈進行互動時，孩子的情況如何？

孩子上廁所的情況如何？

需要上廁所時，他如何表達？

孩子發生過失禁的意外嗎？小便或大便失禁？

你是否嘗試過任何方法來改善孩子的溝通能力？

本學年以來，孩子的溝通狀況是否有變化？

社交和氣質

你會如何描述這個孩子？

詢問對於孩子氣質和行為的評語，例如：快樂、焦慮、任性、害羞。

孩子會和小朋友一起玩嗎？或是看他們玩呢？在哪些情境呢？

孩子會和小朋友聚在一起或坐在一起嗎？

有沒有最好的朋友？是男生還是女生？不同的情境下有不同的玩伴，還是同一群玩伴？

孩子和老師以及其他大人相處得如何？

所有的大人都一樣嗎？有沒有比較喜歡的大人？

能力、表現和興趣

你認為孩子的能力如何？請在表中適當處打勾：

	非常低	低於平均	平均	優於平均	非常好
一般能力評估					
成就表現					

如果可以，請提供閱讀、寫字或任何評量的詳細結果。

請就孩子各個科目的表現提供評語，並指出強項和弱項、特殊才能和興趣，以及整體學習態度。

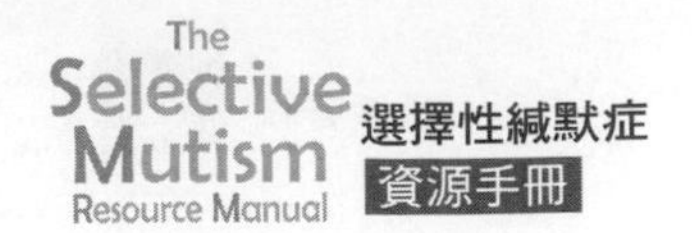

額外的評估和協助

孩子是否使用學校的特殊教育資源？使用的程度如何？

孩子的特殊教育需求是否經過正式鑑定？

孩子是否實施訂有階段目標的「個別化教育計畫」（IEP）？

孩子的閱讀、語言、學習或行為是否接受額外協助？在學校或校外接受協助？

學校所屬的心理師是否知道你對孩子的擔憂？

請描述教育心理師的參與。

孩子是否曾經接受心理測驗？

如果有，請提供細節或附上報告。

孩子是否曾在校外接受心理評估，例如：語言治療或職能治療？

如果有，請提供細節或附上報告。

兄弟姊妹

孩子有沒有兄弟姊妹在學校就讀？

請提供細節。

孩子的兄弟姊妹在學校表現如何？

是否有特殊需求？特殊需求的程度如何？

最後，你是否有處理類似孩子的經驗？

請確認你是否認為訪談討論適當的因應策略將有所助益。

非常感謝您填寫這份表格！

第5章

訪談孩子和進行評估

孩子的說話習慣

我們進行評估的最主要目的，是清楚描繪出孩子的說話習慣，也就是瞭解他可以和誰說話、在哪裡說話、在哪些情境下說話。這些資訊可以由家長訪談和學校訪談中得知（詳見第四章），以決定輔導計畫的起始點。探索孩子的說話習慣，可以讓我們更深入瞭解孩子問題的複雜程度。舉例來說，孩子的情況可能如下：

- 可以在大賣場自在說話（孩子不需和賣場的客戶或工作人員互動，因此威脅較小），但無法在自家巷子口的商店裡說話。
- 如果確定沒有其他人會聽到，就可以和家人在學校裡說話。
- 無法直接對著來家裡的訪客說話，但是可以在訪客面前和家人說話。
- 可以在家裡和一位朋友說話，但是無法在學校和他說話，在這位朋友家則是媽媽不在時可以和他說話。
- 和女性的親戚說話比較自在。
- 在車子裡和媽媽說話，但一到街上就不說話。
- 可以和一位朋友在上學的路上說話，但一進校門就不再說話。
- 可以在安靜的小路上說話，但無法在繁忙的大馬路說話。

將以上資訊整理成視覺的形式來表達，好處多多，包括：

- 確定已蒐集到所有相關資訊。
- 向孩子確認這些資訊是正確的。
- 讓孩子確信你瞭解他的困難。
- 以孩子易於瞭解的方式，向他解釋輔導過程。
- 作為向其他人（例如：學校老師和孩子的玩伴）解釋孩子困難的工具。
- 作為訂定輔導計畫和觀察進步情況的基準。
- 估算孩子何時可以不用再輔導。

整理孩子說話習慣的方法不少。其中之一，是用格子記錄孩子在不同情境、對不同人說話的狀況（Cline & Baldwin, 1994）。記錄的內容包括孩子在不同地方對不同人說話的「量」（多或少）以及「質」（大小聲）。

我們發現，上述「格子記錄」對治療師很有用，但是對孩子和家人不見得好用。因此，我們提出的替代方法，是鼓勵孩子用一張彩色的列表，顯示「聽過我聲音的人」和「我可以自在說話的人」，用不同的顏色來表示對應的情境。孩子可以在進行輔導時做這張表，或是在家裡和爸媽一起做。表做好之後，孩子可以自己訂定努力的目標，或是加上新的人物。

還有一個方法適合孩子、也適合大人，叫做「說話地圖」（talking map），本章稍後會加以解釋。

和孩子第一次碰面

許多學校和幼兒園老師在評估工作開始之前，就已經和孩子建立關係，他們在評估階段可能只需做以下兩件事：

1. 和家長討論，以確定孩子符合選擇性緘默症的診斷標準（詳見第三章39頁「『單純的』選擇性緘默症的指標」）。
2. 觀察孩子和人互動的情況，以確定孩子對老師和同學各到達「自在說話」的哪一個階段（詳見本章77頁「評估孩子自在說話的階段」）。

但是到學校訪談的心理師或其他專業人士則不同，他們必須小心的計畫和孩子第一次的碰面。心理師已經單獨訪談過家長，而且也瞭解孩子的說話習慣之後，接下來就要專心處理和孩子的會面。第一次見面非常重要，足以影響未來的輔導工作成功與否，當然也影響孩子進步的快慢。會面的地點視訪談者的角色和作風而定，可能在診所、學校或孩子家裡。你應該盡可能確認那裡不會受到干擾，沒有其他人在場。你在孩子面前和家長說話時也要格外小心，避開任何可能引起孩子警覺或強化緘默的話語。畢竟家長如果想表達擔憂或透露訊息，總有機會單獨和他們談話，或者通電話。

和家長以及孩子一起碰面的目的如下：

1. 觀察孩子和爸媽的互動，評估雙方如何溝通和回應。
2. 鼓勵年紀較小的孩子和爸媽玩，可能有幫助。你可以暫時離開，讓他們玩一會兒。
3. 開誠布公的和孩子一起面對說話的困難。
4. 仔細解釋你的角色，好讓孩子瞭解並進入狀況。
5. 放輕鬆、讓孩子放心。

最重要的，是要讓見面的過程不要太正式，保有彈性。

❖ 讓孩子放心 ❖

考量孩子的年齡差別，應注意以下幾點：

1. 不要讓孩子感到必須說話的壓力，如果孩子可以自在的開口說話當然很棒，可是他並不需要這麼做。
2. 向孩子解釋，你看過或知道其他孩子在學校也很難開口說話，他並不是唯一的一個。
3. 告訴孩子不要擔心，這個困難不會永遠都在。
4. 告訴孩子，他在學校覺得說話很困難，這並不奇怪，因為學校很大，和家裡非常不同。

5. 如果合適的話，還可以告訴孩子，說自己不熟悉的語言（或是很晚才開始學說話、得費力才能說話清楚），一定更加困難。

❖ 選擇和安排適合的活動 ❖

你可以用「說話地圖」，來和學齡的孩子討論說話的困難。對於年紀較小的孩子，則需要用較不直接的方法，玩遊戲可以幫助他習慣你、習慣環境。你可以放些玩具在桌上，或是讓孩子看看櫃子上的玩具，指出他要的東西。剛開始不要直接問孩子問題，萬一你問了，也不要停頓太久等答案。此時你要孩子做任何選擇，包括只是問他喜歡什麼玩具、想坐在哪裡，他都會感到非常困難。若是孩子「僵住」、「凍住」了，他便可能只想坐著或站著，只要看或者聽。此時你可以和家長開始玩遊戲，孩子可能會慢慢加入（請參考附錄五中，第一和第二階段適合的活動）。

不管做什麼活動，當你第一次面對完全不說話的孩子，難免感到非常艱難，何況你自己也很焦慮，你並不想讓情況更加糟糕。此時即便最有自信的大人也可能不知道說什麼才好，因此我們列出一些和孩子剛開始接觸可以說的話，可以根據孩子的年齡和你想做的活動加以選擇：

如果你和我玩，我真的會很高興。

我認識很多小朋友，他們要是有任何困難，我都會試著幫忙。

這裡有一些玩具，我想帶你過來看。

有很多小朋友和你一樣，儘管很想說話，卻很難說出口。我的工作就是要幫忙他們。

如果你開始覺得很害怕，我們立刻停止。

不用擔心，在這裡你只需要做你願意做的事。

首先，我要多瞭解你一些，像是你喜歡做什麼，還有你覺得在學校哪些事很容易、哪些事困難。

我知道說話對你來說很困難，如果你和我一起看看這個，你可以幫助我找到讓你進步的方法。

評估孩子自在說話的階段

你和孩子互動時，必須給予表達的機會，以便評估他的溝通程度，可是不要有預期的意味。先從非口語的活動開始，再緩緩帶入需要回應的活動。從中觀察孩子是否可以用手勢、動作表達（例如：點頭、用手指、比數字），是需要鼓勵才做得到還是不需要。此外也要觀察孩子參與活動的程度。注意任何孩子發出的聲音，像是碰撞聲（可能用遊戲中的動物或小器具）、笑聲、咳嗽聲，或說出的字。你若熟悉選擇性緘默孩子的需求，應該可以輕鬆地推進互動的程度，準確地知道何時應該推進（孩子放鬆、應付自如）、何時應該後退（孩子焦慮、遲疑）。要是你經驗比較不足，可以參考表5.1所列出自在說話的階段。本章後續將說明這如何運用於較正式的評估程序。

表5.1　自在說話的階段

階段	孩子的表現	孩子舉止的例子
1	不溝通也不參與	孩子可能： ● 在遠處觀察活動，或在團體中被動的坐著。 ● 接受協助（例如：站著讓別人幫他扣釦子），但不會嘗試尋求協助或互動。
2	合作但甚少溝通	孩子可以： ● 參與不需要說話的活動，例如：桌上遊戲、拼圖，而且可能玩得很開心。 ● 偶爾做出選擇（例如：拿走最喜歡的巧克力棒）。 ● 執行不具威脅性、侵略性的要求（例如：可以發牌、傳遞東西或畫圖，但無法模仿動作或指出身體的部位）。
3	以視覺、非口語的方式溝通	孩子可以用下列方式回應甚至主動溝通： ● 用手指。 ● 點頭、搖頭。 ● 碰觸。

表5.1　自在說話的階段（續）

階段	孩子的表現	孩子舉止的例子
3	以視覺、非口語的方式溝通	● 默劇模擬、手勢。 ● 畫圖、寫字。 不過仍然緘默，即使受傷、痛苦。
4	發出不是話語的聲音	孩子較能發出聲音，可以用聽得到的聲音： ● 表達情緒。 ● 進行遊戲（例如：發出警車的聲音、爆炸聲、動物叫聲）。 好像幾乎要說話了，但就是沒說出來。
5	讓人聽到他說話但不會直接對人說話	孩子可以： ● 別人在場時和媽媽用微小或正常的音量說話。 ● 在教室和同學說話但無法和老師說話。 ● 在公共場所和家人講電話。
6	對特定的人可以說出一個字	孩子可以： ● 對於問題或指令給予最簡單的回應。 ● 和很靠近的人耳語。 ● 小聲或用正常音量朗讀，但僅以最少字數和人對話。
7	對特定的人可以說出一連串的字	孩子可以： ● 和特定大人自在的相處，而且當其他人聽不到時相當流暢的溝通。 ● 在自由遊戲時間表現得更放鬆，並且主動說話。 ● 和小朋友說話多於和大人說話。
8	開始擴展至更多人	孩子可以： ● 其他人在場時繼續和特定大人說話。 ● 客人來家裡時自在的說話。 ● 在感到安全的情境中和幾個小朋友或大人說話。
9	開始擴展至更多情境	孩子可以： ● 在安全情境之外、且別人可能聽到時，和特定的大人說話。 ● 在住家社區的情境中自在的和家人說話。

表5.1　自在說話的階段（續）

階段	孩子的表現	孩子舉止的例子
10	自在流暢的溝通	孩子可以： ● 在熟悉和不熟悉的情境中，對陌生人回應或向他靠近。 ● 參與課堂討論。 ● 主動分享訊息。

誠懇的和孩子討論說話的焦慮

❖ 製作說話地圖 ❖

圖5.1說明如何製作說話地圖。我們可以利用它來和孩子討論問題，也可以藉此為孩子的說話習慣做記錄，以便日後比較。通常如果有家長在場，製作過程會比較容易進行，但是嘗試僅和孩子一起完成也無妨。這其實就是畫圖活動，它表達出孩子生活中重要的地方，以及他在這些地方可以自在說話的人。這些地方可能包括：

- 學校、遊戲團體、托育中心（可以進一步區分為遊戲區、教室、穿堂）。
- 圖書館。
- 商店、餐廳、咖啡廳、速食店。
- 團體活動（例如：童子軍或假日學校）。
- 朋友或親戚家。
- 教會等宗教場所。
- 診所、牙科、醫院。
- 公園、探險遊樂場。
- 度假中心。

以上列出的地方，可以在和孩子畫圖前事先詢問家長。

我們建議製作說話地圖並保存原稿，然後隨著孩子可以說話的對象增加，鼓勵他在地圖上增加一些人。

■ **步驟一：**

給孩子一張很大的圖畫紙，中間畫上一間房子，指出那是他的家，一個他可以自在說話的安全地方。然後在房子裡畫一個小孩（A圖），或者嘗試引導孩子在房子裡畫一個自己。有些孩子不會主動去畫，但是你如果先畫一個火柴人，他們就會動手加以補強，讓它看起來更像自己。接著再畫上孩子在家裡可以自在說話的家人和朋友。

■ **步驟二：**

在圖畫紙上增加一些住家附近的地方，或是遠一點的地方，這些是孩子有機會進行溝通的主要地方（B圖）。

然後在每一個地方都畫上（或是讓孩子自己畫）所有孩子可以說話的人（C圖）。

圖5.1　如何製作說話地圖

■ **步驟三：**

和孩子討論圖畫中家和其他地方的關係，然後畫出（或鼓勵孩子自己畫）孩子溝通的模式，例如：畫出在車上、搭公共交通工具或走路時，孩子可以說話的人（D圖）。**步驟三可以日後在適當時機再做。**

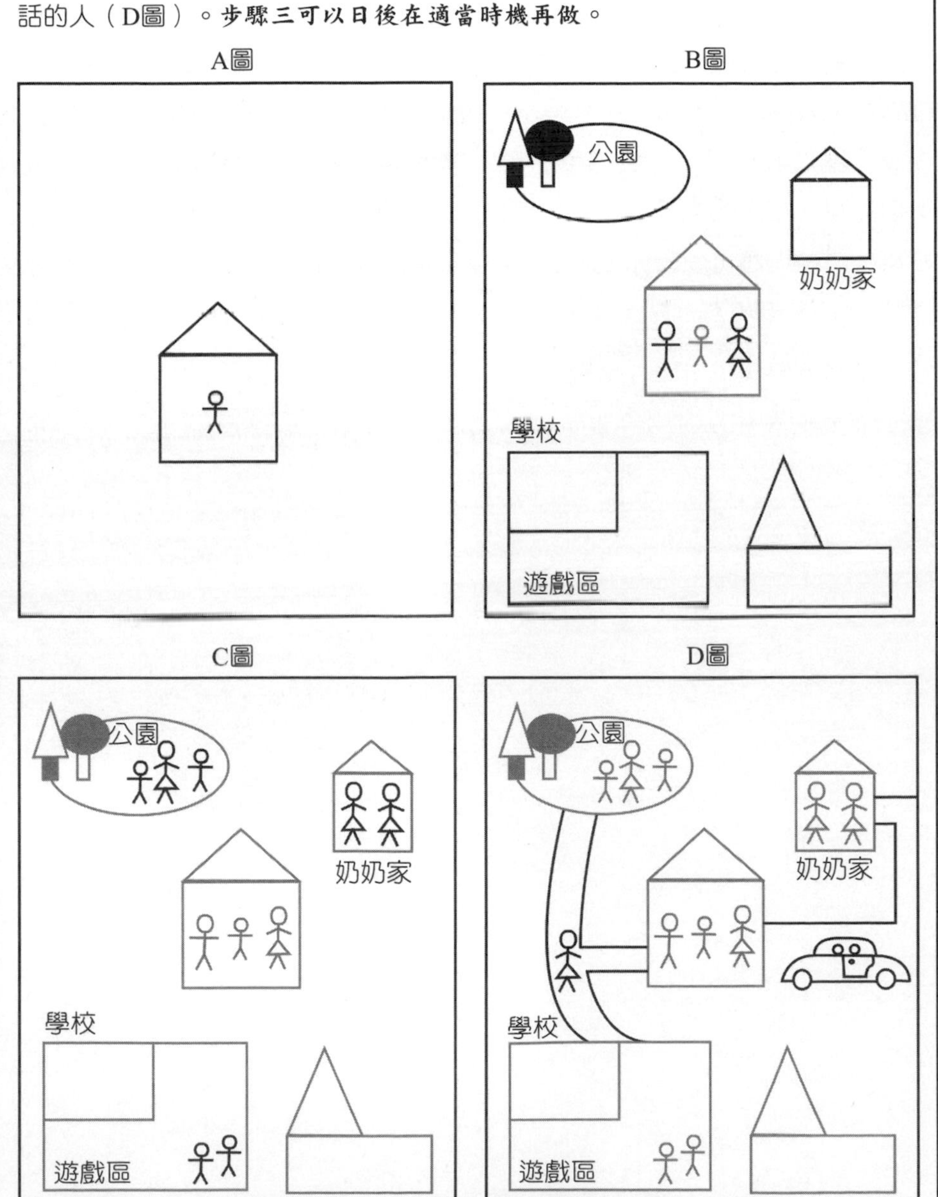

圖5.1　如何製作說話地圖（續）

❖ 自我評估問卷 ❖

對於年紀較大的孩子，我們可以請他填寫問卷，藉以評估他對自己社交情況的感受和態度。這顯然沒有說話的壓力，因此並不會帶來威脅。文獻中不乏自我評估社交能力的問卷和評分表〔例如：*Talkabout*, Kelly（1996）和 *Child Psychology Portfolio*, Sclare（1994）〕，我們則自行設計了兩種格式——「關於我自己」（表格❸）和「溝通評分表」（表格❹），它們適合學齡兒童，使用的效果很好。你可以對孩子說：你有一些問題只有他才知道答案，這些問題可以讓你更瞭解他，因而找到最好的方法幫助他。你也要解釋評分方式和回答方法。如果你可以幫孩子唸出問題，而不是讓他獨自完成，也有助於和孩子建立關係。

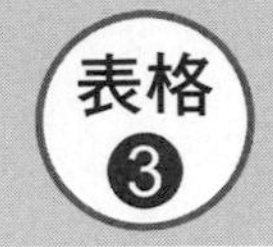

表格3 關於我自己

請你盡量誠實的回答以下問題，如果有任何不確定或不瞭解的地方就找人幫忙。

根據以下敘述正確的程度，把數字圈起來。0表示完全不正確；1表示有點或偶爾正確；2表示大部分或通常正確；3表示完全正確。

1	我擅長各種運動。	0	1	2	3
2	我擅長體操運動。	0	1	2	3
3	我喜歡跳舞。	0	1	2	3
4	我喜歡足球。	0	1	2	3
5	我是學校體育校隊的成員。	0	1	2	3
6	我參加至少一個社團。	0	1	2	3
7	我每星期參加社團或其他活動三至五次。	0	1	2	3
8	我喜歡看小說。	0	1	2	3
9	我喜歡看青少年雜誌。	0	1	2	3
10	我喜歡看電視勝過閱讀。	0	1	2	3
11	我喜歡看電影。	0	1	2	3
12	我對電腦有興趣。	0	1	2	3
13	我對騎馬有興趣。	0	1	2	3
14	我對流行事物有興趣。	0	1	2	3
15	我對熱門音樂有興趣。	0	1	2	3
16	我對賽車有興趣。	0	1	2	3

17	我喜歡動物。	0	1	2	3
18	我有許多朋友。	0	1	2	3
19	我沒有朋友。	0	1	2	3
20	我想要有更多朋友。	0	1	2	3
21	我的朋友已經夠多了。	0	1	2	3
22	我覺得交新朋友很容易。	0	1	2	3
23	我覺得和陌生人說話很容易。	0	1	2	3
24	別人說我話太多了。	0	1	2	3
25	我希望自己不是這麼害羞。	0	1	2	3
26	我希望自己說話不是這麼大聲。	0	1	2	3
27	人們喜歡我。	0	1	2	3
28	有些人認為我傻傻的。	0	1	2	3
29	我喜歡自己的樣子。	0	1	2	3
30	我希望自己可以改變。	0	1	2	3

31 你和誰在一起比較自在呢？在方格中打勾。

陌生人或是你認識的人？

□陌生人　□認識的人　□都一樣

如果是小朋友，男生或女生？

□男生　□女生　□都一樣

如果是大人，男人或女人？

□男人　□女人　□都一樣

朋友或家人？

□朋友　□家人　□都一樣

32 你覺得哪一種溝通方式比較自在呢？

面對面或打電話？

□面對面 □打電話 □都一樣

面對面或寫信？

□面對面 □寫信 □都一樣

說話或比手勢？

□說話 □比手勢 □都一樣

大聲或小聲說話？

□大聲 □小聲 □都一樣

33 你覺得參加哪一種活動比較容易呢？

朗誦文章或回答問題？

□朗誦文章 □回答問題 □都一樣

說出你自己的想法或回答問題？

□說出想法 □回答問題 □都一樣

說出你自己的想法或朗誦文章？

□說出想法 □朗誦文章 □都一樣

說出一幅畫的名字或回答關於那幅畫的問題？

□說出畫的名字 □回答關於畫的問題 □都一樣

說出一幅畫的名字或朗誦文章？

□說出畫的名字 □朗誦文章 □都一樣

回答關於你自己的問題或回答關於一幅畫的問題？

□回答關於自己的問題 □回答關於畫的問題 □都一樣

謝謝你！

表格4 溝通評分表

姓名：________________ 日期：________________

你覺得以下狀況有多困難或多容易？根據以下敘述的難易程度，把數字圈起來。0表示非常容易（沒有焦慮）；5表示非常困難（高度焦慮）。如果你在題目敘述的情況下可以說話，就在方格中打勾（✓）。

1	在家和家人說話。	□	0	1	2	3	4	5
2	在商店或餐廳等別人可能聽見的地方，和家人說話。	□	0	1	2	3	4	5
3	和班級導師說話。	□	0	1	2	3	4	5
4	在同學面前和導師說話。	□	0	1	2	3	4	5
5	和其他老師說話。	□	0	1	2	3	4	5
	姓名：__________	□	0	1	2	3	4	5
	姓名：__________	□	0	1	2	3	4	5
	姓名：__________	□	0	1	2	3	4	5
	姓名：__________	□	0	1	2	3	4	5
6	在班上舉手問問題。	□	0	1	2	3	4	5
7	參與課堂討論（表達自己的意見或想法）。	□	0	1	2	3	4	5
8	點名時應答。	□	0	1	2	3	4	5
9	問可否上廁所。	□	0	1	2	3	4	5
10	不確定怎麼做時尋求別人幫忙。	□	0	1	2	3	4	5
11	走近其他小朋友，和他們說話或表示友善。	□	0	1	2	3	4	5
12	其他小朋友先說話時，給予回應。	□	0	1	2	3	4	5
13	告訴其他小朋友他們侵犯你了。	□	0	1	2	3	4	5
14	和陌生人說話。	□	0	1	2	3	4	5
15	告訴大人他們錯了。	□	0	1	2	3	4	5
16	和一位新老師第一次說話。	□	0	1	2	3	4	5
17	在學校和新認識的男孩或女孩說話。	□	0	1	2	3	4	5

口語和語言、認知和詞彙的評估

❖ 進一步做擴大評估 ❖

接下來應該可以為孩子進行標準化的語言、心理測量或詞彙評估。這些評估可以根據孩子「自在說話的階段」（表5.1）予以融入，並且安排活動來適時、漸進的增加孩子的溝通任務。如果引導得宜，評估過程中有機會讓孩子第一次對輔導者做出手勢、甚至開口說話。

本書第一章詳細說明了選擇性緘默孩子患有口語和語言障礙的比率，研究指出其發生機率高於一般孩子（Kolvin & Fundudis, 1981; Wilkins, 1985; Dow et al., 1995）。同時，較早的研究（Smayling, 1959）和我們的經驗都指出，一旦口語和語言的問題改善，緘默的狀況就可能減輕或消失。因此，曾有研究認為評估口語和語言能力至為必要（Dow et al., 1995）。姑且不論是否真的每一個孩子都需要口語和語言評估，我們確實必須考慮進行評估的時間點，並且做最恰當的安排。

想當然爾，評估選擇性緘默孩子的口語能力，是一項艱鉅的挑戰。一位澳洲的語言病理學家曾嘗試到孩子的家裡進行評估工作，這樣較有機會直接聽到孩子說話（Cleator, 1998）。結果第一次孩子可以自在說話，但是第二次一看到評估的工具，孩子馬上陷入緘默。為孩子進行心理測量，也會發生類似困境，詞彙評估的工作也是一樣。對於加諸他身上任何表達的預期，選擇性緘默的孩子都異常敏感。若不小心翼翼，正式的評估工作通常會讓孩子更加焦慮。除非你認為評估的結果是瞭解孩子情況的關鍵，我們建議避免進行正式評估。

然而，潛在的語言、詞彙或認知缺陷，的確可能加劇孩子說話的焦慮。況且，正如本書第三章所說的，選擇性緘默症的背後也可能隱藏更複雜的問題。當孩子明顯需要擴大評估，就要盡可能、盡快的全面瞭解孩子的能力。如果評估的需求在輔導工作較後面的階段才浮現，此時孩子已經可以說話，進行評估就可能不是問題。如果是在較前面的階段，只要依照孩子和評估者所達成的自在說話階段來設計評估工作，仍然相當可行。表5.2呈現安排評估可以遵循的自在說話階段，各階段皆考量孩子的焦慮程度，以及他感到自在的回應方式。評估者應盡可能由第二或第三階段開始，在孩子感到自在的前提下，逐步朝向最高的階段進展。本章稍後將討論常用的特定測驗，以及其他解決評估難題的方法。

表5.2　自在說話的階段與評估策略

階段	孩子對評估者的表現	進行口語和語言、認知及詞彙評估的策略
1	不溝通也不參與	評估過程主要包括家長（或其他照顧者）： ● 家長訪談評估。 ● 以書面、錄音或錄影方式取得孩子說話模式的樣本。 ● 孩子周遭人的觀察（例如：學校訪談表）。 ● 評估者不在場時，孩子由家長或其他照顧者陪伴完成工作（例如：畫一個人、拼圖、字母排序、圖片分類），當評估者返回，應給予孩子稱讚，並瞭解過程中孩子接受了多少協助。 ● 家長經過適當訓練之後擔任評估者，先於評估者不在場時進行，後續可在家裡進行，評估過程最好能錄音或錄影。
2	合作但甚少溝通	孩子不必直接面對評估者時，可以用非口語的方式表現理解或能力（孩子並非真正嘗試溝通），此時可以根據孩子參與下列活動的反應，進行評估： ● 自由遊玩。 ● 逗弄玩偶。 ● 東西、圖片或圖形的配對或分類。 ● 形板遊戲。 ● 圖片、東西或字母排列。 ● 畫圖或書寫。 ● 靜默的閱讀（例如：完成句子、圖片和敘述的連連看，以及字詞分類）。

表5.2 自在說話的階段與評估策略（續）

階段	孩子對評估者的表現	進行口語和語言、認知及詞彙評估的策略
3	以視覺、非口語的方式溝通	此時評估者可以要求孩子用下列方式指出適當物品： ● 用眼睛看。 ● 用手指。 ● 拿正確的東西、圖片或文字。 ● 在表格上打勾。 ● 點頭、搖頭。 ● 用手指數字。
4	發出不是話語的聲音	適合這個階段的評估方式較少，包括： ● 拍打音節。 ● 使用單一音節（或留待第六階段再用）。
5	讓人聽到他說話但不會直接對人說話	在家長支援下進行評估： ● 孩子以一個字或簡單的詞面向家長回答，而非面向評估者。 ● 由家長擔任評估工作，而評估者也在場。
6	對評估者可以說出一個字	評估者可以要求孩子： ● 說「是」或「不」。 ● 圖片命名。 ● 以一個字回答（包括讓孩子填充未完成的句子）。 ● 出聲的朗讀。
7	對評估者可以說出一連串的字	評估者可以讓孩子： ● 覆誦句子、一串數字或一些字詞。 ● 為自己的答案說明原因。 ● 讓孩子填充未完成的句子，但必須用好幾個字。 ● 造句。 ● 出聲的朗讀。

評估選擇性緘默孩子的一般性建議

以間接的篩檢方式來評估是否需要正式施測。評估者剛開始可以避開標準化程序，採用替代性方式。我們建議以此進行篩檢，這是很好的起步。當家長擔憂孩子語言發展遲緩，口語和語言治療師可以根據在家錄製的錄音或錄影帶，篩檢口語或句法的問題。錄影帶也相當適合篩檢社交技巧和溝通能力。心理師可以詳細詢問家長或老師、經由觀察或審視孩子的作品，來瞭解孩子遊玩和認知的能力。老師可以先請家長在家錄音，以便聆聽孩子唸書。

訓練家長在家進行簡易的篩檢評估。有些家長可以在家裡進行圖片命名或尋字測驗，效果很好。首先帶領家長練習使用圖卡，建議他們鼓勵並接納孩子的表現，例如可以說「非常接近」。借給家長一些新的圖卡，讓他們帶回家試試看。然後聆聽在家評估的情況，據此對家長提出必要的要求或修正。接下來就可以將特定評估方式相關的圖卡或書籍借給家長用，例如「倫弗瑞尋字詞彙測驗」（*Renfrew Word Finding Vocabulary Test*, Renfrew, 1995），我們也這樣用過「倫弗瑞動作圖片測驗」（*Renfrew Action Picture Test*, Renfrew, 1997）。

可能會有人質疑這個建議，當然這個做法必須附帶一些注意事項：

- 並非每一個家長和孩子都適合在家自行評估，對有些人來說這是過於沉重的負擔。
- 許多測驗需要由合格人士來施測，必須事先查明，如果施測者需具備專業訓練就不適用上述方式。
- 若由家長在家進行標準化評估，便需要錄影，好讓治療師瞭解過程。
- 標準化評估若未以手冊所敘述的形式進行，則在報告中僅能視為評估孩子行為的參考，若加以引述，必須加上方括弧並說明進行過程。

請家長在診所進行簡易的評估。可以請家長幫忙，在診所進行前一項建議的評估方法。這樣治療師更便於掌控測驗的材料和使用方式，而且也可以去除孩子對治療師說話的壓力，畢竟雙方才初認識。先向家長和孩子說明程序，然後讓他們再自行操作，治療師則不予干擾僅在旁邊記錄。治療師的位置應該在孩子的側邊，而不是讓孩子完全看不見，但須避免直接注視孩子。

對於雙語的選擇性緘默孩子尤須考慮評估方式。評估雙語的選擇性緘默孩子，困難度大致上就是評估任何雙語的孩子，加上評估任何選擇性緘默的孩子。主要的困難來自於家長或照顧者並非母語人士，因此無法參與評估過程。如果孩子可以和某位親戚或朋友自在說話，可以請他幫忙。但如果家長請來幫忙的朋友或口譯員讓孩子感到不自在，則會增加孩子的壓力。此時無論家長是否在旁邊，由治療師自己來評估孩子較為適合。

❖ 針對每個自在說話階段的標準化評估建議 ❖

你可以根據初步篩檢的結果，考量是否需要進一步測驗，以及標準化評估是否有用。首先，你可以進行經過設計的家長訪談或使用可供評分的問卷。接下來就要直接面對孩子，你可以先區分各種標準化程序要求孩子回應的程度，優先適用的應該是針對年紀較小的孩子以遊戲方式進行評估。「我們來玩」（Let's Play）是新近用來評估幼小孩子的有用工具，以隨興、彈性的遊戲方式來評估孩子的發展。有些心理師會選擇簡式萊特非語文智力測驗修訂版（Leiter-R，也適用於失聰的孩子）或斯歐非語文智力測驗（Snijders-Oomen），這兩種測驗包含非常少的口語指令，也不需要孩子說話。

以下我們針對孩子自在說話的各個階段，介紹各種常用的測驗和分測驗（另整理於附錄一以便於參考）。這樣分階段的做法意味施測者需對測驗的分量有不同的想法（視孩子對評估者自在說話的程度而定），並且也需思考評估進行順序。這當然可能影響評估的結果，有些因缺乏彈性而無法實施的心理測驗也可能必須予以排除。

第一階段。此階段的正式評估，完全根據家長提供的資訊，方式為家長訪談或評分問卷，工具包括實用側寫（Pragmatics Profile）、文蘭量表（Vineland）以及理解和表達語言發展量表（Receptive-Expressive Emergent Language Scale, REEL）。

第二階段。此階段孩子可以參與某些遊戲或表演任務，這些任務可能需要某一程度的語言理解力，但是孩子仍無法進行溝通，連點頭或用手指都還不行。此時適合的測驗方式是「角色扮演測驗」（Test of Pretend Play）。適合的分測驗包括魏氏兒童智力量表（Wechsler Intelligence Scale for Children, WISC）當中的圖形設計（Block Design）和迷津（Mazes），以及英國能力量表（British Ability Scale, BAS）當中的圖形建構（Pattern Construction）。

第三階段。一旦孩子能夠自在地用手指或以其他非口語方式回應，就有較多的評估工具可以適用。大多數的理解語言評估皆可進行，例如：語言基礎臨床評估（Clinical Evaluation of Language Fundamentals, CELF）的語言概念（Linguistic Concepts）和口語指令（Oral Directions）。理解語彙評估也大多可行。還可以實施其他的非口語測驗，例如：魏氏兒童智力量表的圖畫補充（Picture Completion）和英國能力量表的矩陣（Matrices）。此時也可以開始評估識字前和識字能力，例如採用聲韻能力測驗（Phonological Abilities Test, PAT）中的尾韻辨別（Rhyme Detection）。此外，還可以進行拼字能力評估（附錄一有更多可行的測驗）。

從第三階段開始，必須特別注意孩子沒有回應的測驗項目。任何冒險的舉動都會讓選擇性緘默的孩子感到焦慮，因此他們不很確定答案時，較不會去猜測。沒有反應可能顯示孩子的確缺乏認知，但是也可能因為他們不願冒險說出不確定的答案，使得成績略微受到低估。

第四階段。在此一階段，孩子開始可以發出一些聲音，心理師可以進一步測驗識字前的能力。如果孩子可以拍桌子或拍手，你可以嘗試聲韻覺識測驗（Phonological Awareness Procedure）當中的音節切割（Syllable Segmentation）和音素切割（Phoneme Segmentation）。有些孩子可能可以發出單音，顯示出對字母的認識。有些孩子則可能到第六階段才可以較自在的做到，那時發出單音可以作為說出單詞的準備。

第五階段。有些孩子可以在施測者在場時，小聲的將答案告訴家長。此一階段可以開始評估孩子的表達字彙能力，適合的工具包括尋字測驗（Test of Word Finding, German, 1986）。

有些口語分測驗要求受測者以單詞回應，這些似乎也適用，但是它們具有嚴格的程序和標準化規定，因此無法由家長擔任媒介。在這些測驗中，只有少數例行情況才會允許家長在場，而且家長必須靜默、不能讓孩子看見。

第六階段。在這個階段，孩子可以對施測者自在的以單詞回應，但可能無法說出一個句子。此時適用的口語分測驗包括魏氏兒童智力量表的算術（Arithmetic），和英國能力量表的字彙命名（Naming Vocabulary）。

第七階段。孩子可以說出句子之後，實施任何測驗不管對孩子或施測者都應該不是問題。先前未包括的表達語言評估此時均可適用，例如：語言基礎臨床評估當中的形成句子（Formulated Sentences）和聆聽段落（Listening to Paragraphs）、實用語言測驗（Test of Pragmatic Language），以及倫弗瑞公車故事測驗（Renfrew Bus Story）。此時所有的口語分測驗和識字測驗也均適用。

進行標準化評估的進一步建議

對於孩子可以回應的一些表達語言評估項目，調整進行方式。有些分測驗並不一定需要孩子開口說話，即可評估語言能力。例如：語言基礎臨床評估中的詞性測驗（Word Classes），要求聽到三或四個提示字詞時，指出不同顏色的方塊，孩子只需用手指出最搭配的兩個方塊即可；句子組合（Sentence Assembly）也可以讓孩子依照順序指出方塊，不需說話。此外，英國能力量表的量化邏輯（Quantitative Reasoning）可以讓孩子寫下數字而不需說出來。**當然，對於任何標準化評估進行調整，必須根據指導手冊的實施準則詳加考量，並且應該在報告中妥當記錄。**

如果孩子已經可以用手指或點頭，嘗試他是否可以說出一個簡單的字。評估處於第三階段的孩子，例如進行理解字彙測驗時，施測者可以說：「如果我寫的時候不用抬頭看就可以節省時間」，要求孩子試著說出數字。等待孩子回應時，不要看著孩子。如果孩子做不到，就趕快解除壓力，對他說：「對不起，我進行得太快了，我們回到之前的方式吧。」如果孩子開始可以說出一個字，施測者便可以順勢導入第六階段的評估，例如：尋字測驗。

先嘗試讓孩子唸出文字，再嘗試讓他說話。如果孩子有自信唸出簡單的文字，就讓他試試，這應該比圖片命名或說出簡短詞句更輕鬆。唸出文字時不需思考要說什麼，因此較不會緊張。

如果孩子可以對家長回應，但無法面對施測者，要接受並且視為進步。在第五階段，孩子可以在施測者面前對家長說話或耳語。當孩子告訴家長答案時，不要僅讓家長當媒介，而要讓孩子自然溝通，施測者可以對孩子說：「喔，你喜歡和媽媽一起做這個練習，那很好啊，我把圖片交給媽媽，讓她拿給你看。」

第三篇

介入輔導

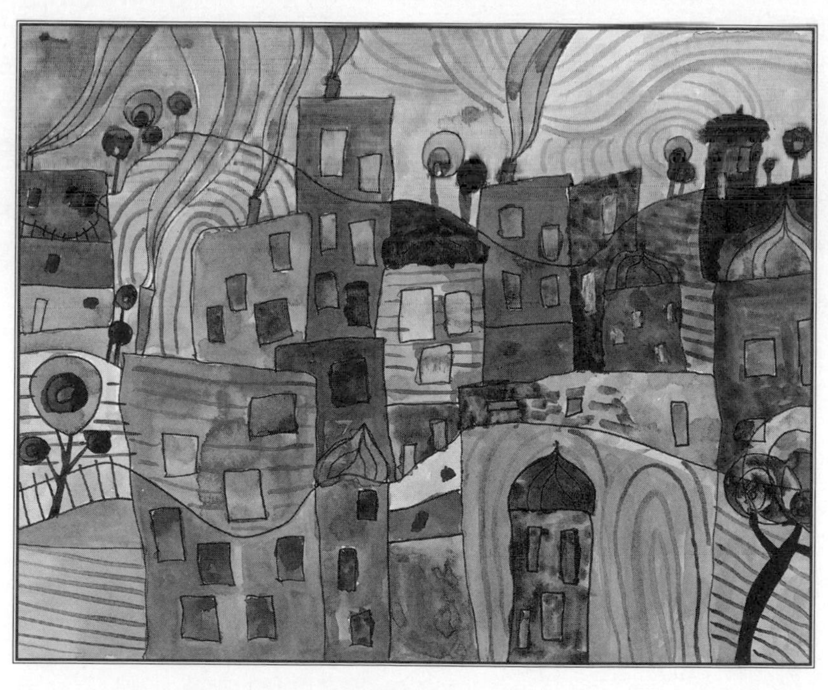

「山城」

（創作者：小宇，十歲，選擇性緘默症）

第6章
創造適當的環境：給家庭和學校的建議

和所有的輔導工作一樣，輔導選擇性緘默的孩子能否成功，孩子經常接觸的人扮演了關鍵角色。本章的目標是創造家庭和學校的環境，以盡可能減輕緘默。我們將探討孩子周遭的人需要瞭解哪些資訊，以便瞭解孩子的狀況，從而做到鼓勵和強化孩子更樂於嘗試口語溝通。

書面資料

一旦確診為選擇性緘默症，必須盡早去做的任務之一，是明確說明孩子的狀況，因為這並不常見而且經常受到誤解。可以參考本書附錄三「什麼是選擇性緘默症？」，它是根據英國語言障礙兒童協會（Association for All Speech Impaired Children, Afasic）的資料，說明選擇性緘默症的重要事實和特徵，來幫助家庭和學校。其他資訊來源包括：英國選擇性緘默症資訊和研究協會（Selective Mutism Research and Information Association, SMIRA）、美國選擇性緘默症基金會（Selective Mutism Foundation）網站，以及地方教育單位，例如埃塞克斯郡政府（Essex County Council）。本書的第二章和第六章提供家長和老師詳細且易懂的資訊。

及早將書面資料提供給家長和老師，很有幫助。除了提供資料，最好能夠召開學校會議，和老師一起閱讀資料，讓他們完全瞭解並且可以提出問題。有時候媒體報導會出現只有在家裡才能說話的孩子，但是這並不常見。可以將這些報導提供給家長，讓他們知道自己並不孤單。當然，我們必須強調，每一位選擇性緘默的小孩都是不一樣的。

影音資料

有時候，影音資料比書面資料更令人印象深刻。英國選擇性緘默症資訊和研究協會出版的DVD短片《沉默小孩：幫助選擇性緘默的孩子》（*Silent Children: Approaches to Selective Mutism*），從幾位孩子、家長和專業人士的觀點，來看選擇性緘默症的本質和輔導方法。剛開始輔導工作時，就把這個DVD借給家長和學校，增進他們對於孩子狀況的瞭解，應該會有所幫助。

瞭解孩子的焦慮

當選擇性緘默的孩子開始說話，他可能有時可以說話，有時又不行，這讓周遭的大人感到困惑。例如：他可以在遊戲區跟同學說話，但在教室卻不行；他可以在學校跟主要輔導者說話，但在超市卻不行。這是由於每一種情況引起孩子焦慮的程度不同。聽眾人數多寡、熟悉程度、座位安排和說話主題，對每個孩子都會引發不同程度的敏感和焦慮。許多類似變數有無或多寡的交互作用之下，便會妨礙或幫助孩子說話。這些變數列舉於講義❶，你可以影印提供給任何身邊有說話焦慮的孩子的人。一旦成人對於引發焦慮的原因較為瞭解，就比較知道如何調整自己和孩子的互動方式，以減少孩子的焦慮。一般而言，單純的選擇性緘默症的孩子，主要是受到人及地點的影響；而說話困難的孩子則較受說話方式及內容的影響。

講義1 為選擇性緘默及說話困難的孩子營造適當的環境需考慮的因素

直接聽眾的熟悉程度　孩子通常和直系家人說話沒有問題，但仍有少數孩子在家裡也會緘默。他們可能也可以和經常見面的親戚或朋友說話。新認識的成人若經常且固定的接觸，孩子也較容易和他說話。

性別　許多孩子較容易和女性說話，性別的因素似乎比階級重要。例如：他們對女性校長說話，比對男性導師要容易。

直接聽眾的多寡　在場的人數較少時，孩子較容易放鬆。他們經常被吵雜的聲音和活動影響，而且不善於爭取別人的注意。如果已經建立了互信，在一對一的情況下孩子較容易主動發言。

地點　在家裡或是和家人在車上、海灘角落等隱蔽的地方，選擇性緘默的孩子最能放鬆。他們往往可以在空無一人的校園，和爸媽高興的聊天。因此，地點的隱密性比外觀更重要。

有些孩子在家裡放鬆到可以和訪客說話，**特別是隨和、好玩而且不會對他們施加說話壓力的訪客**。然而一旦對於某些人說話的恐懼已經較為固著，則無論這些人在哪裡出現，孩子都很難開口說話。

有時候孩子會懷疑訪客可能來自學校，如果他已意識到學校是焦慮的主要來源，那麼任何和學校相關的事物都會引起焦慮，使孩子無法說話。在這種情況下，地點便很重要。不過一般說來，如果孩子突破障礙，和某位成人成功說過一次話，那麼只要「情境相同」，他就可以在任何地點再度和那個人說話。

被別人聽見的風險	這個因素通常比地點更容易影響選擇性緘默的孩子，例如：孩子在路上和爸媽說話，一到校門口立即停止說話；但是如果學校的遊戲區空無一人，或是每個人都放學回家以後，孩子就可以在學校和爸媽說話。引導孩子第一次開口說話時，必須確定完全隱密，因為有任何被別人聽見的風險都會讓孩子更焦慮。
是否需要回應	除非是詳加計畫的輔導策略，直接問孩子問題遠比隨意分享更容易引起焦慮。分享和提問不同，因為分享可能引導回應但並不「要求」回應。例如：「你晚餐吃什麼？」是提問；「我覺得今天的湯真好喝！」則是分享。當孩子察覺到自己必須回應，而且是「立刻」回應，他便可能感到壓力，因而更加焦慮。年紀幼小的孩子常常和大人一起玩得興高采烈，但是大人一問他問題，他就忽然僵住。 同樣的，參與小團體比一對一輔導壓力小，因為有別人可以分擔回應的責任，可以自願而不一定要回應。 賄賂、奉承、挑釁、威脅或溫和勸說，都很難對說話焦慮的孩子有效，因為這些都隱含要求孩子說話的預期，都會增加壓力。
是否被注視	大人不直接注視時，孩子較容易回應。被注視似乎會增加必須回應的壓力。
說話的目的	孩子通常非常厭惡被測試，一旦察覺到別人有此意圖就會更加焦慮。如果他的回應是用來指揮電腦遊戲中的角色，他可能可以表達；但是一旦大人偏離遊戲，試圖引導他說話，他就會沉默以對。 同樣的，當爸媽的朋友來訪，孩子可能可以說話。但是一旦孩子懷疑訪客其實是來觀察「他」的，便會僵硬不語。

語言複雜程度／句子長度

有語言障礙的孩子會擔心自己是否瞭解指令，是否能說出讓人接受的回應；選擇性緘默的孩子則必須面對焦慮和語言困難程度的雙重壓力。他們可能前一分鐘似乎可以溝通，下一分鐘又說不出來，隨著語言複雜程度而轉變。當任務非常簡單而且有視覺工具幫助理解時，孩子表現得最好。

是否需做選擇

許多選擇性緘默的孩子不喜歡或不善於做決定，例如：他們可能連以非口語方式點菜都相當困難。即便是隨口提問也可能嚇到他們，例如：「你自己選位子坐」、「選一個隊友」、「選一個顏色」，或「想一個數字」，因為並沒有固定的答案，也不確定怎樣做才正確。我們建議，設計活動時少讓孩子做決定，清楚的告訴他有哪些選項，慢慢才讓孩子做開放式選擇。

犯錯／失敗／不被贊同的風險

這和以上數點都有相關。和大人一樣，小孩如果有信心，確定自己的回應是正確、被接受的，他們就必較容易發表意見。如果預期自己的表達會招致拒絕或批評，他們就會感到焦慮而無法開口。當孩子意識到自己的口語或語言障礙，或是口音和同儕不同，尤其容易陷入困境。

尤其當孩子覺得問題的答案模稜兩可，沒有絕對的預期回應（可能是詢問意見而非事實，或必須做選擇），結果孩子就保持沉默，以迴避說錯的風險。

因為不敢冒險，孩子和大人或同儕相處時，便無法提出主張或採取主動。一般說來，選擇性緘默的孩子較無法應對出乎意料的問題或情況，而在經過計畫、結構化、熟悉的日常例行說話中表現最好。

有聲字和無聲字

大多數選擇性緘默的孩子剛開始可以說話時，音量非常小。有些會先耳語或唇語，後來才以正常音量說話。

對於嘗試發出聲音、但尚未真正開始說話的孩子，發出無聲的氣音比有聲字容易得多。

身體動作的大小和是否被看見	如果孩子焦慮到全身僵硬的地步，要他做出微小、隱藏的身體動作壓力較小（例如：用眼神指、在桌下輕拍）；做出明顯的大動作則壓力較大（例如：用手指、揮手臂）。甚至細微的發音動作也有不同，需要明顯嘴唇動作的聲音，會讓孩子覺得較困難（例如：爆裂音）；而嘴唇動作較小的聲音則較容易（例如：摩擦音）。
說話對象是否瞭解選擇性緘默症	一旦緘默已成為固著的行為模式，通常孩子面對陌生人比面對熟悉的老師或同學更容易克服焦慮。不知道孩子情況的新老師、鄰居或學校，都可能提供機會，讓孩子重新開始，脫離過去形象的束縛。

以適當的語言描述孩子的困難

人們常常容易以「不會說話」、「不想說話」或「不說話」來談論選擇性緘默的孩子。如同本書第二章所說的，這些都不是適切的描述。我們要對家人和老師使用不同的措辭，讓他們知道什麼才是適當的說法。我們可以說，孩子「想要說話，但無法每次都隨心所欲的說出來」；或者可以說，孩子可以慢慢一步一步加入，直到他「對於說話感到較自在、舒服」。你應該以輕鬆、開放的方式直接和孩子溝通，接納孩子的困難，避免誤解以及汙名化。講義❷可以協助老師和家長使用適當的語言。

講義❷ 和選擇性緘默的孩子討論說話的焦慮

讓孩子知道，你瞭解他說話的困難和感覺。你瞭解他想說話，而且努力的嘗試，可是他太焦慮，以至於聲音好像卡在喉嚨裡發不出來。你所使用的詞語和描述的細節，視孩子的年齡而定。但是讓孩子知道有人瞭解他的困難，而不是忽視或誤解他，即使對於非常年幼的孩子，也會有幫助。

大人可能出於善意傳達出「說話很簡單」的訊息，加上孩子發覺無論學校裡或街道上，似乎都沒有其他人有任何說話的問題。於是孩子不會承認自己「害怕說話」，而是告訴別人（甚至自己也相信）自己「不想說話」。幫助孩子去除這個迷思，可以讓他大大的鬆了一口氣，讓他信任你，並信任你的任何建議。年幼的孩子可能還非常困惑自己為什麼會這樣，你的瞭解可以提供他因應的依據，讓情況不再那麼可怕。

讓孩子知道他並不孤單，這也可以讓他鬆一口氣。對於年齡較大的孩子，讓他知道他的情況有特別的名稱（叫做「選擇性緘默」），而且也有公認的方法可以幫助他，這會讓他放心許多（大人也是如此）。較年幼的孩子需要知道，他的情況並不罕見，一切都有合理解釋，而且情況會大幅改善。平和、言之有物的說明方式，會讓孩子更有信心！

向孩子強調，他過得快樂最重要，他感到沮喪時，你永遠是可以倚靠的朋友。你想要幫助他去除那種非常不舒服的感覺。當孩子說自己「不想說話」，他的意思其實是他「不想要說話所帶來的焦慮」。向孩子表達，你瞭解他無法說出需求、無法交朋友的辛苦，以及無法發出聲音有多窘。告訴孩子，你知道他有多害怕，而且你知道如何幫助他進步。不要專注於「說話」這件事，要盡量「好玩」。

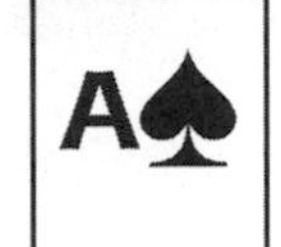

向孩子解釋你將如何幫助他。克服說話焦慮的方法，就是去除任何說話的壓力，不要讓孩子形成避免說話的習慣。設法讓孩子體驗，說話能夠帶來好玩、有趣的聯想，引導孩子一次進步一小步，直到孩子能夠輕鬆應付之前帶來焦慮的情境。

告訴孩子，他現在不需說話，等到他覺得舒服、準備好了再說話。強調他可以自己決定步調，透過做自己喜歡、感到完全自在的事，他便可以愈來愈進步，然後就可以做到所有其他孩子做得到的事。連四歲的孩子也可以瞭解這個方法的邏輯。

日常生活的一般處理

選擇性緘默的孩子彷彿建立起柵欄，把自己孤立起來，使別人無法接近。他可能無意之間招致周遭人的厭惡或排斥，或是令人感覺受到挑戰，心想「從來沒有任何小孩拒絕和**我**說話」，或是「**我**一定可以讓他對我說話」。況且，有些人不擅長親近小孩，除了問孩子問題之外沒有其他技巧，這會讓選擇性緘默的孩子立刻陷入困窘，並且覺得被測試。當然，逼迫孩子說話會有反效果，過度同情孩子也同樣有風險，孩子可能會開始享受因不說話而得到的注意，於是降低了開口說話的動機。

老師和家長往往必須面對來自於其他孩子、同事和家人的意見和疑問。同學都很好奇，而大人非常可能對於選擇性緘默症缺乏知識和經驗。此外，這個領域仍存在一些爭議，而且總會有人對於問題何在、是誰的錯以及如何解決，自有一套理論。

家長或老師可能會詢問如何面對別人的意見，即使沒有詢問，也應該主動和他們討論這個話題，因為遲早一定得要面對。先別教一堆方法，不妨先討論一番，瞭解誰說了什麼意見、他們如何反應、感覺如何。這會是選擇性緘默孩子的家長或老師團體討論的好話題（詳見第十二章）。

講義❸幫助孩子周遭的大人在放鬆和鼓勵之間取得平衡，並且學會處理別人的意見。

講義❸ 日常生活中處理說話焦慮的一般建議

講義❸提供一般建議，以支持對特定人物或在特定情境說話有困難的孩子。這類孩子可能是選擇性緘默，也可能是說話困難的孩子。

親近孩子的方法

- 接受孩子雖然沉默不語，但其實想要說話。不要採取賄賂、拍馬屁、挑釁、威脅或溫和勸說，來促使孩子說話，因為這些都會增加孩子的焦慮。嘗試提供說話的「誘因」而非壓力，這包括自然誘因（例如：看其他孩子說話得到東西），以及正向強化（對孩子任何溝通或社交的嘗試給予溫暖回應和讚許）。
- 確保在孩子面前，任何有關說話問題的評語都是正面鼓勵的，並且強調問題不會永遠持續。對於孩子的困難表示理解，但過程中必須小心措辭，務必增強他的信心而非加劇焦慮，以下列出適當的說法。

正面肯定孩子!!

你可能脫口而出：	比較好的說法是：
你不必做任何太困難的事。	現在不用做任何事，等你完全自在再做。
我知道這對你而言很難，你好可憐。	我知道你很害怕，但是情況不會一直如此。
如果你覺得困難，別擔心，你不想加入就不用加入。	目前你覺得困難，只好錯過機會。不過別擔心，我們會幫助你，讓你以後也可以一起開心的玩。

你可以和別的孩子不一樣。	你會覺得愈來愈容易，有一天你會變勇敢，可以和其他孩子一樣。
你是唯一有這個問題的孩子，你一定嚇壞了。	很多孩子覺得說話很困難，就算很想說也辦不到。他們克服了這個困難，你也可以。
你可以不用去野餐。	我需要一個幫手，我希望你幫我準備東西，還有別人去玩時幫忙照顧妹妹。
這個請你吃，希望你開心一點。	請你吃甜點，謝謝你這麼幫忙、這麼努力。
我們今天要去拜訪一些人，他們人很好，你試著努力說話，好嗎？	我們今天要去拜訪一些人，他們可以幫忙。他們不會要求你做任何你覺得不舒服的事，應該會很好玩。
其他孩子當然不會覺得你很奇怪。	我想其他孩子可能覺得奇怪，你為什麼不說話。不過只要他們聽過你的聲音幾次以後，就一點也不覺得奇怪了。
我知道你今天真的很想和老師說話，可是說不出來。別擔心，反正這也不是那麼重要。	我知道你今天沒有和老師說話一定很失望，但是你沒做到是有原因的，我們一起用對的方法努力，困難會逐漸消失。
噓！不要這樣說大衛，這樣很沒禮貌。	大衛當然會說話，他和家人在一起時話多得很。
不要逼大衛，他不是故意不說話的。	你如果想做點有用的事，為什麼不試著和大衛一樣幫一些忙？
莎拉很害羞，沒有勇氣在大家面前朗讀。	莎拉還需要一些時間才能習慣這裡，很多小孩都這樣。她仍是班上重要的一份子，現在就要請她做一件重要的工作。

和孩子不熟悉的人如何幫助孩子放鬆

以下建議應該有用：

- 創造一個放鬆、好玩和友善的氣氛。
- 做一些孩子喜歡的活動，例如：玩他最喜歡的玩具，來和他建立關係。
- 對孩子說話或唸書給他聽，但不要期盼他回應，因為選擇性緘默的孩子常常被孤立，大人和小孩都會忽略他。如果伴隨語言障礙，加強語言能力也很重要。
- 避免直接問孩子問題，除非是可以用「是」或「不是」來回答的問題，因為孩子可以用點頭或搖頭來表達，或是孩子可以用手指出答案的問題。
- 如果你不小心問了一個問題，你可以自己回答，或是趕快避開問題，例如可以說「我們以後再決定」。
- 說話時盡量「引導」而非「要求」孩子回應，例如可以說「我很好奇為什麼……」、「這看起來很像……」、「我猜想……」或「我敢和你打賭這一定……」。
- 避免太多的眼神接觸。
- 讓孩子覺得你瞭解並且接受他，而且不在意他不說話。
- 接受孩子自然的以手勢來表達，充分瞭解孩子目前說話的難處，對孩子說「你可不可以示範／找到／畫出……」，不要說「告訴我……」。

家人如何在社區中幫忙孩子

- 讓孩子覺得你喜歡社交活動，例如：可以在校門口和人聊天，或是邀請鄰居或朋友喝咖啡。
- 幫助並鼓勵孩子交朋友，邀請鄰居小孩來家裡，最好是和孩子就讀同一所學校，但不是同一所學校也可以。
- 剛開始邀請小朋友來家裡時，待的時間要短一些，給予的幫助要多一些，可以安排大家都一起做的活動。

- 用孩子的聲音錄家裡的電話答錄機。
- 買一些可以錄音然後播放出來的玩具，讓孩子錄自己的名字、短句，播放給其他人聽。
- 避免替孩子點菜或做其他選擇，而是讓他用手指菜單，設法顯示出他的選擇，或用幾根手指表示數量。
- 離開其他人，直到距離夠遠、孩子可以自在的和你說話為止，而不要習慣於彎頭靠近孩子，讓他可以和你耳語。你很快就會發現，每一次你離開的距離都可以縮短一點。

面對別人的意見

老師和家長往往必須面對來自於其他孩子、同事和家人的意見和疑問。以下列出典型的意見以及一些如何因應的建議：

- **「他不會說話。」「他為什麼不說話？」**
  當有人這樣說，你應該立刻加以淡化，表現出不擔心的樣子。在孩子面前說，很多小孩都會有點害羞。必要時你可以解釋，有些小孩在人多的地方，或是在家以外的地方、媽媽不在的時候，都會不敢說話。你必須清楚說明，孩子在家裡和家人說話都沒問題。告訴別人，你希望孩子很快可以在學校自在說話，你正設法幫忙，如果他可以在課堂上發表就太好了。
- **「你的聲音不見了嗎？」「你今天要和我說話嗎？」**
  每一個選擇性緘默孩子的家長，都必須習慣親戚、熟人和社會上相干或不相干的人，隨時會不請自來，針對任何話題發表毫無助益的評語。家長深知自己的孩子極為敏感、脆弱，因此會覺得別人對孩子的指指點點格外惱人、甚至傷人。發表評語的人可能是出於難堪、真心想幫忙，或是無知。有時候家長最好根本不要理會；有時候可以說孩子很害羞；如果對方是好朋友或家人，就需要較完整的解釋，**但是不要讓孩子聽到**。家長事後表達瞭解孩子的感受，例如：「剛才陳媽媽那樣說一定令你覺得很彆扭」，孩子會很受用。

你可以問孩子感覺如何，但是不要順應他的說法，而要明確告訴孩子情況不會一直如此，他很快可以自在說話。

當其他孩子替他說話

這個情況可能很棘手，以下是處理的大方向：

- 當需要選擇性緘默的孩子回應時（可能是非口語的回應），家長和老師必須阻止其他孩子急於替他回答。平常如果有小孩還沒有輪到就搶先回答，老師會有一套處理方法，這時候也應該派上用場。但在此同時，也必須瞭解其他孩子可能只是想幫忙，他們有時候很管用。
- 當孩子無法回答老師，可以鼓勵他先告訴一位小朋友（例如：他畫的圖代表什麼意義），那位小朋友再告訴老師，如果做得到就是進步了。有時候孩子可以唸書給小朋友聽，可是不能唸給老師聽，我們應該肯定這比完全不能唸好得多。有時候其他孩子可能會來告訴老師：「她告訴我，她需要一本新書。」如果這是進步，你應該先予以鼓勵，但是後續可以解釋：「她正在練習更常使用聲音，所以現在她可以試試自己告訴我。」

孩子終於說話了，如何回應？

選擇性緘默的孩子第一次說話，這當然是一大突破，所以至少內心暗自喜悅。然而，必須在內心喜悅和過度反應之間取得平衡，否則容易讓敏感的孩子無法承受。

- 大人第一次聽到孩子說話時，應該流露愉悅，同時表現得理所當然，不要因注重而停留，要趕快重複類似方式引導孩子持續回應。活動完成之後，可以給孩子貼紙或其他獎品作為獎勵。如果孩子是在經過設計的輔導活動中開口說話，就適合在活動結束時給予較明顯的讚賞，肯定他的進步，有時可以在孩子的家長或老師面前給予讚賞。

● 在教室裡很難避免小朋友忽然大叫：「他說話了」，然後響起一陣掌聲。此時須注意孩子的反應，有的孩子會顯得很光榮，有的則會非常困窘。如果是後者，你可以這樣說來平息騷動：「這沒什麼好大驚小怪的，我們本來就知道他會說話。」

對於學校的其他建議

講義❹列出如何在學校盡可能有效處理孩子的說話焦慮，這些建議可以在輔導計畫實施之前做或者同時進行。其中有一些取材自《英國選擇性緘默症資訊和研究協會通訊》（*SMIRA Newsletter*）的一篇文章（Sluckin, 1999）。這些建議對於年幼的孩子特別有效，但是同樣的原則適用於任何年齡的孩子。附錄五提供不需要說話的遊戲和活動（第二至第四階段），對於任何可以在學校給予孩子個別關注的大人，應該都有幫助。

在不需說話的情境中，雖然有些選擇性緘默的孩子可以表現得獨立而有自信，但是大多數仍然需要協助。本書第四章的「學校訪談表」可以顯示，是否在訂定溝通目標之前或同時，還需要訂定自信和獨立的目標。

講義 4 學校如何幫助說話焦慮的孩子

這份講義提供學校人員建議，以支持對特定人物或在特定情境說話有困難的孩子。這類孩子可能是選擇性緘默，也可能是說話困難的孩子。

在孩子開始上學之前

- 檢視孩子在家裡的理解和說話能力，包括在家裡以外的地方說話的能力。
- 檢視孩子的說話習慣，亦即在家裡以外的地方，以及和不熟悉的人說話的模式。
- 在孩子開始上學之前，若能讓他事先熟悉來自學校的一位大人，將非常有幫助。例如這個大人可以來孩子的家，對孩子的房間或玩具表示感興趣，或是說個故事給孩子聽。其他有用的做法，包括和孩子的兄弟姊妹一起玩，以及和孩子在庭院玩。這樣可以在較為開放的空間、進行較多肢體動作，讓孩子較為放鬆。
- 如果孩子可能並不認識學校裡任何一個人，在入學前介紹他至少認識班上的一位同學，將會有幫助。
- 趁上學前、放學後，或週末、假日，學校空無一人時，家長陪伴孩子去學校走走，也會有幫助。這樣孩子可以事先熟悉學校，而且和爸媽一起探索新環境時，如果孩子可以說話、在學校各個角落聽到自己的聲音，就更好了。

在教室裡如何和選擇性緘默的孩子互動

- 同意讓家長進教室幫忙孩子參與活動。
- 不要對孩子施加任何說話的壓力。找個安靜的地方，告訴孩子你瞭解他的困難，等他準備好了就可以說話。

- 創造接納和鼓勵的氣氛，讓孩子雖然不說話也能感到被重視。
- 最好能在學校找到一個適合的成人，和孩子建立關係，逐漸培養默契和信任，年紀較小的孩子尤其需要。嘗試在固定的時間和孩子玩不需要說話的遊戲或活動。對於年幼的孩子先不要給予指令，讓他主動、順應他的注意力，並且對他選擇的活動表示興趣。然後再逐漸建議不同方式的遊戲或活動，鼓勵他進行和別人合作的遊戲，例如可以說：「我們何不讓所有動物都搭車」，或「我很好奇哪一個比較適合放這裡」。年紀大一點的孩子則比較可以進行事先設計的活動。
- 多多幫助孩子和其他小朋友互動。
- 鼓勵他和一位較安靜的孩子進行互動，或許可以發展友誼。
- 剛開始不要堅持孩子必須注視著你。
- 嘗試帶領小團體或全班一起進行活動，例如：吟唱或朗誦一首熟悉的詩歌、數數字或唸課文，有時可以隨著固定旋律加上打拍子的動作。
- 在說故事時間，讓孩子坐在前面，便於偶爾幫忙翻書頁，同時也讓其他小朋友幫忙翻書頁。

> 莎莉的老師想讓全班都覺得點名的過程很好玩，因此她每天挑選一位小幫手，當她喊到一位同學的名字，小幫手就得找到那位同學並且和他握手。小幫手全班到處跑，忙得團團轉！這個活動對於社交溝通技巧薄弱的孩子很有助益，讓莎莉能夠忘卻焦慮、樂於參與。

> 米夏的老師細心的維持課程活動和社交互動的界限。她讓米夏看到以口語表達的同學較能優先得到關注，但也確保米夏以其他方式獲得讚美和鼓勵。當一些同學唸書給教室助理聽時，米夏則在小團體練習聲韻和字母。小團體的活動包括：按照尾韻分類圖片；同音字打勾，不同打叉；挑出起始字母發音不同者；按照字母順序排列。
>
> 小團體活動讓米夏增加自信，她開始幫忙能力較弱的同學，並和他們說話。米夏因此受到讚賞，沒多久就可以在老師面前進行活動了。

- 對於孩子任何的進步，都要給予稱讚。
- 不要強調點名、禮節等規矩，接受孩子以微笑、點頭或舉手的方式表達。
- 盡量調整課程內容，讓非口語表達自然而然成為課堂的一部分，而不突顯它是說話的替代方式。
- 確定孩子：(1)不會因為不說話而得到更多關注；(2)不會太安逸於非口語的溝通方式。
- 鼓勵家裡和學校的聯繫，例如：把學校完成的作品帶回家，或是把家裡的東西帶到學校展示。
- 保持學校和家長之間開放而輕鬆的溝通，因為許多選擇性緘默孩子的家長自己也很害羞，當孩子溝通的問題成為焦點，他們可能會覺得困窘或厭惡。
- 切記孩子也可能有其他發展或學習的障礙，需仔細觀察，不要將孩子所有問題都圍繞著選擇性緘默症。
- 向孩子確認除非他自己舉手，否則你不會要求他發言。
- 鼓勵孩子以「展現」的方式參與，不一定要「說話」。
- 要求其他同學在課堂上或其他地方都要讓他融入團體，並且耐心等待他準備好了才說話。
- 特別注意嘲笑和霸凌的問題，謹記選擇性緘默的孩子無法自己向老師報告。
- 換新班級時必須小心計畫，最好是由新的老師先進入原來的班級。
- 如果孩子顯得退縮、害怕，應為他設定個別化的目標，以培養自信和獨立（請參考以下建議）。

幫助害怕、肢體緊繃的孩子

- 音樂課時鼓勵他演奏聲音較大的樂器。
- 使用錄音機、口琴或笛子進行吹氣、吸氣或發出聲響。
- 體育課時安排孩子由靠牆或靠老師的位置逐步離開（但需向他確認不會要求他第一個做動作）。

- 帶領孩子參加默劇或其他需要較大、較誇張動作的活動。
- 讓孩子玩遊戲區的攀爬設施，以增加信心。或許可以另外安排由助理教師單獨帶他，或和小團體一起，且沒有其他人在場時，鼓勵孩子嘗試。
- 分配一些工作給孩子，讓他當教室小幫手。
- 讓孩子幫忙跑腿，例如：拿點名簿去辦公室，剛開始可以和另一個同學一起。
- 用布偶演戲，或許可以利用有遮蔽的布幕。
- 設計遊戲，讓孩子在其中扮演以面具遮住嘴巴的角色。
- 鼓勵藝術表現，例如：黏土、繪畫、律動、跳舞。
- 嘗試必須發出吵雜聲音的團體活動，例如：假裝是龐大、兇猛的動物，或是搭配舞步發出聲音。

一旦孩子在學校比較放鬆，開始覺得有趣……

- 孩子可以在家裡用各種玩具或機器錄音，然後播放簡短的留言給朋友、親戚或學校的人員聽。
- 孩子在家唸書給爸媽聽，把錄音帶去學校給老師。
- 孩子在家唸書給爸媽聽時，老師透過電話一起聽。
- 老師錄下留言或問題，讓孩子在家錄回應或答案。
- 用手機的語音信箱互相留言。
- 用錄音玩具或機器玩尋寶遊戲，要孩子和朋友在房間裡計畫，你在房間外等。
- 用對講機互相說話，彼此距離逐漸由遠而近。

第7章
輔導的一般原則

第六章談如何調整我們和孩子的互動方式，以便減少他的焦慮，進而確保環境盡量支持他以口語為主要的溝通工具。對於**傾向**於緘默但尚未形成牢固模式的「說話困難」的小孩（見第三章），或者早期發現問題的小孩（通常在學齡前），這些調整可能就已足夠。去除孩子說話的壓力，其實可以提高他說話的機會，從而可望降低孩子的焦慮，讓他增加**自發性**（spontaneous）的口語表達。在此情況下，我們建議遵循第六章的建議，同時密切注意其發展。如果三、四個月之後，孩子仍然不能說話，或者**更早**就發現沒有進步的跡象，此時便須採取系統性的介入方法。

本章探討輔導工作的計畫與實施要怎麼做、由誰來做，以及介入過程的一般原則。惟在輔導工作開始之前，小孩必須符合選擇性緘默症的基本診斷標準（見第三章36頁）。

輔導的過程和原則

❖ 計畫的結構和組織 ❖

輔導計畫的內容，是採取系統性的介入（intervention）以達到下列目標：

1. 讓孩子能對親近的家人以外的人開口說話。

2. 將這樣的能力擴展到不同的人以及不同的情境。
3. 把焦慮維持在最低的程度。

每個小孩依據個別的狀況，需要個別化的計畫。每一份計畫都不會完全相同，但都會循著同樣的進展方向（見第八章）。

在計畫的每一個階段，都需要一位主要負責人，以遵循計畫步驟，並拓展小孩的說話對象和情境。我們稱這個主要負責人為現階段的「主要工作者」（keyworker）。主要工作者由誰擔任，須由家長、學校和其他相關機構達成共識來決定。

為了確保效果，輔導計畫必須在小孩有說話障礙的情境中，規律而持續地進行。因此，雖然剛開始可以在校外（家裡或診所）獲得協助，但仍需及時找到一位校內人員為主要工作者。這位老師必須投入固定時間，從規劃、協調到執行皆須負責。盡早處理可以省去日後許多年的痛苦掙扎，因此成本效益極高；而且愈早進行輔導對孩子情緒和心理的幫助愈大。然而現實情況是，老師往往已有忙碌的時間表和眾多的學生，因此時間上的協調必須尊重老師。在理想狀況下，可以從學校的特殊教育部門取得較多的資源，但這不一定可以達到。這些年來，我們非常感謝老師和其他學校人員為孩子的積極投入。

❖ 選擇性緘默症的輔導原則 ❖

所有參與的人員都必須瞭解並遵循以下的原則：

1. **採用行為引導的方法**。採用行為引導計畫進行輔導，目標是降低焦慮，促使小孩在適當範圍的情境中能有自信的溝通。小孩做到預期的溝通行為時便獎勵他，而出現不如預期的行為時則忽略他（絕對不要處罰）。
2. **讓孩子成為輔導過程中積極的夥伴**。選擇性緘默的兒童不一定知道自己究竟為何焦慮，但是他們一定都感受得到說話的焦慮。所以對於任何引誘說話的方式（無論多麼巧妙），他們都非常敏感。因此，最好是開誠布公的跟孩子說明他們的困難以及輔導的原則。說明的詳細程度依兒童年齡而異，但不應有任何例外。這些在第二章「這次會不一樣嗎？」（30頁）、第五章「訪談孩子和進行評估」、第六章「以適當的語言描述孩子的困難」（103頁），和第九章「讓孩子成為積極的夥伴」（149頁）都有討論。

3. **系統化的循序漸進，一次只改變一個變數。**依循計畫一步一步的帶領孩子朝自在說話的各階段前進。第五章已提及「自在說話的階段」（77頁，表5.1），本章將以輔導目標的角度加以說明（表7.1）。所有參與輔導的人員都必須熟悉這個架構，只有循序漸進、按部就班的依循架構裡的步驟，每一次只進行一個微小的改變，才能將焦慮降到最低、進步放至最大。

   我們先前已討論過影響個別孩子的可能因素或變數（99頁，講義❶），所有參與設計和實施輔導計畫的人員，都必須瞭解任何可能造成影響的變數，這樣才不會無意間一次就改變了不只一個變數。

   在筆者的經驗裡，孩子極少會真正的退步。幾乎所有看似沒有進步或顯著退步的情況，都可以歸因於同時改變了太多變數，以致小孩無法負荷。

4. **必須考慮到緘默的嚴重程度。**不是所有的小孩都能夠以同樣的速度進步，輔導計畫的設計可以依照緘默的嚴重程度而調整。三到六歲的小孩通常較適合非正式的方式，讓他系統化的在自然情境下逐漸增加挑戰的難度，確保他們有充足的準備，而且每一步都感到自在。

   如果緘默已經成為孩子長期而固著的行為模式，則必須將每一個步驟分割得更細才能減少他的困難。例如：對於高度焦慮的孩子，一位新的人加入遊戲時，可能必須先待在門外讓孩子習慣，然後靠近門口，接著和孩子在同一個房間但不同桌子，以此類推。孩子每跨一步便須給予獎勵，使他有信心繼續下去。這種極度架構化、分割細微的方式，也適用於具有完美主義傾向、需要清楚分割活動，或者是拘泥固定習慣而缺乏彈性的孩子。

表7.1　自在說話的階段與輔導目標

階段	孩子的特徵	輔導目標
1	不溝通也不參與	讓孩子： ● 感到沒有壓力，並期待和主要工作者下一次的接觸。 ● 主要工作者示範遊戲或活動時，願意留在旁邊觀看。
2	合作但甚少溝通	● 參與主要工作者所選擇的活動，並配合活動進行所需的請求或建議。
3	以視覺、非口語的方式溝通	● 有意識地使用肢體來溝通。 ● 與主要工作者交替輪流。
4	與主要工作者在特定情境下使用不是話語的聲音	● 在主要工作者面前發出聲音（笑聲、環境嘈雜聲或單音）。
5[a]	在主要工作者聽得見的範圍內說話	● 獨處時或與親近的家人以正常音量說話，主要工作者進入房間後仍繼續說話。
6	對主要工作者可以說出一個字	● 在特定的情境下，以正常音量說出一個字，並且有適當的眼神接觸。
7	對主要工作者可以說出一連串的字	● 在特定的情境下，以正常音量說出句子，並且有適當的眼神接觸。
8[b]	說話對象擴及更多人	● 主動對主要工作者說話。 ● 主要工作者不在場時，能和特定的一群人說話。
9[b]	在更多情境下說話	● 主要工作者不在場時，能在不同的熟悉情境中和特定的一群人說話。 ● 能在計畫以外、隨機的情境中說話。
10[c]	廣泛、自在的溝通	● 在任何別人聽得見的情境中都能說話。 ● 和陌生人說話。

注意事項：

[a] 在這個階段可以開始進行直接的輔導，但必須有一位孩子可以說話的對象參與（通常是家長）。

[b] 第八和第九階段的輔導工作具有連貫性。

[c] 如果孩子選擇性緘默的情況已經持續數年，他往往覺得第十階段的某些情境比第八、第九階段還要「容易」。在平常情境中的陌生人並不知道選擇性緘默小孩的「秘密」（一位十三歲女孩述說過去時如此形容），因此對孩子不會產生說話的壓力。

5. **讓孩子決定進度。**這並不代表讓孩子主導過程，如果孩子確信可以按照自己的步調一次前進一小步，他就會有安全感，因而能夠持續參與輔導。輔導者仔細觀察孩子的反應，以決定步驟分割需多細緻、是否需重複同一個步驟、每次輔導的時間多長，以及多常給予獎勵。輔導者仍然掌控輔導的進度，而孩子則得以掌控自己的焦慮。

> 麗莎的課堂助理老師抱怨輔導計畫沒有效：「麗莎喜歡畫畫，進行輔導活動時她只願意畫畫，我們一點進展都沒有。」
>
> 事實上，老師已經放棄輔導計畫，讓麗莎掌握了主導權。

> 海莉可以說出一個字了，老師很滿意，於是要她朗誦一整頁。海莉瞪大眼睛盯著書看，但發不出任何聲音。老師馬上道歉：「我真是糊塗，我太急了，一下子跳過太多步了，是不是？」海莉鬆了一口氣，然後朗誦了每個句子的最後兩個字。隔天她媽媽在聯絡簿上寫道：「海莉好興奮，她說您會用一次一小步的方法，和她的治療師一樣！」

6. **絕對不要讓孩子為了溝通而掙扎。**形成並延續緘默行為的一項關鍵因素，是為了躲避焦慮（見第一章和第二章）。如果沒有焦慮需要躲避時，孩子就可以有餘裕冒險並享受成功的喜悅。因此輔導者應在任何焦慮跡象尚未擴大前便予以去除，一旦發現孩子無法反應（注意吞嚥、嘴唇或下巴顫抖等警訊），立即解除壓力，退回到計畫的前一個步驟。這麼做非但不會阻礙進步，反而可以建立信任和信心。而且說話的焦慮一旦湧現便予以中斷，也可以提防孩子產生「緘默可以避免焦慮」的正向關聯性。
7. **採用輕鬆自然、若無其事的互動方式。**所有輔導計畫的相關人員都採取輕鬆自然的態度和小孩互動，將可達到最好的效果。我們必須讓小孩認為，我們並不在意他是否說話，重要的是他很快樂而且可以和其他小朋友一樣享受喜歡的事物。這不管是對專業人士或家長都很困難，但對於去除焦慮以及維持正向觀點卻非常重要。我們必須以踏實的做法，讓孩子確信情況會愈來愈好。一位極具經驗的兒童心理家說道：「我們要承認困難的艱鉅，但可將它切割成可以處理的大小。」講義❸「正面肯定孩子」（107頁）提供了一些如何對孩子說話的建議，在整個輔導過程中，我們都必須維持這樣的態度。

8. **確保一致且始終如一的做法。**所有參與輔導計畫的人（即使僅是偶爾參與）都必須互相協調，以支持並強化彼此的努力。輔導計畫應與第六章「給家庭和學校的建議」一併進行，以達到下列目標：(1)盡可能、盡快地將輔導成效擴展至其他情境；(2)確保孩子學校或玩伴團體的態度或制度不會造成反效果，抵銷了輔導的成效。

誰應該參與？

❖ 求助於專家 ❖

當小孩遭遇某項困難，求助於相關領域的專家是一般人的自然反應，選擇性緘默症也不例外。家長或老師會想要與專家一起合作，即便只是為了確定自己沒有做任何讓情況惡化的事。但他們要到哪裡尋求幫助呢？

有些地區設有跨部門中心或團隊，可以接受選擇性緘默小孩的轉介，由適合領域的專家來評估，包括健康、教育和社會服務。此外，個別機構也可能接受轉介（例如：口語與語言治療、臨床或教育心理服務、兒童精神或社會工作）。在某些領域會有個別的專業人士，對選擇性緘默症特別有興趣或專長，可以提供其他同業諮詢。這非常值得鼓勵，我們呼籲曾經與選擇性緘默小孩密切合作的專業人士，與其他同業分享，也和家長支持團體接觸，例如：英國選擇性緘默症資訊和研究協會（SMIRA），以及英國語言障礙兒童協會（Afasic）。

不過，家長或轉介人員如果發現，區域內的專業人士對選擇性緘默症的經驗和知識非常有限，也不必太驚訝。這似乎是一個普遍的問題（大多數培育老師或心理師的大學課程中，並未涵蓋選擇性緘默症）。儘管如此，願意積極學習的專業人士，以及在第一時間便提供相關背景知識的家長，仍然可以發展出極具助益的夥伴關係。如果家長對於本資源手冊建議的治療策略感到放心，不妨主動提出，同時對其他意見也保持開放的態度。不過，家長絕對有權利質疑可能增加小孩焦慮的治療方法。**我們強烈建議，任何將孩子從他熟悉的環境或人分開的治療，都必須受到質疑。**

美國選擇性緘默症基金會的網站（見「實用的聯繫資訊」，336頁）針對家長選擇相關專業人士時要問哪些問題，提供很好的建議（見表7.2）。

表7.2　尋求專業建議時有用的問題

你聽過選擇性緘默症嗎？
你對選擇性緘默症的瞭解是什麼？
你認為是什麼造成這樣的問題？
你是否曾經治療過選擇性緘默的小孩？
你的治療方法是什麼？
你可以用一般的人聽得懂的話來描述你的方法嗎？
家長在治療選擇性緘默症中扮演什麼角色？

在某些情況下，家長與老師可能找不到專業支援，不得不自己來幫助小孩（例如第十四章的伊麗莎白和羅西）。另外，他們也可能選擇不採用外部支援，尤其是當他們能夠早期發現小孩緘默的模式，並採取較不正式的介入方法。

❖ 確立並協調參與者的角色 ❖

所有參與者必須共同找出彼此皆能接受、並且可行的輔導策略。參與者人數可多可少，差異很大，但最重要的是，一定要建立有效的溝通管道，並且瞭解彼此的角色。這些角色描述如下，但需注意同一個人可能扮演多重的角色。

1. **家長**。我們先前已說明，家長在評估孩子過程中的重要角色，特別是描繪孩子說話習慣的輪廓。在輔導孩子的過程中，通常也必須由一位或兩位家長來參與。輔導計畫應盡可能獲得家長的參與，因為這樣才能讓孩子一開始就在家長帶領的活動中沒有焦慮的說話。接著，輔導人員可以逐步融入（fade in）而家長則漸漸淡出（fade out）。儘管如此，仍然有許多理由，會使輔導工作在**沒有**家長的參與下進行。有時，家庭和工作情形可能局限家長參與的程度。又例如，家長可能有語言障礙。還有些家長可能因孩子在家中能自在的說話，而拒絕參與的機會。有些家長則討厭「外人」侵犯他們的生活。偶爾會發生家長與孩子的關係不利於輔導所需的輕鬆、自然、肯定和一致性的方式。

   即便家長沒有參與輔導計畫，他們當然也必須瞭解學校輔導孩子的步驟。有些家長可能不願意學校讓校外機構參與，但大都可以接受學校在特殊教育體系下，對孩子的緘默行為進行輔導。

2. **其他的說話夥伴**。觀察孩子的說話習慣（第五章）可能會發現，他和某些成人或小孩可以在某些情境下說話。這些說話夥伴可以在孩子能自在說話的「安全」情境（例如：孩子家裡或親戚家），以及引起焦慮和緘默的情境之間，搭起一座橋樑。他們可以幫助孩子在外面的情境先能夠放鬆和說話，再漸漸加入其他成人和小孩。找到愈多願意配合的說話夥伴愈有利，他們可以在孩子的安全情境和學校情境之間提供自然的連結。若家長不能參與，也許有孩子喜歡的阿姨、兄姊或信任的家族朋友可以參與，所有的選項都應列入考慮。

3. **專家**。在理想的狀況下，團隊中應該要有一位成員對選擇性緘默症有經驗；這位成員可以是老師、教育心理師或醫療專業人士。即使缺乏過去經驗，語言治療師和心理師仍然具有溝通、社交互動和行為管理的專業知識，這些和治療選擇性緘默症都有相關。他們也許可以進一步進修，或花幾個晚上研究這本資源手冊之後，成為輔導團隊的專家和顧問！

專家可以在輔導的初期或更長的期間，擔任團隊裡主要工作者的角色，如果他無法親自擔任，也可以提供計畫，讓較沒有經驗的主要工作者有所遵循。當專家將主要工作者的角色轉交給孩子學校的人員之後，仍須持續提供支持。他應與新的主要工作者定期會議，以給予不斷的支持和鼓勵。在會議間隔期間，保持電話聯絡也非常重要。**根據我們的經驗，一旦把輔導的責任交付給孩子的學校，便很容易失去動力**。這並不是批評，而是反映有效執行計畫需要足夠的時間、知識及信心。對於缺乏經驗的主要工作者，最好的安排是讓他確認可以經常打電話向專家諮詢，而不是「只有在卡住時」才可以打電話。如果沒有這樣的支持，主要工作者可能會覺得「使孩子說話」的負荷過於沉重，尤其無法看到立即成效時更容易倦怠。

4. **主要工作者**。主要工作者是擴展孩子的說話習慣至特定情境的主要負責人。他首先和孩子建立一對一的說話模式，如能借助家長或其他說話夥伴則更易達成。接著依孩子的情況，將他導入其他的人或情境之中。初期的主要工作者可由專家來擔任（見上一段），不然也可以是學校或幼兒園的老師。當孩子還很年幼，參加非正式的遊戲團體或上幼兒園時，家長可以在第一時間擔任這一個角色。不過，家長並不一定可以輕易或適切地在孩子的教育或社交情境下自由行動。通常需要指派家人以外、理解情況並且有機會和權責在校內看得到孩子的人，來擔任校內主要工作者。如果已經採取「創造適當的環境」的措施（見第六章），那麼可能會有一位教室助理、老師或助手是當然的人選，可以在輔導計畫的某一階段擔任主要工作者。

不管是有經驗的專業人士或是自願幫忙的人，都可以擔任主要工作者，但是較適合的人選需具有某些特質（見表7.3）。雖然這個任務起初看來很艱難，但是毫無疑問的，透過主要工作者的經驗，才最能瞭解選擇性緘默症。許多成功達成任務的主要工作者表示，鮮少有輔導經驗是如此有成就感的。

表7.3　主要工作者需具備的特質

這個人：

✓ 相當瞭解選擇性緘默症過程和治療的原則。

✓ 散發輕鬆的氛圍，能夠以鎮定而正面的態度面對孩子的緘默，即使感到焦慮、氣餒或失望時（這些情緒必然會發生），態度依然不變。

✓ 孩子喜歡而且信任他。

✓ 讓孩子感受到彼此的相互尊重。

× 當孩子不說話或不配合時，不會認為孩子是針對他個人，反而會對孩子的焦慮產生同理心，並設法在下一次減低孩子的焦慮。

× 不會投入過多情感或占有慾太強。

✓ 有需要時會尋求幫助。

✓ 為孩子的成功而歡欣，即使這代表必須對孩子放手。

5. **協調者**。輔導選擇性緘默的孩子，是非常折磨情緒和挑戰理智的工作。它也必須結合許多抱持不同觀點的人，亟需要團隊的合作無間、維持一致和互相扶持。孩子需要學校給予支持；輔導的目標必須融入孩子的整體教育計畫；所有直接接觸孩子的人都應該知悉輔導計畫，這些都需要有人負責協調。計畫擬定之後，進行更動之前務必先諮詢專家，而且要避免有人出於善意自行嘗試，希望能做到別人所做不到的，這些都很重要。

因此，無論參與的人多麼少，都必須指定一位協調者。如果輔導團隊包括一位校外的專家，那麼他除了前述專業的角色，也經常兼任協調者。協調者的任務包含：

- 召開和主持會議。
- 記錄及發布共同決定的行動計畫。
- 傳達訊息給接觸孩子但沒有參與輔導計畫的人員或老師。
- 協調任何疑慮、建議，以及計畫的更改。
- 聯絡專家（或擔任專家的角色）。

6. **其他**。可能還有其他的專業人士，他們關切孩子發展或教育需求，但沒有直接進行輔導。他們可能曾經協助確診和評估，接著可以繼續追蹤孩子狀況，或是參與管理團隊。他們可以視情況參加初步的計畫會議和後續的檢討工作。這個角色可能包括：輔導老師、教育心理師、小兒科醫師、行為支持服務者，以及社工人員。

❖ 聯繫協調 ❖

聯絡協調會議可能是正式開會或非正式的聊天，但都可以使用下列清單，以確保沒有遺漏任何可能影響輔導成效的事項。與會人員不一定認同彼此對孩子行為的見解，家長有自己的觀點，老師意見分歧也不足為奇。這需要小心處理和討論，才能往彼此都能接受的方向前進，最重要的是要接納所有不同的觀點。下列事項當中有些已在前面提過，現階段可以快速瀏覽：

- 對於選擇性緘默症的本質達成共識（第二章）。
- 簡述評估和資料蒐集的過程並提供回饋（第三章至第五章）。
- 營造有利於輔導的環境（第六章）。
- 一般性輔導原則（第七章）。
- 問題的嚴重程度以及對輔導方式的影響（第七章）。
- 整體輔導計畫以及目標優先順序（第八章）。
- 輔導團隊成員的角色分配和聯絡方式（第七章）。
- 輔導計畫的結構以及適當的時間管理和資源利用（第八章）。
- 實施計畫的時間點（轉換班級或進入新情境可能是有利的時機）。
- 誰應該告訴孩子什麼（第八章）。
- 下次協調會議的時間。

針對階段式輔導計畫（第九章）的協調會議應包括：

- 輔導的頻率。
- 誰應負責設定目標。

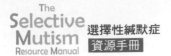

- 預期效果、獎勵系統。
- 進度（如果孩子達到目標有困難，要如何處理）。
- 安排建議和支援對象（較沒有經驗的主要工作者，可能需要在輔導計畫開始數天後，召開追蹤會議或與專業人員討論，以解決任何突發問題）。

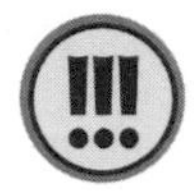

雖然孩子是輔導過程的積極夥伴，但不宜讓他知道有哪些人在追蹤他的進展。因為這樣太強調孩子的表現，徒增壓力。我們不建議讓孩子參加個案會議或校內檢討會議（雖然這可能不符合某些機構的政策）。任何與孩子的討論，都應局限於輔導過程的實際運作，並且在場人數愈少愈好，討論的成員通常包括：孩子、家長和主要工作者，或孩子、專家以及較無經驗的主要工作者。

瑪蒂在校內會議上耍寶、橫躺在椅子上做鬼臉。兩年後，她告訴新的心理師她當時有多尷尬，耍寶是為了防止老師直接對她說話。不幸的是，她的行為讓老師們堅信她玩弄師長、利用緘默來得到關注。會議的結論是，瑪蒂若獲得資源教師的個別輔導，將有反效果。她無心的舉止，讓自己的生活更難過了。

第 8 章
輔導過程概要

輔導過程可以分成五個階段：

- 建立互信。
- 讓孩子成為積極的夥伴。
- 引導開口說話。
- 擴展說話情境。
- 放手。

基於選擇性緘默症的本質，輔導工作剛開始時，無法提前預知進度，頂多只能確定下一次的輔導細節。輔導的進度、達成每一個目標所需的步驟，皆取決於孩子的反應。儘管如此，在輔導工作開始前，掌握整體的方向感是非常重要的。曾經有些輔導計畫迷失方向、「卡」在某一階段，或者太早停止以致產生不良後果。擬定一個整體的計畫，可以確保所有參與人員皆專注於共同的目標、瞭解各自的角色、相關的資源利用和時間管理，並且有一致的成功標準。

本章介紹輔導過程概要，包括輔導人員和地點的考量。輔導過程的完整細節則提供於第九和第十章。

依循自在說話的階段按部就班地前進

在計畫和實施輔導時，無論緘默的嚴重程度如何、無論是否有說話夥伴的幫忙，皆需依循自在說話的階段前進。所有接觸孩子的人員都要循序漸進（如圖8.1），從沒有壓力、非口語的互動開始（第一至第四階段），一次只改變一個變數，直到孩子能夠在不同的地點與他們溝通（第九至第十階段）。如同第七章所說的，主要工作者引導過程中的各個階段，並且在帶入新的成員和地點時維持一致性，讓孩子有所依恃。他必須是目前輔導情境中，能夠經常而規律地和孩子相處的最佳人選。

引導說話的方法

主要工作者可以透過刺激漸褪（stimulus fading）或塑型（shaping）兩種方法之一，來引導孩子說話。引導非常焦慮的孩子可能需要將兩種方法混合使用。

❖ 刺激漸褪（悄悄融入）❖

主要工作者引導孩子說話的過程，盡可能由一位孩子信任的說話夥伴來支援，通常是一位或兩位家長。在這之前，主要工作者要和孩子建立互信，如果有熟悉的大人在場，可能短時間內便可建立。一旦孩子足夠放鬆，能以點頭或搖頭與主要工作者溝通（圖8.1，第三階段），就可以開始引導孩子說話。先讓熟悉的大人與孩子從事需要說話的活動，主要工作者則迴避或離開房間。主要工作者接著緩慢的聽到孩子與家長說話、進入房間，最後加入。同樣的活動在不同的房間或地點重複進行，以確保說話能夠轉移至不同情境。這個程序遵循「刺激漸褪」（Cline & Baldwin, 1994）或「人物及情境漸褪」（person and situation fading）的原則（Sluckin, 1999）。

刺激漸褪是較受偏好、也是最快的介入方法，因為它以孩子已經可以說話的情境為基礎，可以將焦慮降至最低。它改變孩子以外的變數（在場的人及活動的地點），而不改變孩子做的事（這點和「塑型」相反）。

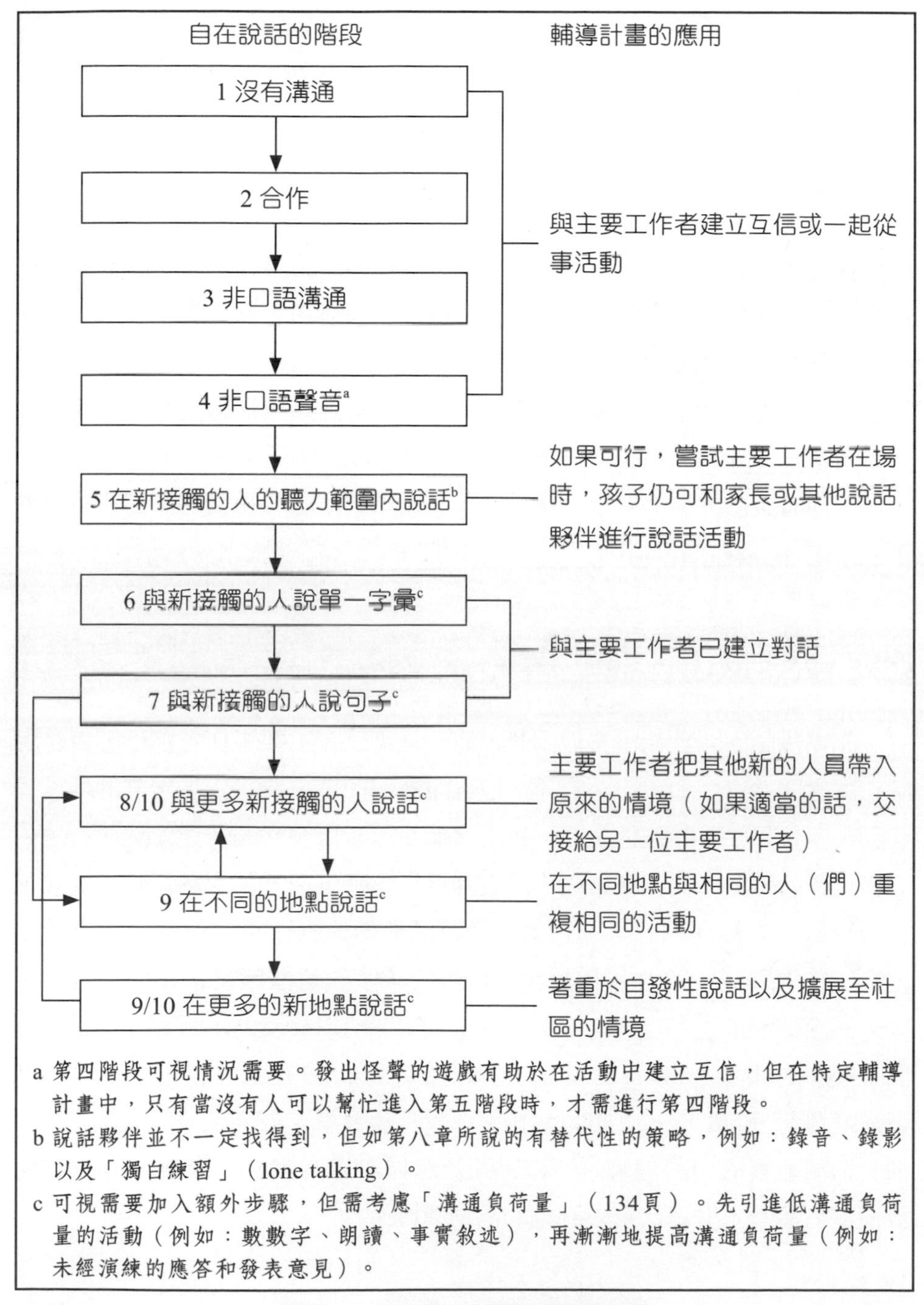

a 第四階段可視情況需要。發出怪聲的遊戲有助於在活動中建立互信，但在特定輔導計畫中，只有當沒有人可以幫忙進入第五階段時，才需進行第四階段。

b 說話夥伴並不一定找得到，但如第八章所說的有替代性的策略，例如：錄音、錄影以及「獨白練習」（lone talking）。

c 可視需要加入額外步驟，但需考慮「溝通負荷量」（134頁）。先引進低溝通負荷量的活動（例如：數數字、朗讀、事實敘述），再漸漸地提高溝通負荷量（例如：未經演練的應答和發表意見）。

圖8.1　依循自在說話的階段前進

請注意，當熟悉的大人參與其中，便不需引導非口語聲音（圖8.1，第四階段），雖然實際情況中，孩子經常在第五階段主要工作者融入之前，自發性地發出笑聲、彈舌頭或嘆氣，通過第四階段。

❖ 塑型 ❖

找不到說話夥伴時，主要工作者就必須在第一到第五階段，漸進式地直接引導說話。孩子以非口語溝通開始，慢慢愈來愈趨近真實的說話。這個過程叫「塑型」。它引起的焦慮比刺激漸褪多很多，因為改變的是孩子內在的變數，例如：發音困難度、訊息內容，即逐步提高溝通負荷量。因此，孩子每達成一個步驟就須給予獎勵，以增加樂趣和成就感。一旦孩子開始和主要工作者說話，接著便混合運用刺激漸褪和塑型法，後續的進展將加快許多。

溝通負荷量的考量

如果孩子的緘默還沒有很固著，他一旦可以在主要工作者在場時自在說話，就會開始自然地用口語表達。他可能熱切期待主要工作者帶來的玩具或活動，而且只要不強迫他說話，接下來他便可能自發性的表達意見。

但是若緘默已經根深蒂固，計畫輔導步驟時，便需將說話活動本身視為一個變數。在輔導初期，進行溝通負荷量低的活動，可以讓孩子更容易和主要工作者說話，這也適用於說話困難的孩子。這些活動需要的語言處理少、風險低，孩子可以確信他的答案是正確或可以接受的，例如：數數字等固定順序的練習（rote sequences），以及朗讀熟悉的文字。當孩子成功做到低溝通負荷量的活動，便可以慢慢引進較高負荷量、較高風險的活動。這些活動需要較多的口語理解、不確定性及意見表達。表8.1列出由低至高溝通負荷量的活動，附錄四有更詳細的活動項目。

表8.1　口語活動的溝通負荷量

溝通負荷量	活動
低	● 固定順序的練習（例如：數數字） ● 回答「是」或「不是」（可以不假思索的答對） ● 朗讀（不需理解內容） ● 自發性口語表達（意見） ● 單一字彙
中	● 圖片命名 ● 完成句子 ● 孩子字彙範圍內的事實訊息 ● 演練過的說話 ● 根據內容朗讀語詞 ● 孩子語言能力範圍內的語詞
高	● 需要理解內容的朗讀 ● 提出選項、原因、意見或想法 ● 回應沒有確定答案或困難的問題（必須思考） ● 社交對應（打招呼、說「請」、「謝謝」） ● 回應他人的需求 ● 未經計畫的說話 ● 主動開頭說話 ● 句子

輔導情境

每一個輔導計畫都是獨一無二的，輔導情境亦依參與成員的職責和地點而有所不同。雖然差異相當大，大部分的計畫都會循著圖8.2列出的五條輔導路徑之一進行。在前四條路徑中，家長（或相當於家長的人）扮演關鍵性的角色。第六條路徑必須極力加以避免，在此不予顯示。它是和孩子熟悉的環境沒有連結、也沒有說話夥伴的情況下，僅局限於在診所裡進行輔導。

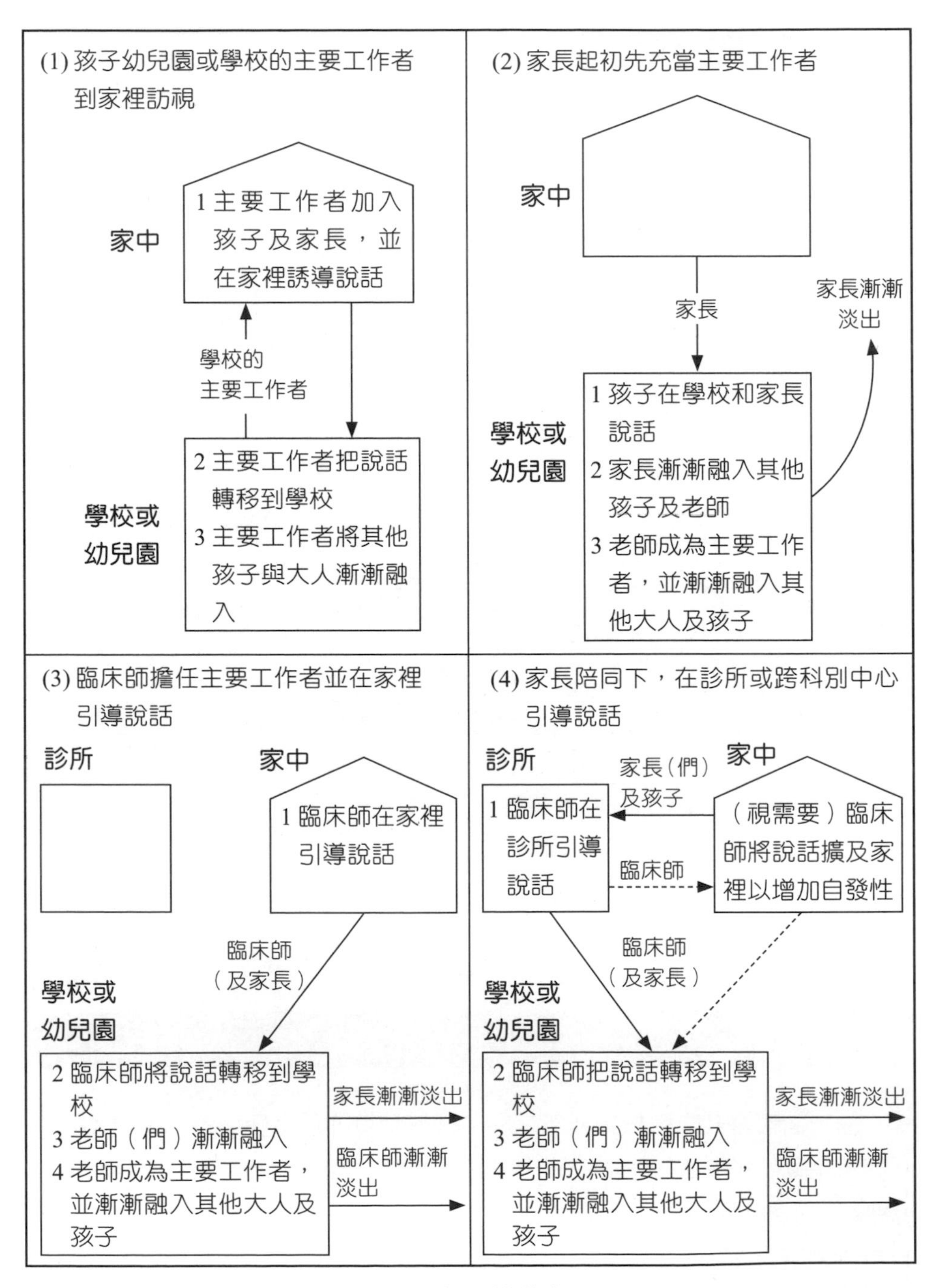
(1) 孩子幼兒園或學校的主要工作者到家裡訪視
家中
1 主要工作者加入孩子及家長，並在家裡誘導說話
學校的主要工作者
學校或幼兒園
2 主要工作者把說話轉移到學校
3 主要工作者將其他孩子與大人漸漸融入
(2) 家長起初先充當主要工作者
家中
家長
家長漸漸淡出
學校或幼兒園
1 孩子在學校和家長說話
2 家長漸漸融入其他孩子及老師
3 老師成為主要工作者，並漸漸融入其他大人及孩子
(3) 臨床師擔任主要工作者並在家裡引導說話
診所
家中
1 臨床師在家裡引導說話
臨床師（及家長）
學校或幼兒園
2 臨床師將說話轉移到學校
3 老師（們）漸漸融入
4 老師成為主要工作者，並漸漸融入其他大人及孩子
家長漸漸淡出
臨床師漸漸淡出
(4) 家長陪同下，在診所或跨科別中心引導說話
診所
家長（們）及孩子
家中
1 臨床師在診所引導說話
臨床師
（視需要）臨床師將說話擴及家裡以增加自發性
臨床師（及家長）
學校或幼兒園
2 臨床師把說話轉移到學校
3 老師（們）漸漸融入
4 老師成為主要工作者，並漸漸融入其他大人及孩子
家長漸漸淡出
臨床師漸漸淡出

圖8.2　主要輔導路徑

(5) 沒有家長在場，在學校引導說話

學校 或 幼兒園	1 主要工作者在學校使用塑型技巧引導說話 2 主要工作者漸漸融入其他大人及孩子

註：圖中所稱「臨床師」指任何校外的專業人士，例如：口語及語言治療師、兒童精神醫師、心理師，或社區護士。

圖8.2　主要輔導路徑（續）

擴展說話情境的順序

在自在說話的第七階段，孩子已經可以和主要工作者說話。接下來就進入類化（generalisation）的階段，著重於將孩子的說話習慣擴展至更多的人和地點。第八階段（新的人）及第九階段（新的地點）可以交互穿插，視孩子的個別狀況而定。這時可以指派一位新的主要工作者，以便給予孩子充足的支持。例如：輔導計畫可能由口語及語言治療師或教育心理師來啟動，但是老師或助理教師接手，在學校繼續進行計畫，是較適合的安排。因為這樣才能提供孩子更規律、更頻繁接觸的說話夥伴，而校外的專業人員較無法做到。

輔導團隊對於哪些人和地點應納入計畫、其順序如何，應該有共識。對於哪些事情能夠達成、哪些不能，必須有務實的期望，並清楚各個參與成員的職責所在。

在擴展說話情境的過程中，必須考慮四個階段：

❖ 第一階段：主要工作者到學校或幼兒園引導孩子說話 ❖

剛開始引導說話可以在家裡或診所進行，但接著必須轉移至學校的情境。主要工作者可能要在學校裡找到一個免於干擾的「安全基地」，和孩子進行說話活動。

❖ 第二階段：漸漸融入學校或幼兒園裡的大人和小孩 ❖

邀請最多兩、三位大人和一個小團體的小孩加入說話活動，邀請對象的考量因素如下：

- 孩子跟誰在一起最自在？
- 孩子最需要和什麼人說話？
- 誰最常和孩子接觸？
- 誰最可能在後續階段接手，成為新的主要工作者？

孩子可以在安全基地和這些人說話之後，再依據孩子的立即需求，將活動轉移到不同的情境，例如：教室、遊戲場、餐廳、學校圖書館。新的情境裡剛開始不能有任何新加入的人，但可以漸進地增加聽眾的人數。

❖ 第三階段：將說話範圍擴及整個學校或幼兒園 ❖

此時要幫助孩子在學校任何地點，都能和朋友以及重要的大人說話，包括：參與團體活動、對全班說話，以及點名應答。如果孩子並沒有自動擴大說話範圍，則可能需要在大禮堂、走廊、校車等地點，幫助他練習說話。

增加孩子說話的對象也很重要，包括：導師、學校秘書、午餐阿姨，以及孩子的同儕團體。此階段的重要目標之一，是介紹孩子認識新班級的導師和其他老師，為下學年做好準備。

❖ 第四階段：說話範圍擴及任何情境裡的陌生人，包括換學校 ❖

長期的害羞是一種社交障礙，輔導計畫必須考慮孩子在大範圍社區裡的溝通能力，否則就不算完整。社區中直接接觸孩子的人可能包括：鄰居、親戚、家庭醫師，以及游泳社團、童軍隊等當地兒童團體的領導者。另外，還包括更廣義的潛在接觸者，例如：公車司機、餐廳服務員、店員、當地孩子和家長。

並非每位輔導團隊的成員，都需參與輔導計畫的每一個階段。心理師、心理衛生工作者或口語及語言治療師可以從一開始就參與，直到孩子擴展說話範圍至社區。但是很少有學校可以提供校外的支持。輔導計畫應盡可能包含擴展說話情境的第四階段，以確保問題得以解決，而非只有暫時減輕。年紀小的孩子，往往經過第二和第三階段，便能自然擴大說話範圍。但是對於年紀較大、問題較嚴重的孩子，則可能太早停止輔導，誤以為孩子的新說話型態將能夠自動轉移到新班級或新學校。因此，至少必須採取措施，確保孩子順利地轉換到新班級。第四階段可能是由家長帶頭，校外的成員只追蹤進展而不直接介入。理想的練習情境包括：當地的商店、餐廳、車站和公園。

第三階段對於就讀大型學校的中學生較為棘手，因為涉及的人員和地點似乎永無止盡。這些孩子的緘默行為多半已經根深蒂固，同時還要面對青少年的叛逆期。在這種情況下，較為實際的做法是縮小學校情境裡的輔導目標，例如：和主要老師或助理老師一對一說話、在同儕團體裡說話並至少對一位朋友說話，以及說話能力足夠應付學校考試。英語和外語的口試尤其需要注意，或許可以要求孩子面對小組說話、而非面對全班。第四階段對於年齡較大的孩子格外重要，因為他們在學校大多不快樂，顯現出嚴重的焦慮和挫折感，他們唯一的期盼就是離開學校。因此，無論是在學校或校外的情境，都明確的提供他們有益又可以達成的目標是必要的。練習和陌生人說話，可以給予他們自信、動力，以及迎向光明未來的希望。

擬定輔導計畫整體架構

將輔導過程、情境、順序和預期結果加以綜觀考量，就應該可以擬定輔導計畫的整體架構。圖8.3顯示兩個孩子如何以不同方式歷經同樣的階段，並強調不同的情境和人員如何參與輔導。

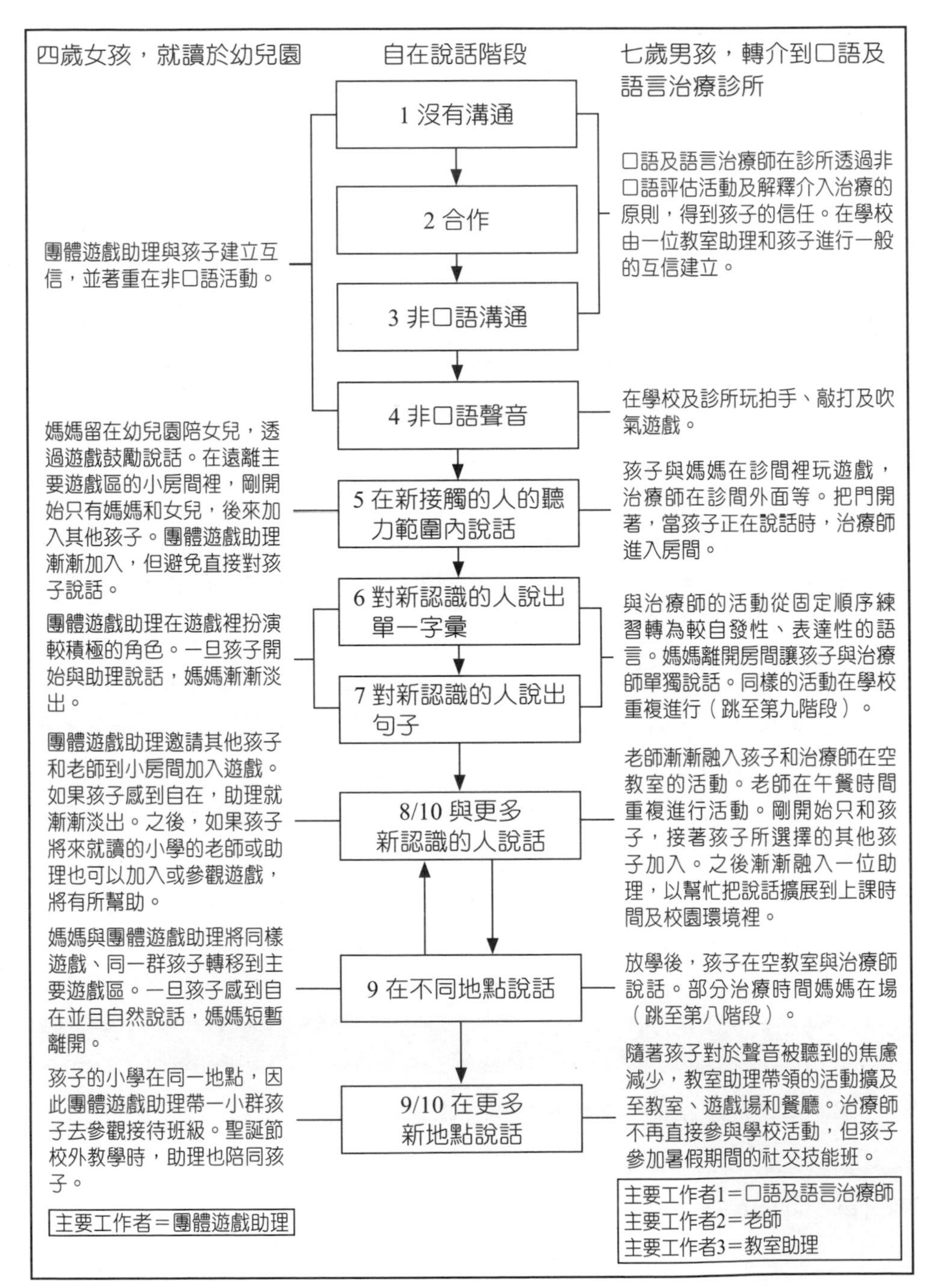

圖8.3　兩個輔導計畫架構的例子

第9章

階段式的輔導計畫：引導第一次說話

本章探討引導孩子第一次說話，可能需要採取的步驟，同時考慮不同的轉介途徑、輔導情境和嚴重程度。我們詳細描述建議的策略，好讓沒有輔導選擇性緘默孩子經驗的專業人員，以及對行為治療不熟悉的讀者，都能瞭解。首先說明以下幾點：

1. 第十二和十三章所提及的「階段」是指自在說話的階段（見122頁表7.1，及133頁圖8.1）。
2. 「主要工作者」指在特定情境下，幫助孩子發展和類化說話習慣的主要負責人，可能是專業或非專業人士。
3. 「臨床師」指的是任何校外專業人士，例如：口語及語言治療師、兒童精神科醫師、心理師或社區護士。
4. 「家長」也可以指其他受到孩子信任的說話夥伴，例如：祖父、祖母、最喜歡的阿姨或鄰居。
5. 「單純」和「複雜」的選擇性緘默症（見第三章）皆適用本章提出的建議，但若孩子有其他特殊需求，則受限於時程無法據以調整。這些孩子的緘默應以其他需求為前提來考量，例如：學習速度較慢、詞彙有限、缺乏注意力，以及情緒困擾。探討相關細節已超出本手冊的範圍，但我們鼓勵讀者採取全面的觀點，視情況納入或交替運用其他資源。策略可能包括：以視覺圖像來補強理解力和表達力的不足，反覆練習、增加休息、諮商治療，以及家庭治療。

6. 「說話困難的孩子」較不需要使用特定技巧來引導說話，但仍會受益於一般性的建議，例如：建立互信、減少溝通負荷量，以及建立和周遭社區的連結。至於如何支援脆弱（vulnerable）的孩子，我們建議讀者參考第十三章「結束輔導」。

建立互信（第一至第四階段）

此階段的輔導有兩個目標：

1. **贏得孩子的信任，讓孩子期盼下一次和主要工作者接觸，並且可以放鬆的進行非口語溝通**。這個目標可能很快就達成，但仍因孩子而異。我們發現，通常年齡較大的孩子較容易和專業知識豐富的主要工作者互動，孩子感到主要工作者瞭解他的情況因而有信心。年齡較小的孩子對大人較有防備，可以藉由一般性的遊戲，讓他覺得主要工作者不具威脅性、充滿善意，而且會真心在意他的最大利益。
2. **檢視在不同情境或不同條件下，焦慮是否可以降低到足以讓孩子與主要工作者說話**。這並不一定可以安排，但即使是簡單的調整，也可以有所改善，年紀較小的孩子尤其如此。例如：見面時有孩子的兄弟姊妹陪伴、在較安靜的房間裡玩簡單的活動，以及在家裡、診所或課後社團與孩子見面。

第五章針對評估工作提出初次見面的建議，這些建議同樣適用於建立互信。首先要誠懇的認同孩子的困難，並且不要求孩子說話（至少在剛開始時）。接著，要考慮到孩子的年齡、興趣、偏好，尤其是自在說話的階段，設計和進行循序漸進的非正式活動。表9.1整理建立互信的過程，包括：每一個階段的輔導目標，以及適合的活動例子，附錄五有更多的活動建議。主要工作者如果希望使用較具架構性的輔導計畫，可以參考附錄六中第三和第四階段的塑型計畫。

表9.1　建立互信的活動

階段	輔導的目標	希望孩子達成的目標	策略	評語
1	放鬆及引起興趣	● 覺得沒有壓力，期待再見到主要工作者。 ● 當主要工作者示範新遊戲，願意留下來觀看。	設計可以捉住孩子興趣的活動，例如：示範電腦遊戲或機械玩具、玩沙坑、車庫、農場、廚房玩具、娃娃屋、積木，或美勞活動。	很少有孩子在此階段停留太久。持續的沒有興趣可能代表有情緒或社交困難。偶爾在初期需要讓孩子帶頭，然後逐漸參與孩子選擇的活動，再導入其他遊戲或活動。
2	積極參與	● 參與主要工作者選擇的活動，並配合完成相關的要求或建議。	同上，但這次要尋求孩子的參與，可以要求孩子幫忙找東西、把玩具從袋子取出、完成圖形、輪流玩遊戲、把貼紙貼在學習單，或完成問卷。附錄五的第二階段有更多活動建議。	用玩偶或孩子最喜歡的玩具，特別適合較年幼的孩子。主要工作者用玩偶和孩子的玩偶說話時，要用和平時不同的聲音。有的孩子會讓玩偶回答，有的會讓玩偶點頭、指，或幫助遊戲進行。

表9.1　建立互信的活動（續）

階段	輔導的目標	希望孩子達成的目標	策略	評語
3	非口語溝通	● 利用肢體和／或寫字來溝通。 ● 與主要工作者輪流。	在玩遊戲時插話，例如：「讓我看你最喜歡的那個。」、「是這個嗎？」、「你現在想要試試嗎？」玩需要點頭、搖頭或用手指的遊戲或指令。見附錄五第三階段的活動，例如：「猜謎遊戲」、「不准偷看！」。	此階段宜鼓勵孩子以寫字、畫畫，或選擇圖片、物品、字或詞來回應。但應避免任何讓孩子做決定的活動，因為選擇性緘默的孩子若在未經設計的情境需要做決定，往往會非常焦慮。剛開始孩子的動作可能非常小且靠近身體，這相當於非口語版的耳語，是完全可以接受的。
4	非口語聲音	● 主要工作者在場時發出聲音（笑聲、周遭環境的聲音、聲符音）。	玩鼓勵笑聲或發聲的遊戲。開始時可以使用樂器、拍手或輕敲，然後發出動物聲、哼唱、發出聲符音。見附錄五第四階段的活動。	第四階段的活動特別適合學校和幼兒園，可以當作小團體或配對的遊戲。 如果孩子說出聲符時感到壓力，不需勉強。經由聆聽和用手指，也可以提升聲韻覺識。

!!! 一旦決定介入來引導說話，必須特別注意，建立互信的階段足夠即可，避免停留太久。當孩子達到目標且**可以有自信地重複**，即需進入下一階段的活動。

在家中或診所進行建立互信的活動，經常只需一到兩次的輔導時間，尤其如果有家長或可以說話的兄弟姊妹在場。在學校或幼兒園，因為周遭的人比較多、較易被打斷，或者與挫折感有較強的關聯，可能需要較長的時間。大部分孩子對於關注、稱讚（溫暖、誠懇，但不至於無法招架）、輕鬆且不拘禮節的氣氛，反應良好。「哇！我喜歡這個。」以及「真希望我也有一個。」比起「你在哪裡買的？」或「好可愛的洋娃娃，她叫什麼名字？」好很多。我們發現，捨棄所有禮教拘束、順應孩子的幽默感，會有幫助。叫錯名字、誤解圖片等，你愈搞笑，孩子愈愛！對於較為「凍僵」的孩子，偶爾需要實體的獎勵，例如：貼紙、星星或紀念品。如果經過三次輔導仍未達成第三階段的目標，則可能緘默源自更深層的情緒問題，可能需要遊戲或藝術治療，或是個人或家庭諮商。

❖ 家庭情境 ❖

如果相關人員都覺得適當、實際、能夠接受，進行一次或多次的家庭訪視相當有幫助，可以加速建立互信。這個選項特別適合孩子的學校或幼兒園老師，因為他們不像臨床師可以在中立的情境和孩子見面。造訪孩子熟悉的地盤，有時甚至能達到自發性說話的效果，尤其是五、六歲以下的年幼孩子。再一次提醒，誠實的向孩子介紹訪客很重要，因為孩子如果認出客人是誰會起疑心，而且如果以後發現真相會感到被出賣了。主要工作者表達出很高興到家裡探訪孩子，但不向孩子施加口語溝通的壓力。

誠實告知孩子家庭訪問的目的。

如果孩子對來訪的大人原已熟悉，則一至一個半小時的家訪時間是合宜的。從容不迫、給予孩子時間習慣主要工作者在場，才能讓孩子放鬆、開始說話。孩子會先和家人說話，然後和主要工作者說話。有用的策略包括：和兄弟姊妹玩遊戲、在庭院裡活動（較不密閉）、觀賞孩子最喜歡的電視節目或錄影帶並顯示樂在其中、提議唸故事給孩子聽（如果孩子太害羞就唸給孩子的玩具聽）、示範新的電動遊戲或電腦軟體。如果孩子正常的和家人說話，或直接和主要工作者說話，不要表現出任何驚訝。如果孩子說話了，家長和主要工作者必須判斷正確時機，家長稍微退場，讓孩子單獨和主要工作者說話。這樣較有機會讓孩子把和主要工作者說話的經驗，轉移至家裡以外的情境。

❖ 幼兒園情境 ❖

年幼的孩子對陌生大人比較有戒心，主要工作者在建立互信時，有孩子熟悉的人在場會有幫助。家長可以安排時間（例如：輔導結束前的半小時），來和孩子以及主要工作者一起玩。一定要用盡方法，找到孩子可以自在遊戲和說話的情況，或許家長和主要工作者必須退到遠離大廳或教室的安靜角落，或是家長先和孩子單獨一起玩，讓房門開著而主要工作者在附近。學校教職人員可以進來拿東西又很快走開，但不要特別關注孩子正在說話這件事。當孩子在這種情況下可以自然說話了，就可以選擇一位同學來加入遊戲。

不需說話的活動，能讓孩子放鬆因而較能說話。

家長在場通常會讓年幼的孩子有安全感，於是他們通常會開始在主要工作者面前討論遊戲。如果家長不在場，主要工作者也可能發現孩子在小團體裡，或者遠離群體、安靜的角落裡，反應較好。邀請孩子的兄弟姊妹或已經可以說話的玩伴加入遊戲，也可以使遊戲較不具威脅性。應該選擇有機會說話、但又不一定需要說話的遊戲，這樣孩子可以在第一時間便足夠放鬆，能用非口語方式溝通。

❖ 診所情境 ❖

這裡討論的是孩子經由轉介進入專業的情境，例如：口語及語言治療診所、兒童心理健康中心，或醫院身心科。診所提供一個相對安靜和隱密的地點，通常也有父母伴隨的安全感。因此，有些孩子在這些情境下，比起在校園裡更容易說話就不足為奇了。

即使選擇性緘默的孩子能在診所情境下說話，
這並不表示他不再需要輔導。

治療初期通常須進行評估工作，包含非正式的觀察孩子與：(1)一位家長或雙親；(2)家長及臨床師；(3)單獨和臨床師的互動。這段時間不但讓臨床師瞭解孩子的整體狀況，也讓孩子逐漸信任臨床師，確認這是一位可以放鬆、一起遊戲，而且不會逼他說話的人。如果確實做到第五章的評估程序，應該可以自然的建立互信。有時候，這樣就可以讓孩子自發性的說話，尤其是年紀較小或僅是說話困難的孩子。邀請同事或學生在現場觀看並不是個好主意，但若家長同意，可以將治療過程錄影，或經由單面鏡觀察。

如果有家長參與，就不需進行表9.1第四階段的活動。實際上，孩子可能在活動進行中發出笑聲或其他聲音，因而立即通過這個階段。讓這些聲音自然而然發出，比起刻意誘導出來好。我們喜歡一個熱身遊戲，叫做「心臟病」（Hand-Snap）。玩家輪流出牌到桌子中央，一旦兩張同對的牌連續出現，先捶打桌子的玩家就贏得所有的牌。這個遊戲鼓勵吵鬧、笑聲，也可以讓肢體「凍僵」的孩子較為放鬆。

對於較年幼的孩子，可以由家長主導活動來誘導說話，藉此延續評估和建立互信的工作。讓孩子與媽媽一起遊戲或完成活動，臨床師則退居背景（忙著處理文件，而不是看著孩子）。如果孩子繼續緘默，臨床師可以起身離開，說：「我離開一下，我想如果我不在，你們會比較自在。」隨後臨床師把門關上，聽聽孩子是否可以開始說話，並且回來時由衷地稱讚孩子的努力。如果孩子能在這樣的情況下說話，臨床師就再離開房間（同一治療時段或下一次），並要求活動結束時有人去叫他。這次離開時將門稍微打開，回來後同樣給予許多認可。若孩子在門微開時放鬆、自在的說話，臨床師便再次離開房間，說會在兩分鐘後回來。當聽到孩子說話時，臨床師慢慢進入房間，避免直視孩子，並忙著做別的事，直到活動結束為止。如果孩子繼續自由的說話，臨床師就表達他多麼羨慕孩子、如果可以加入不知有多好。如此，有些孩子便容易接受臨床師，能夠和他互動，並進行口語遊戲和活動。

直視眼睛可能具有威脅性。

有時臨床師可能會決定，不需要繼續評估或熱身活動。當選擇性緘默症的診斷已很確定，透過讓孩子做好準備要接受治療的過程，可能就足以建立互信，如同「讓孩子成為積極的夥伴」（149頁）所描述的。臨床師必須判斷孩子是否準備好接受相關的解釋，一般可以從孩子的注意力來判斷。當臨床師對孩子解釋時，注意孩子的反應，並確保孩子以非口語方式合作。孩子可以經由傳遞筆記本、簽名、畫畫或點頭來表示同意。

❖ 學校情境 ❖

年幼的孩子只要身旁有熟悉的人，就會大大地放鬆。或許可以找孩子的兄弟姊妹或一位家長，到班上自願幫忙。家長到校幫忙時，撥出一些和孩子獨處的時間，往往很有益處。例如：可以提早到校或放學後留下來，讓孩子可以放心說話，不會被別人聽到。當孩子和家人或鄰居一起活動時，學校的主要工作者可以加入，並且漸漸和孩子直接互動。有時需要減少在場的人數，或找時間讓主要工作者和孩子獨處，一起遊戲或完成活動。對於四到五歲的孩子，主要工作者找一個隱密、遠離班上的地方，在固定時間（最好每週三次或以上），和他相處五到十分鐘，這樣孩子可能就可以開始說話。每當孩子完成表9.1第一到第四階段的活動，便用貼紙獎勵，這樣過程會更順利。第四階段的活動有助於發展聲音敏感度和識字能力，因此可以融入班上的小團體活動。許多選擇性緘默的孩子在班上無法個別表達，但可以逐漸參與需要集體回應的團體活動。

年齡較大的孩子有的已經和老師或助理建立非口語溝通模式，不需要重新建立互信。甚至孩子可能太安逸於非口語溝通，而老師也不自覺地放棄任何突破的希望。此時主要工作者必須扭轉方向，讓孩子成為輔導過程中的積極夥伴。

讓孩子成為積極的夥伴

一旦孩子已經樂意以非口語方式溝通，但卻沒有進一步發展的跡象，此時不論孩子年齡大小，最好誠實地告知幫助他在家裡以外說話的計畫。告知的方式若正確，他會感到如釋重負；若不正確，則會讓他更慌張。許多人談到，孩子原本頗有進步，但一發現主要工作者是學校的人就不說話了。此外，有不少孩子在社區裡能和主要工作者說話，但在學校卻不行。表面看來，似乎是孩子堅決保持緘默，因此無法突破；事實上，躲避焦慮才是孩子說不出話來的原因。選擇性緘默的孩子對於在學校說話只有負面的聯想，而所有未來的預期都源自於這個經驗。若不小心謹慎地向他解釋輔導過程，孩子將不敢和任何人說話，深怕一旦開口就會被迫和所有人說話——這似乎是不可能的任務。

學校人員必須瞭解，孩子開始和一個人說話，
並不會自動可以和其他人說話。

至於誰應該向孩子解釋輔導的原則，並沒有固定規則，通常是由最有自信的人來做。年紀較小的孩子，一般是由家長或家長和主要工作者一起向他解釋。較大的孩子則可能較適合先由主要工作者或專家和他單獨討論，再和家長分享共同約定的事項。有些家長難以接受直接討論的方式，反而竭盡所能避免談到孩子的問題，擔心集中注意力會使問題更嚴重。讓家長參與旁聽，可以幫助他們打開和孩子的溝通管道，並且建立良好的語言模式供未來使用。

表9.2整理了進行輔導之前，必須和孩子溝通的重要事項。許多尋求我們幫忙的家長和專業人員，在表達這些訊息時經常不知如何開口。因此我們建議以下用語，這些已證實連三歲半到四歲的孩子都聽得懂，其中括弧內的用語適合年紀較大的孩子。

表9.2　幫助選擇性緘默的孩子做好接受輔導的準備

1. 我瞭解你的感覺。
2. 你並不孤單。
3. 你會有這樣的感覺是有原因的。
4. 我想幫助你去除這種感覺。
5. 方法是一小步、一小步地做。
6. 你準備好了，我們才會進行下一步。
7. 只要你覺得有任何不舒服，我們就停止。
8. 情況不會永遠無法改變。

1. **認同孩子的困難。**告訴孩子，你知道他有時候（*在某些情況下*）說話很困難，其他學校也有許多孩子和他一樣（*他並不孤單*）。描述他的狀況：每當他試著說話，就會覺得很擔心、很緊張，而且愈努力嘗試就愈說不出來，好像有東西卡住喉嚨、困住了聲音。這時你用手按著自己的喉嚨，選擇性緘默的孩子很認同你所描述的感覺。

   向孩子解釋：當我們害怕時，會緊緊抓住媽媽的手或鞦韆（*雲霄飛車或方向盤*），就好像喉嚨變緊了、抓住他的聲音。我們害怕時還會憋氣、無法呼吸。總之，如果我們擔心或害怕說話，聲音就會困住、出不來（*無法釋放*）。

2. **說明緘默的原因。**家長不停反省、苦思造成孩子緘默的原因，並沒有太大幫助。緘默症絕非單一原因所造成，而且家長回想過往覺得後悔的事，在當時卻往往是完全合理的。

   儘管如此，每個人都需要一個解釋，對孩子來說更是如此。我們需要讓他感到安心，知道自己沒有問題，只不過正經歷一段對生命事件的正常反應。簡單並坦然地提出解釋，例如：「學校這麼大，而且你沒有太多機會練習說英語，所以你才剛開始上學，覺得說話很困難並不令人意外。」或「上幼兒園是你第一次離開媽媽身邊，而且你都不認識那裡的阿姨，難怪你覺得說話很困難。」或「你小時候說話有些困難，於是你開始擔心別人聽不懂，或是每次說話都會被糾正。」

不管如何解釋都要提到：他愈來愈擔心，以至於連只是**想到**說話都覺得害怕，結果即使想說話也說不出來。解釋時可以運用說話地圖，幫助孩子瞭解（見第五章，80頁）。

3. **告訴孩子情況有辦法改善。**告訴孩子，你希望幫助他去除這個不好的感覺（**焦慮**），而且你知道有一個特別的方法可以做到（**有公認有效的治療方法**）。告訴他，過去他必須同時應付太多的變化，但是如果一次只有一個變化、只需邁出一小步，他就會感到自在，慢慢的對於說話感覺就會比較好（**更有自信說話**）。說明家裡和外面情境的不同時，說話地圖也是很好的工具。強調計畫的進行會以他的步調為準，不會有人強迫他做還沒準備好的事。覺得自己可以掌控對孩子很重要，讓他有安全感。強調他可以選擇要做什麼事，而且可以跟你一起計畫接下來的步驟。畢竟他的幫忙，將可確保你在過程中享受樂趣！最重要的是，讓孩子確信情況會愈來愈好，這個計畫會幫助他做到並享受和其他同學一樣的事。

很多孩子立即以表情或點頭，表示聽懂了、願意接受你的幫助「試試看這個計畫」。有些孩子會在主要工作者離開之後，告訴家長自己的想法。有些看起來無動於衷，但從行動中透露出準備就緒或想要改變（例如：非口語溝通增加）。也有一些孩子保持謹慎的態度，不過一旦計畫展開就非常配合。這些反應都很正常、可以接受。

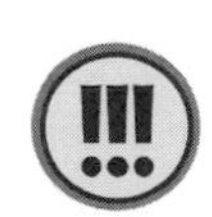

你應該注意，並不需要向孩子徵詢**許可**才進行計畫。如果這樣，有些孩子會拒絕，因為在記憶中，只要在家裡以外的情境說話，沒有一次不會嚴重焦慮。我們要讓孩子知道我們將如何幫助他，並且說明會非常緩慢地進行，不會讓孩子不舒服。只有當我們相信孩子心理上已經準備好要改變，才會到達這個階段。

準備引導說話（第五至第七階段）

下一個階段的輔導目的，是讓孩子能和主要工作者說話，讓主要工作者視情況將說話範圍擴及其他人以及其他情境。如果孩子在評估或互信建立的過程中，已經和主要工作者說話，那就直接進入下一章，開始擴大說話圈。

第八章已提到，階段性的輔導計畫有兩種方式可以引導說話。值得重複提醒的是，只有欠缺現成的說話夥伴或有實務困難時，才會使用第二個方法。

1. 先讓孩子和一位熟悉的人（通常是家長）處於自在的說話情境，主要工作者逐漸「悄悄融入」。
2. 主要工作者漸漸把孩子的非口語回應「塑型」成為單字和句子。

本章接下來將詳細描述這兩個方法，並提供結合兩者的第三個方法。在這之前將先介紹兩個一般性的減敏感法（desensitisation）。請注意，接下來的技巧皆需讓孩子以正常的聲音說話，而不是用氣音。選擇性緘默的孩子發出聲音時，經常表示喉嚨會痛或痠，這是肌肉過度緊張的症狀，不是感染。持續用氣音說話，會使喉嚨的症狀更嚴重，而且會變成習慣。如果輔導過程中，孩子出現用氣音說話，便必須退回上一步，直到可以發出聽得見的聲音（無論多小聲）才能再前進。

❖ 運用家庭錄影或錄音 ❖

主要工作者在引導說話之前，先詢問孩子是否可提供錄音帶或錄影帶，這將非常有幫助。有些家庭可能有現成的影帶，呈現孩子在家自由、盡情地說話，這些可能在評估過程中就已看過；有些家庭則可能樂意聽從指引加以錄製。這些影音資料可以很有效地打破緘默的障礙，驅除孩子不說話的迷思。在家庭以外的情境播放，有助於擴展說話範圍，對於選擇性緘默的孩子讓別人聽到聲音的恐懼，也有減敏感的效果。

溫和啟動輔導工作的方法之一，是建立一張清單，列出曾經藉由影帶聽過孩子說話的人，並讓孩子決定下一次可以讓誰聽到，以及他是否願意在場。如果孩子需要非常緩慢的引導，可以給予獎勵，例如：讓主要工作者獨自觀看或聆聽影音，就給孩子一個星星或貼紙，接著如果孩子和主要工作者一起看，就給第二個獎勵。得到孩子的同意很重要，這樣他才會信任主要工作者和家長，覺得自己可以掌握情況，並且以自己的成就為傲。

❖ 獨白練習 ❖

許多選擇性緘默孩子的家長表示，他們過去在學校很討厭自己的聲音，而這也經常在孩子的身上重演。獨白練習（lone talking，獨自一人時大聲說話）讓孩子對於自己在空教室或其他空間裡的聲音，遞減敏感度，對於適應接下來的輔導技巧也很有幫助。鼓勵孩子盡量跟自己說話，如果覺得困難，也許可以在遛狗或和幼小的弟妹玩時，聽聽自己的聲音。

運用說話夥伴引導說話

若只靠建立互信的活動仍無法讓孩子說話，就需要更特定的程序來進一步減低焦慮。在所有情境裡，融入一個新的大人，基本程序都一樣，我們稱之為「悄悄融入」技巧（sliding-in）。活動進行的步調和項目差異性很大，需依據孩子的年齡和緘默的嚴重程度而定。若問題愈來愈固著，則必須考慮下列事項：

1. **活動的「溝通負荷量」（如第八章134頁所討論）**。表8.1及附錄四提供遊戲活動的清單，以低、中或高溝通負荷量分類，遊戲的規則、更多的例子和想法則收錄在附錄五。
2. **各個步驟的進度和細節**。較年幼的孩子可以用非正式的程序來引導，在幾週的時間裡，施行一到四次的輔導，平順地將各步驟走完（程序一）。較焦慮的孩子需要分開處理每一個步驟，各步驟之間要暫停、放鬆，以避免焦慮程度上升（程序二）。檢查清單和獎勵系統，可以增加孩子的樂趣和動力。通常這麼做，只需一次的輔導就可以讓孩子與主要工作者說話，但剛開始可能局限於低溝通負荷量、制式的回應，而非自發性的說話。後續的輔導可以引進較高溝通負荷量的活動，並且鼓勵發展為對話。

本章將繼續討論：

- 悄悄融入技巧的細節，分為程序一和程序二。
- 依不同的情境，調整進度和活動。
- 有關自在說話階段的輔導過程摘要。

以下我們將刻意詳細描述操作程序，但並不一定要完全照著做。隨著經驗的累積，主要工作者將會有信心調整輔導程序來更貼近孩子的需求。

悄悄融入技巧：程序一

1. 向孩子解釋，我們要幫助他習慣並享受和新的人玩遊戲，方法是很慢、很慢的帶進新的人[N]。剛開始，[N]只會進來很短的時間，然後就離開。他不會與孩子說話；孩子和媽媽（或說話夥伴[P]）在一起快樂的玩，才是重點。
2. [P]和孩子從事需要說話的活動，這應該是一個孩子很喜歡玩，或很容易做到的遊戲（最好不要是練習朗讀）。他們獨自在房間裡，[N]則在外面等。門通常可以稍微打開，但有些孩子必須關門才能放鬆說話。
3. 聽到孩子自在說話時，[N]安靜地進入，忙著整理玩具、找書或倒飲料，然後離開。如果[N]在房間時，孩子就受到抑制、停止說話，[P]仍然稱讚孩子盡了力，然後幫助孩子放鬆、再度說話。重複這步驟一到兩次（中間短暫休息，或下次輔導再重複），直到成功。鎮定地稱讚孩子，肯定孩子已跨出了一大步。

4. 當[N]可以進入房間聽到孩子和[P]說話，向孩子說明[N]下一次將在房間逗留較久，並且想要看看他們在玩什麼遊戲。向孩子說[N]很希望加入遊戲，但是孩子覺得能接受了，他才會這麼做。
5. [P]與孩子單獨遊戲，孩子自由說話時，[N]進入並留在房間，直到遊戲結束。如果孩子看起來困窘不安，就把視線移開。如果孩子說話減少了，遊戲結束時[N]仍需正面肯定，感謝孩子讓他進來觀看。重複這步驟一到兩次，直到成功。
6. 如果孩子似乎放鬆並繼續說話，[N]慢慢接近、較仔細地觀看遊戲。[P]和[N]都可以針對遊戲的進行稱讚孩子，讓孩子感到自己被重視，而不是只重視說話，例如：「我不知道你這麼會猜謎！」、「我好喜歡你排列動物的方式」、「真沒想到你連這些問題都知道答案」。剛開始[N]可能需要避免直視孩子，僅以笑容和話語表達肯定。
7. 一旦孩子能適應[N]在場，[N]在身旁時孩子仍能繼續與[P]說話，[N]就加入遊戲。可以立即加入或下次再加入，視時間安排和孩子的自在程度而定。[N]可以說：「這看起來好好玩，如果可以的話我也好想玩」，以啟動這個步驟。[P]可以尋求[N]幫忙、與[N]輪流，或示範孩子的成果，以將[N]納入遊戲。此時[N]開始較直接地和孩子說話。有些孩子很容易接受，立刻開始和[N]自發性的說話。如果孩子沒有反應，[N]就迅速以適當的話語帶過，例如：「我選這個如何？看起來不錯喔」或「我真是的，剛才那個問題太難了」，等待孩子恢復和[P]自在地說話。[N]繼續表達溫暖和肯定，然後再嘗試一次。這次可以問較簡單的問題，或提出「強迫選項」（forced alternative），例如：「這動物看起來真奇怪，你認為是馬還是牛呢？」
8. 當孩子可以和[N]直接說話，就進行最後一個步驟。休息片刻後或下次輔導時，重複上一步驟，且[P]漸漸淡出，使孩子在沒有[P]在場的安全感之下，和[N]說話。剛開始，[P]讓孩子與[N]單獨玩，但仍留在房間裡。如果這樣沒有問題，[P]就告知要離開一下再回來。**[P]絕對不能沒有通知孩子就離開。**

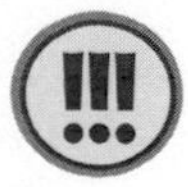

悄悄融入技巧：程序二

1. 向孩子解釋，你瞭解他和新的人說話有多困難，每次嘗試，都會有不好的感覺或驚慌的反應，讓他說不出話來。你要讓他對說話的感覺變好，方法是分成非常小的步驟，使不好的感覺或焦慮不會累積起來。以孩子能夠理解的方式，敘述計畫的步驟，說明一次只會做一個改變。強調每次輔導的進度由孩子決定，孩子感到自在才會進行下一步，時間長短也視孩子的情況而定，如果孩子不舒服或時間到了就結束（一定要有確定的結束時間）。可以用視覺方式呈現步驟順序，例如：列成檢查表，或畫在卡片上（附錄七案例一）。如果孩子較年幼或有理解困難，可以用簡單的卡通圖畫表示（附錄七案例二）。

   你可以將每一個步驟形容成標的、目標或任務，視孩子的年齡和興趣而定。使用記錄和獎勵系統，並解釋每次達到目標將如何獎勵（第十一章，196頁「運用正向強化提供動機」）。**如果孩子達不到目標，那是因為步驟切割得不夠小，而不是孩子失敗了。**

2. 第一個目標是，孩子跟說話夥伴[P]說話（通常是爸爸、媽媽或父母二人），新的說話夥伴[N]在房間外等候。告訴孩子[N]將在五分鐘之後回來。和孩子玩需要說話的遊戲，這應該是他喜歡玩或容易做到的遊戲。[N]告訴孩子會在某個距離以外等候（不是在門外），然後前往該地點，但稍微提早回來，在門外聽聽看孩子是否和[P]說話。如果孩子不能說話，就增加距離直到孩子不會感到焦慮而能達成目標。

   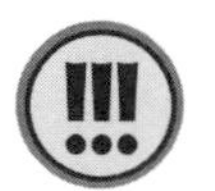

   在整個輔導過程中，孩子都必須用聲音說話，音量較小也無妨。若允許他用氣音說話，便可能一直持續如此。

   如果[P]回報孩子表現很好、可以用氣音說話，仍然要稱讚孩子並將目標打勾。不過，這時需要加入更多步驟，直到孩子可以用正常音量說話，才算找到起點。[N]可能只需要到更遠的地方，並且要求孩子用他的正常聲音說話，或「大聲」說話。也許輔導的地點必須更隱密、或在孩子的家裡進行。找到對的起點，長期而言可以節省時間。更重要的是，這可以確保孩子的焦慮已降至舒適的程度，讓孩子覺得真的有希望克服困難。

3. 下一個目標是，讓孩子與[P]說話時，[N]能夠更靠近，最好就在門外，但這取決於[N]的起點。這一次孩子應該不需要這麼久的暖身時間，所以把活動時間降低到一分鐘以內。如果孩子說話了，[N]應該很容易聽得到。[N]在約定時間回來時，恭喜孩子達到目標。
4. 再重複一次前一個目標，但這次活動快結束時，[N]會把門稍微打開。不過，[N]不會在活動結束前進來。[N]離開房間時把門關上，約定時間經過一半時（而且必須是孩子保持同樣音量說話），[N]很緩慢地把門打開，並在門外等候，確定門微開時孩子仍然可以說話。如果這時孩子感到壓力太大，就再退回上一個目標，讓孩子放心。重複相同做法，但在**離開房間時**讓門微開。在門外等候，直到孩子完成活動，然後進門恭喜他們達到目標。這些做法將帶來後續的良好結果，但可能需要讓孩子休息，改天再繼續。
5. 這時要把活動改成更容易達成，好讓[N]順利加入。選擇孩子有自信勝任、最簡單的活動（見附錄四「活動的溝通負荷量分類表」）。假設孩子可以輪流數數字（孩子說「1」，大人說「2」，孩子說「3」，依此繼續），則可以選擇**固定順序說話**（rote speech）。[N]和先前一樣離開房間、讓門微開，孩子與[P]輪流數到20。當數到10的時候，[N]慢慢地把門打開，並在門外等候直到數完。對於數數字沒有自信的孩子，可以用適當的活動取代，例如：圖片命名。
6. 重複上一步，但這次[N]慢慢打開房門後就進入房間，在孩子和[P]繼續數到20的過程中，[N]移動到他們身邊坐下來。許多孩子可以接受[N]此時加入——[N]接續孩子最後說的數字，說「20」或「21」，並提示[P]繼續數下去，輪流數到30後停止。給孩子打兩個勾或兩張貼紙，因為他不只達成這次的目標，下一個目標也做到了。
7. 如果孩子表現得很驚訝，無法接續[N]數數字，也無傷大雅。[N]立刻道歉，例如說：「真對不起！你剛剛做得太好了，我不小心進到下一個目標去了，都是我的錯。」接著重複上一個目標，明確表示[N]將坐下、加入數數字。此時，[N]通常不需要倒退至離開房間的地步。孩子和[P]開始數數字，[N]站在門口，數到10時，[N]開始移動過來、坐下後加入（通常是數到15時），繼續到20然後停止。此時要大大地稱讚孩子，他第一次擺脫焦慮、和[N]說話！

8. [N]不再需要離開了，先一起輪流數數字，接著輪流說星期名稱、月份，視孩子的能力調整（見附錄五的第六和第七階段）。然後進展到引導句子，遵循低溝通負荷量到高負荷量的順序。所有活動的時間愈短愈好，以節省時間並維持動力。一旦孩子對某個活動有自信，就立刻進行更高的階段。至於朗讀的活動，只有孩子對此有自信才進行。
9. 一旦孩子直接與[N]說話，就進入最後一個步驟。重複一項第七階段低或中溝通負荷量的活動，然後逐漸讓[P]退場。如果說話夥伴不只一個（例如父母二人），讓孩子決定要讓誰先離開房間。[P]等活動開始後離開，留下[N]和孩子在房間裡。活動結束後，請孩子去叫[P]回來。給予孩子許多稱讚，[N]現在已經成為孩子的說話夥伴，能夠在[P]不在場時進行下一次輔導。

要達到上述目標，一般需要兩次到四次的治療時間，每次20至30分鐘，但嚴重焦慮的孩子可能需要更久。接下來可以慢慢建立孩子對於第七階段較高層級活動的自信，這也許可以併入類化階段中。請注意，如果[P]時間有限或難以配合，只要孩子開始把幾個字連在一起，就可以將[P]淡出，[P]只需參加一到兩次的治療。

當孩子可以和主要工作者[N]說話，這個主要工作者就成為[P]，可以用同樣的技巧來引導孩子和其他小孩和大人說話。一般而言，治療時間可以較迅速地進行，不必分成這麼多小步驟，第十章有更多討論。

這個程序以及後續引導焦慮孩子的細微步驟，基本原則是：如果目標[B]沒有達到，就重複目標[A]，加上切割更細的步驟，然後成功後，再重複目標[B]。例如：第五和第六個步驟間，[N]可能一開始需要站在門口、背對孩子，或背對孩子進入房間，將視線接觸延遲至第八個步驟才開始。

❖ 幼兒園情境 ❖

一旦採取正確措施創造出支持的環境，並和主要工作者建立互信，孩子通常會開始在幼兒園或遊戲團體裡說話。但是介入的時間點很重要，某些學齡前孩子緘默的行為已經太久了，對於簡單的措施沒有反應。有時候較實際的做法，是將重點放在孩子的下一個學校，而不是幼兒園。這樣才能專注於與尚未產生強烈焦慮關聯的老師，建立說話行為。大多數的案例都是愈早介入愈好，讓孩子入學時便有正面的社交經驗。

有計畫性但又非正式的輔導，一般能在二至三個月內帶來顯著進步。主要工作者可以用154頁的「悄悄融入技巧：程序一」。找一個與主要教室或遊戲區分開的房間，或者其他孩子不在的時間。不需要特別的技巧，孩子只需從事在家裡喜歡玩的遊戲，和家長一邊玩、一邊說話。圖8.3（140頁）的例子顯示，主要工作者如何融入選擇性緘默孩子與媽媽的遊戲中，這樣主要工作者才能支持孩子在其他情境裡說話。

衔接至小學前，孩子和學校老師都需做好準備。

一旦孩子自在的和主要工作者說話，可以視需要用同樣程序融入一到兩位成人，由主要工作者而不是家長負責引導。只要孩子尚未強烈意識到自己的說話困難，類化到其他孩子經常是相對容易的。接近入學時，以第六章所討論的方式替孩子和學校做好準備，很有助益。第十四章中亞當的例子，顯示幫助孩子銜接小學的重要性。

❖ 診所情境 ❖

這裡指的是轉介到專家情境的孩子，例如：口語及語言治療診所、兒童心理健康單位或醫院身心科。

如果孩子已就讀幼兒園、參加遊戲團體，或已進入小學的學前班，臨床師可能偏向以顧問的方式，幫助家長和學校遵循「幼兒園情境」及「學校情境」所提及的指導方針。若孩子已經五到六歲，即使家長可以配合，也可能較難規律地進入學校輔導。可行的選項之一，是臨床師先引導孩子說話，最好同時在學校裡指定一位大人和孩子建立互信。接下來，臨床師進入學校展開類化程序，到了較後期的階段，再將主要工作者的角色轉移給學校內的人。

臨床師的工作應與學校的支持同時並行。

「悄悄融入」技巧可以在診所裡進行，如果可以配合，也可以在孩子家裡進行。孩子在家裡通常比較放鬆，所以比較有機會略過引導，跳至自發性說話。家庭訪視通常不需要超過一、兩次，尤其若先前已在診所做過評估，已建立互信，且孩子對於家庭訪視的目的已充分瞭解。並非所有臨床師都能夠將家庭訪視納入個案工作，因此必須強調的是，如果家長或臨床師對於這樣的安排感到勉強，那麼家庭訪視將有反效果。

臨床師在初期應該每七至十天至少見孩子一次，前兩週最好有二至四次，目標是在六至十次治療內，引導孩子說話並融入一位學校的主要工作者。程序二有內建獎勵系統，能讓孩子快速感受到成功，並對臨床師有正面觀感，即使是一般預約看診的接觸頻率，也會有這樣的效果。

盡可能安排家庭訪視。

附錄四提供一系列從低到高溝通負荷量的活動，來啟動悄悄融入技巧。緘默程度愈嚴重，就選擇愈低負荷量的活動。五或六歲以下、焦慮程度較輕的孩子，如果在評估階段已和家長說話，或已用氣音和臨床師說話，可以從句子層次的說話遊戲開始。年紀較大、極度焦慮或特別僵硬的孩子，應從數數字的固定順序說話開始。如果數數字有困難，可以選擇圖片命名，或做「是／不是」的練習。除非孩子特別喜歡朗讀，否則朗讀活動應留到後面，因為朗讀是直接、面對面的說話，需要更多步驟才能達成。

❖ 學校情境 ❖

在沒有專家協助的情況下，學校仍然可能幫助孩子說話，尤其是年幼、緘默尚未固著的孩子。如果緘默似乎相對「單純」，且可以排除其他病症（例如：語言障礙、自閉症、強迫症、認知遲緩和分離焦慮），年紀較大的孩子也可能在沒有專家支持下，得到學校的幫助。

學校和家庭必須密切合作，才能融入一位學校的主要工作者。家長和主要工作者雙方都需投入多至四次的共同輔導時間，才足夠實施適當的融入程序。每次間隔不能超過一週，最好在一到兩週內完成程序。如果孩子不曾在教室裡接受家長幫助（如上一段「建立互信」所描述），則需要在主要教室以外找到一個「安全基地」，可以是任何能有十五分鐘左右不被打擾的房間或區域。如果老師或教室助理能夠在放學後留下來，可以善用孩子的空教室。程序一適合五歲到六歲以內的孩子，程序二則適用於年紀較大或較為焦慮的孩子。

學校在沒有尋求專家意見下，也可以採取有效措施。

家長可以先融入一到兩位孩子的同學，再重複同樣過程來融入指定的主要工作者，然後家長應該盡量愈早淡出學校情境愈好。家長退場具有教育和社交方面的好處，老師和教室助理更適合幫助孩子將新的能力類化到課程和課外活動中，而且孩子必須學習獨立，並且培養溝通的動力。

選擇「悄悄融入」活動的原則，和前一段「診所情境」所描述的一樣。朗讀活動在學校情境中特別有用，倒不一定是用來引導開始說話，而是主要工作者用來增加孩子這項能力的信心，以便以後可以轉移到教室。

表9.3整理了在說話夥伴的協助下引導說話的輔導目標和策略，依照自在說話的階段排列。不同的孩子雖然因不同程度的焦慮而進展速度不同，但各階段的目標仍然一致。

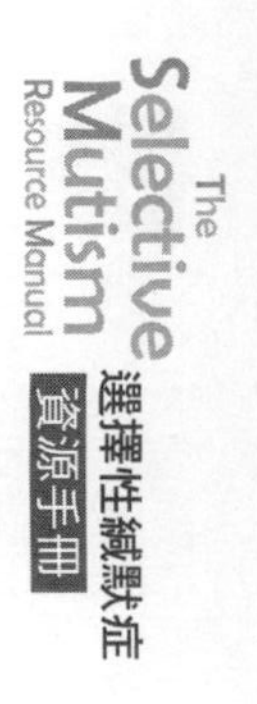

表9.3　運用現有說話夥伴來引導和發展說話

階段	輔導的目標	希望孩子達成的目標	策略	評語
5	孩子在新的人[N]聽力範圍內說話	● 單獨和家長或其他說話夥伴[P]一起時，用正常音量說話，並且當[N]進入房間時繼續說話。 ● [N]在場時，孩子用正常音量對[P]說話。	如果是學齡前孩子，[P]和孩子隨興玩遊戲，或依據孩子的年齡和緘默的嚴重程度，選擇單一字彙、句子的活動。對於較焦慮但瞭解練習目的的孩子，建議使用固定順序數數字。一旦孩子自在地說話，[N]就慢慢進入房間。	如果緘默並沒有太固著，或孩子已顯示出「快要」跟主要工作者說話的跡象，就選擇句子活動，在第五階段後跳至第七階段。否則便需由低、中溝通負荷量的單一字彙活動開始，然後進入第六階段。
6	孩子直接對[N]說話（單一字彙）	● 在設定的情境中，[P]在場時對[N]用正常音量說出單一字彙，並伴隨適當的視線接觸。	[N]慢慢與孩子和[P]坐在一起，加入輪流說話的遊戲。依循低到高溝通負荷量的順序，玩各種單一字彙的遊戲。	若孩子已經可以說句子，此一階段便可省略。除非孩子仍需要進一步建立信心，否則同樣負荷層級的活動沒有必要超過兩項。

表9.3 運用現有說話夥伴來引導和發展說話（續）

階段	輔導的目標	希望孩子達成的目標	策略	評語
7	孩子直接對[N]說話（句子）	● 在設定的情境中且[P]在場時，對[N]用正常音量說出句子，並伴隨適當的視線接觸。	學齡前孩子：[N]以非指導性的方式，漸漸融入孩子和[P]的自由遊戲。當孩子較有自信後，引進更多單一字彙和句子程度的活動。 已說出句子的孩子：[N]慢慢與孩子和[P]坐在一起，加入輪流說話的遊戲。依循低到高溝通負荷量的順序，玩各種句子的遊戲。 已說出單一字彙的孩子：依循低到高溝通負荷量的順序，前進到句子程度的活動。	如果溝通負荷量有進步，經常可以在一次治療時間內完成第六階段並開始第七階段。 當一位新的人融入時，同樣負荷層級的活動不需超過一到兩個，但後續的治療可以重複同樣的活動，以建立孩子的信心，幫助他類化到其他人和地點。
		● 在設定的情境中且[P]不在場時，對[N]用正常音量說出句子，並伴隨適當的視線接觸。	當孩子自在地與[N]和[P]說話時，重複一個低到中溝通負荷量的活動，然後[P]離開房間，[N]和孩子單獨進行活動，最後[P]回來。	一旦淡出，[P]就不再需要參加孩子的治療時間。

低、中、高溝通負荷量活動的例子見附錄四和附錄五。

沒有說話夥伴之下引導說話

沒有說話夥伴的情況下引導說話，有兩種方法。

1. **塑型**：幫助孩子使用聲音，剛開始以非口語方式，然後說出音節以及單一字彙。
2. **獨白練習**：經過一段建立互信和塑型的時間，鼓勵孩子獨自一人時大聲說話。接著，主要工作者可以使用悄悄融入的技巧，先進入房間、無意中聽到，然後加入。

獨白練習可能比較沒有壓力，因為它運用「刺激漸褪」的行為療法，而不是「塑型」。不過，孩子年齡較大才能瞭解並運用治療原則，而且必須和主要工作者建立互信的關係。這兩個方法都需要主要工作者投入相當多時間，並且以隱身幕後的方式看見孩子獨自一人。理想狀況是，孩子規律地和主要工作者見面，每週三次或以上（最少也要兩次），每次10到15分鐘。在診所情境中，這樣的方式可能較難安排，需要時間較長、次數較少的治療頻率。幫助孩子一小步、一小步地進步，並且運用適合的記錄和獎勵系統鼓勵孩子達到目標（見第十一章，196頁「運用正向強化提供動機」）。

附錄六提供了塑型和獨白練習的計畫進程，依據孩子的年齡、能力和反應，主要工作者可以選擇其中一種方法，或同時並行。

❖ 以塑型引導說話 ❖

塑型計畫對於七、八歲以下較年幼的孩子，效果很好。學校經常採用這個方法，因為要家長固定配合可能不容易或不實際，而為孩子安排主要工作者，每週輔導一至一個半小時（包括準備和計畫時間），則符合學校的特殊教育政策，因此較為可行。診所的情境也有類似情況，家長可能因語言隔閡等障礙的因素而無法參與，使得臨床師必須放棄本章前面所描述的悄悄融入技巧，另尋替代方案。

塑型計畫需要先發展並鞏固第三階段（非口語溝通），才能進展到第四階段（單音），然後是字和詞（第五及第六階段）。如果有孩子說話的錄音帶或錄影帶，將非常有助於孩子讓主要工作者聽到他的聲音。自然的肢體動作（例如：用手指、點頭），以及象徵性動作（例如：默劇模擬）也包括在計畫中。象徵性動作比較接近文字的內在表達，代表孩子盡力和主要工作者建立溝通管道。然而，這種溝通方式並不是用來取代說話的，而應視為通往說話的墊腳石，除治療時間之外不宜鼓勵。

在施行塑型計畫一到兩週後，孩子通常看起來輕鬆多了。如果緘默狀況沒有太僵固，可能在6至12週內會說話。這個過程比悄悄融入需要更多的時間，但在某些情況下可以提供令人滿意的解決方案。

塑型也可以幫助年齡較大的孩子，但需要更長的時間，因為必須設計更細的步驟，來對抗較高的焦慮程度（見附錄七案例三）。達成說話的目標需經過20至60次治療，依嚴重程度和主要工作者的經驗和自信而定。有些孩子在第三和第四階段卡住，無法從手勢進步到發出聲音。對這些孩子而言，略過塑型活動，採用獨白練習來融入主要工作者，可能壓力較小。

❖ 使用獨白練習來融入主要工作者 ❖

獨白練習（獨自一人大聲說話）幫助孩子對自己的聲音減敏感，尤其缺少說話夥伴來支持輔導計畫時特別有用。一旦孩子能夠自在地獨自朗讀、數數字或圖片命名，主要工作者就可以按照156頁程序二所描述慢慢地融入。

> 十四歲的凱莉下定決心要在沒有主要工作者的協助下，和學校的諮商師說話。她寫了一段簡短的文字解釋她的困難，並提議諮商師先離開房間，過一分鐘再慢慢進來。當凱莉獨自一人時，她開始朗讀，諮商師進入後仍繼續。此時諮商師問了一些簡單的問題，接著凱莉就可以討論她結交新朋友的困難。凱莉知道她一旦突破發出聲音的障礙，就可以自在地說話、讓諮商師第一次聽見她的聲音。

若孩子能力不錯、動機強、與主要工作者已有互信關係，而且用非口語方式溝通良好，獨白練習會是特別好的選擇。年紀較大、緘默行為非常固著的孩子，大多會覺得運用這個方式來引導說話，比用塑型技巧壓力來得小。獨白練習甚至可以當做自我治療的工具，如凱莉的例子所顯示。

第10章
階段式的輔導計畫：將說話類化至不同的人和情境

主要工作者如果一開始便謹慎地和孩子建立良好的關係，第一次引導說話應該相對容易。但是把說話類化至其他人和情境，直到不論誰聽得到，孩子都可以自在地說話，需要的時間多很多。在類化期間，每一次的成功都必須極大化其效果，並且必須體認不願放手與太早停止治療，同樣會阻礙進步。本章大部分適用於學齡孩子，因為若學齡前早期介入，通常便無需進行廣泛的類化計畫。儘管如此，這些建議也適用於幼兒園的情境。

類化過程有六項主要的部分：

1. 讓孩子做好準備，包括：當他即將面對壓力非常大的情境時，給予安慰。
2. 確定孩子能夠在沒有父母支持之下，與教室裡的主要工作者說話。
3. 轉換地點，讓孩子不受限於引導說話的原始情境，而是能夠在各種不同情境和主要工作者說話。
4. 引進新的大人和小孩，讓孩子可以和不一樣的人說話。
5. 從經過設計的活動，轉變成沒有計畫、自發性地說話。
6. 從熟悉的人和情境，轉向廣大的社區。

表10.1整理了類化階段的輔導過程，並對應於每一個自在說話階段的輔導目標。

表10.1　將說話類化至不同的人和情境

階段	輔導的目標	希望孩子達成的目標	策略	評語
8	和不同人流暢的說話	● 主動和主要工作者說話。 ● 主要工作者不在時，和特定的一群人說話。	以遊戲和活動循序漸進的練習： (1) 從透過電話間接說話，到面對面直接說話（視情況需要）。 (2) 從一個人在場到多人在場。 (3) 從「不具威脅性」的人，到較令人卻步的人（讓孩子由易到難列出，例如：同學、老師、陌生人、教室助理）。 (4) 從低溝通負荷量到高溝通負荷量。 (5) 從被引導說話到自發的說話。 (6) 從確定不會受干擾，到可能被干擾。 (7) 從主要工作者在場，到主要工作者不在場。	第八和第九階段同時進行，例如：孩子可能同時努力達成這些目標： ● 在教室裡與老師使用句子（第八階段）。 ● 在遊戲場和走廊與主要工作者使用單一字彙（第九階段）。 這些階段需要許多人配合以及準備工作，以盡可能確保成功。如果孩子說話很小聲，可能需要先與說話對象溝通好，避免孩子第一次嘗試，對方卻問：「對不起，你說什麼？」

表10.1　將說話類化至不同的人和情境（續）

階段	輔導的目標	希望孩子達成的目標	策略	評語
9	在不同情境中流暢的說話	● 主要工作者不在時，在各個熟悉環境中，與特定的人說話。 ● 在未經計畫的情境中說話。	以遊戲和活動循序漸進的練習： (1) 從安全基地到其他情境。 (2) 從只有另外一個人在場到多人在場。 (3) 從熟悉的環境到不熟悉的環境。 (4) 從吵雜的環境到安靜的環境（較多人可能聽到）。 (5) 從低溝通負荷量到高溝通負荷量。 (6) 從主要工作者在場，到主要工作者不在場。 (7) 從事先計畫的說話，到自由說話。 (8) 從可自行選擇的說話（例如：舉手發言），到被預期必須說話（例如：點名時須答「有」）。	同上一階段
10	廣泛的溝通	● 在所有情境、**別人聽得到**的情況下說話。 ● 跟陌生人說話。	在較無法掌控環境的廣大社區裡，讓孩子暴露於各種溝通情境，依序進步：	雖然這些目標是由主要工作者擔任支持角色，但許多家庭可能願意、也有能力帶領孩子走

表10.1　將說話類化至不同的人和情境（續）

階段	輔導的目標	希望孩子達成的目標	策略	評語
10			(1) 從被少數陌生人聽見，到被多位陌生人聽見。 (2) 從角色扮演到實際接觸。 (3) 從接觸不熟悉的小孩，到接觸不熟悉的大人。 (4) 從接觸不熟悉的女性，到接觸不熟悉的男性（少數情況是顛倒過來較為容易）。 (5) 從練習過的內容（例如：你好／再見），到無法預知的內容（例如：孩子不知道會被問什麼問題）。 (6) 從設計過的對話（例如：到商店買東西），到未經計畫的對話（例如：店員問孩子需不需要袋子）。 (7) 從短暫的對話到持續的對話。 (8) 從主要工作者在場，到主要工作者不在場。	過同樣步驟。若專業單位無法進入社區進行輔導，應考慮和探討由家庭接手的可能性。

低、中、高溝通負荷量的活動，見附錄四。

為類化做準備（第八至第十階段）

有些孩子只需以自然、但仔細計畫的順序引進新的情境，就可以相當自然地進步；有些則需要不斷將每一個情境切割得更細，每跨一小步都需給予稱讚和強化。主要工作者在引導孩子說話時，應該已經相當瞭解孩子焦慮的程度，這有助於決定下一階段的輔導需要規劃得多詳細。

如同表10.1所顯示，將孩子的說話習慣擴及更多的人（第八階段）以及更多的地方（第九階段），是同時進行的。想要為孩子引進新的人，很難不改變地點。類化的過程中很重要的原則是：每次只能改變一個變數。因此引進新的人和改變地點這兩個變數必須交替出現，每次只改變在場的人或情境其中之一，直到預定的輔導目標已經達成。圖10.1顯示達到目標的三種方法，更詳細的案例見140頁，圖8.3。

❖ 安慰和支持 ❖

在進入類化階段之前，學齡前的孩子需要再三確認，別人不會只因為他可以單獨和一、兩位主要的人說話，就期待他突然間要在所有情況下和所有的人說話。我們應該提醒孩子，進度會跟著他的步伐走，他可以一點一滴、慢慢習慣做新的事。

讓孩子參與目標設定，便可以顯現這一點。即使四、五歲的孩子，也可以憑直覺知道哪些任務對他來說簡單，他可以幫忙列出一系列的目標順序。我們應該詢問孩子：他想要先邀請哪些大人或同學參與輔導時間？孩子第一次離開「安全基地」時，也可

> 星期五老師到彼得家，彼得和老師說話了。星期一他到學校時臉色蒼白，他媽媽說他整個週末都沒睡，因為害怕麗莎會告訴其他老師。麗莎安慰彼得說：老師們都以他為傲，但不會期待他和其他老師說話，他可以等到較有自信再嘗試。老師們都知道說話對他來講很困難，所以不會對其他孩子透露，除非彼得自己想讓人知道。
>
> 彼得立刻平靜下來，並且同意麗莎讓其他孩子看他說話的錄影。
>
> 彼得的保密需求並不是因為他不想在學校說話；他只是需要確定自己可以應付計畫的進度。

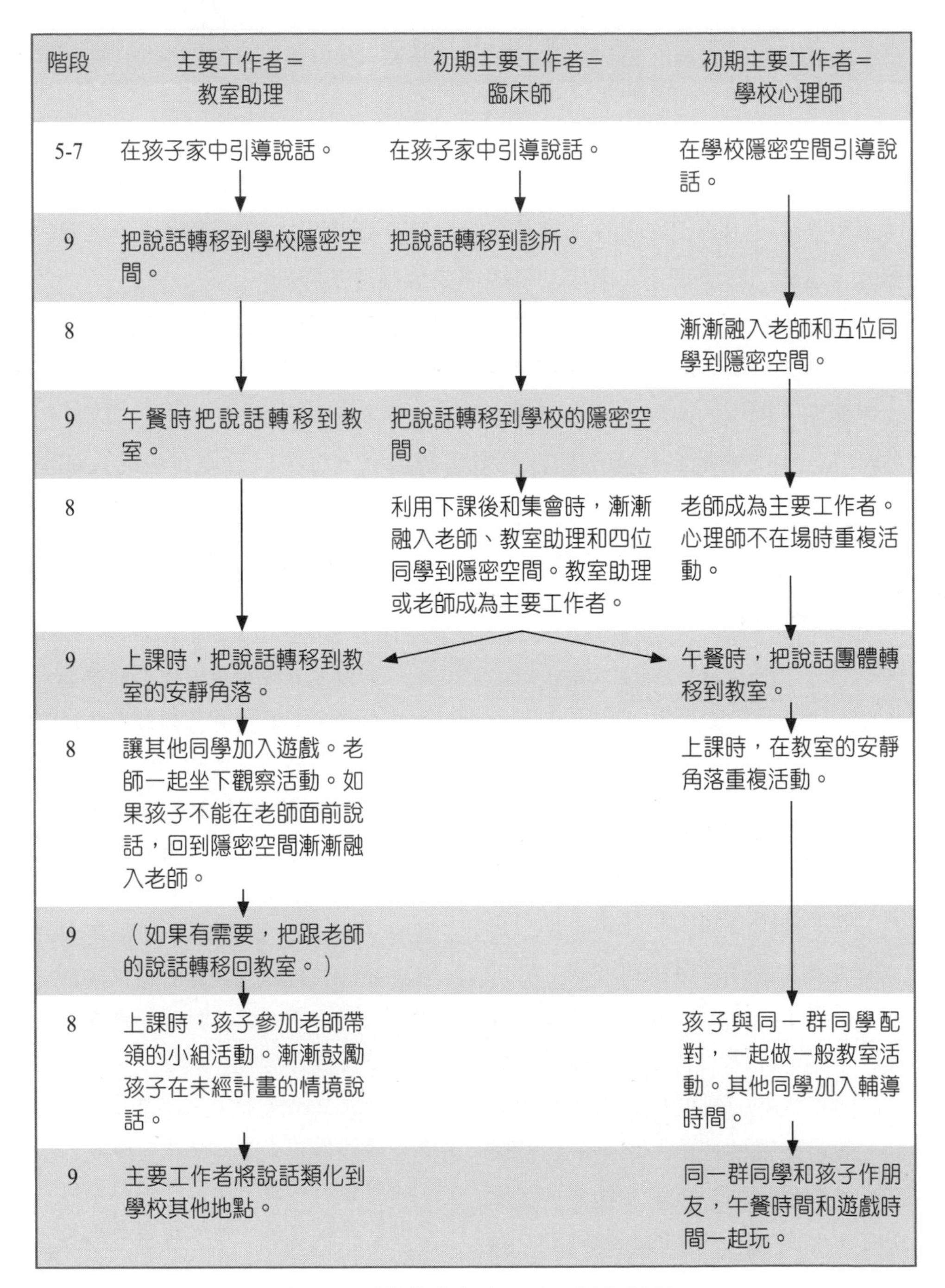

階段	主要工作者＝教室助理	初期主要工作者＝臨床師	初期主要工作者＝學校心理師
5-7	在孩子家中引導說話。	在孩子家中引導說話。	在學校隱密空間引導說話。
9	把說話轉移到學校隱密空間。	把說話轉移到診所。	
8			漸漸融入老師和五位同學到隱密空間。
9	午餐時把說話轉移到教室。	把說話轉移到學校的隱密空間。	
8		利用下課後和集會時，漸漸融入老師、教室助理和四位同學到隱密空間。教室助理或老師成為主要工作者。	老師成為主要工作者。心理師不在場時重複活動。
9	上課時，把說話轉移到教室的安靜角落。		午餐時，把說話團體轉移到教室。
8	讓其他同學加入遊戲。老師一起坐下觀察活動。如果孩子不能在老師面前說話，回到隱密空間漸漸融入老師。		上課時，在教室的安靜角落重複活動。
9	（如果有需要，把跟老師的說話轉移回教室。）		
8	上課時，孩子參加老師帶領的小組活動。漸漸鼓勵孩子在未經計畫的情境說話。		孩子與同一群同學配對，一起做一般教室活動。其他同學加入輔導時間。
9	主要工作者將說話類化到學校其他地點。		同一群同學和孩子作朋友，午餐時間和遊戲時間一起玩。

圖10.1　輔導計畫的例子：類化階段

以要他由簡單到困難依序列出學校裡不同的地方（例如：遊戲場、餐廳、教室）。有些孩子會覺得做決定很困難、有壓力，但排順序就簡單多了，例如：可以寫出三位小孩的名字，讓孩子決定誰第一位、誰第二位以及誰第三位進來。將每個選項寫或畫在一張紙上，請孩子把「最簡單」的放在最上面。這樣將目標排序，不但很有趣，也可用來瞭解孩子焦慮模式的誘發因素（trigger）。本章結尾提到一組孩子用這個方法訂定暑假的一系列目標。

表格❺可以及早使用，來確保孩子參與擬定下一階段的輔導計畫。或許孩子會提議「簡單」的活動。除非當做獎勵，否則應予以抗拒，說：「我也想這麼做，但這個對你沒有幫助。」如果有需要，再一次解釋你的角色是幫助他們減少焦慮。

❖ 選擇性緘默孩子的同學如何支持 ❖

班級老師利用選擇性緘默孩子不在時，尋求班上同學的支持孩子會很有幫助。有用的訊息可能包括：

- 正常地對待孩子，如果他們太害羞而暫時無法回答，不要太在意。
- 不要叫孩子說話或「證明」他們可以說話。
- 當孩子說話時，不要歡呼、拍手、笑、評論或一直看著他們；只要回應或若無其事的繼續。
- 讓孩子加入你們的遊戲，或試著分享一個玩具。
- 邀請孩子與你坐在一起。
- 不要一群人圍著孩子。
- 不要替孩子說話。
- 請孩子幫忙你的功課或拼字。

> 瑞奇的類化計畫進行得非常順利。他在班上跟四個同學和老師第一次玩說話遊戲，覺得很高興。之後，一群熱切的孩子在遊戲場包圍住他，希望他下一次選他們。瑞奇嚇壞了，開始尖叫。老師想起他對雜音和觸覺很敏感，於是提醒同學，當他開始與他們說話時，不要太興奮。後來每次只有一個同學接近瑞奇，他就能夠回應同學的友情了。

表格5 我的心願

想像你的學校是個很棒的地方，可以讓你隨時都很快樂。在那裡什麼事可能會讓你覺得高興呢？（可以寫下、畫下或告訴某人。）

1. 和交朋友有關的事

2. 和大人有關的事

3. 和家庭作業或班級功課有關的事

4. 和午餐時間、休息時間以及課後活動有關的事

5. 其他任何想到的事

謝謝！

❖ 家庭錄影和錄音的運用 ❖

先前提過，主要工作者在引導孩子說話之前，可以運用孩子說話的影音來減敏感。在類化的過程中，也同樣可以運用影音資料。孩子同意之後，可以將影音播放給特定的老師和同學。一開始也許孩子不在場時播放，之後孩子可以在場。一開始只播放給幾位較好的同學，然後是全班同學，主要工作者應該順應孩子進步的速度。年齡較大的孩子可能願意錄製影片給全班看，作為個人的報告或班級的功課。第十四章的最後一個案例包含一份底稿，取自一位中學女生製作的錄影日記，播放給同學欣賞之後，效果很好。為較不熟悉的家庭成員錄影或錄音，也可能有益處，移民到國外的親戚聽到孩子的消息會特別高興。

確認分享影音會引起正面的反應，是非常重要的。同學表示讚賞是很好的事，但他們不應糾纏緘默的孩子要他說話。如果有需要，先與可能會捉弄或嘲笑孩子的同學溝通（見173頁「選擇性緘默孩子的同學如何支持」）。希望這樣的經驗可以培養更高的敏感性、寬容和支持，不僅對選擇性緘默的孩子有益，也對所有具有特殊教育需求或社會需求的孩子有益。

❖ 以傳遞訊息來溝通 ❖

對於一位孩子從未與他說過話的大人，可以用溫和的方式搭起溝通橋樑，例如：主要工作者給孩子一個訊息，要他傳遞給新的大人。這個訊息剛開始可能是一張字條，後來可以進展到：

1. 新的大人以口語回覆主要工作者所寫的訊息，孩子必須立即將回覆傳話回去。
2. 新的大人要孩子傳遞預期以外的口語信息，例如：「下次你遇到強森小姐，能不能告訴她，她的圖書證已經過期？」

這兩項任務只需要孩子對主要工作者說話，不必對其他人，但是可以建立彼此溝通的默契。第二項任務較有挑戰性，因為孩子必須採取主動，對主要工作者提起這件事。選擇性緘默孩子的共同特徵之一，是絕不輕易啟動或承擔風險，因此剛開始可能需要提示，才能將訊息傳遞過去。提供他們機會練習相關技能，很有幫助。

由教室裡的人接手當主要工作者（第八階段）

在類化的階段，孩子的主要工作者最好是在班上規律出現、甚至每天都看得到的人。這個人可以在教室裡以及學校各個角落，幫助孩子把說話類化出去，並且提供規律的接觸、安慰及支持。因此，如果是由臨床師或不是在孩子班級裡的學校人員引導說話，就必須盡速以相同的行為技巧，把一位或多位班級裡的關鍵成人融入。適當的計畫目標有：

1. 把說話從家裡或診所轉移到學校。
2. 融入重要的成人，例如：孩子的老師及教室助理。
3. 由學校的人員接手擔任主要工作者，例如：教室助理。

一旦孩子和主要工作者說話，在融入更多老師和孩子之前，利用幾次簡短的輔導時間建立自信，會有幫助。附錄七的案例四，遵循逐漸增加溝通負荷量的原則，提供單字和句子活動計畫樣本，可以依據孩子的年齡和能力延伸或修改。

轉換到新的地點（第九階段）

在一個情境中與主要工作者說話後，盡快在其他情境重複部分或全部的活動，會很有幫助，即使只是換到另一個房間，或到庭院或停車場！根據引導說話的地點，決定新的地點，例如：從家裡或診所轉換到孩子的學校，或從學校裡的隱密空間轉換到孩子的教室。但必須等到孩子可以自己和主要工作者說話而且不需家長在場，才可以嘗試轉換地點。

把說話轉移到學校之前，讓孩子在學校沒有人的時候熟悉校園，也有所幫助（有些孩子在輔導計畫的初期便可以這樣做）。利用週末、放假、其他人到校之前或放學之後，讓孩子帶著家長或主要工作者逛校園，體驗自己的聲音在不同建築物出現。此外，使用電話也有助於類化地點。在面對面輔導的時間以外，孩子可以在家裡、親戚家、學校或社區打電話和主要工作者說話。

換到新地點時，可能會發生以下三個情況：

1. **儘管別人在附近，孩子可以在新環境中和主要工作者說話。**他可能還不能和其他人說話，但可以小聲地和主要工作者在新地點說話，例如：教室裡。這個情況似乎僅見於五歲或六歲以下的年幼孩子，以及年齡較大的說話困難的孩子。這些孩子若能加入小團體、不被投以特殊眼光、受到讚許，並賦予責任和成就感，慢慢就會有自信。如果說話範圍自然擴展的速度過於緩慢，主要工作者可以在教室裡進行配對或小團體活動，或在較安靜、隱密的空間裡緩慢的融入，溫和地引進新的老師及孩子。
2. **只要沒有其他人聽得到，孩子可以在任何情境和主要工作者說話。**大多數孩子都是這樣的情形。因此，轉換地點時，一開始就必須確保隱密性。如果可以安排，一開始有家長在場可能也有幫助，使孩子在新情境的第一段輔導時間較為放鬆，再將家長淡出。

   一旦孩子在新情境中自在地和主要工作者說話，慢慢就有可能忍受被別人聽到。但是將他們轉換至忙亂的教室時，必須以小步驟仔細計畫，而不是期待類化會自然地發生。
3. **孩子再度陷入焦慮，即使已確保隱密性仍無法與主要工作者說話。**當孩子對環境或環境所代表的意義，具有強烈的負面聯想，便可能發生這種情況。對於這些孩子，從主要工作者引導說話的安全情境，跳到新的情境，步伐太大了，他們需要較小的步驟才能成功地過渡。因此，需要審視孩子能夠和主要工作者自在說話時的諸多條件。如果第一次說出話時，一位家長或父母都在場，那麼孩子在新情境裡，家長至少剛開始也在場，對孩子會比較好。安排一個時間先讓孩子和家長單獨說話，再與家長和主要工作者說話。如果有需要，就在新的情境裡重複融入過程。另外還可以安排在較中立的情境和主要工作者見面，以減少焦慮。最後，如果這些步驟都無法成功，那麼孩子和主要工作者就必須回到安全的情境，並在庭院、家門外的走道、車子裡、學校外的街道、遊戲場等，重複一個簡單或例行的活動，直到孩子有自信能在任何隱密的場所和主要工作者說話（包括學校的隱密空間）。

附錄七的案例五呈現了一位嚴重緘默的孩子如何在一次的輔導時間內，就開始和主要工作者說話，並轉移到教室情境。一旦輔導計畫開始進行，在教室裡說話就不困難。不過在一間充滿了人的教室裡說話，就非常困難。在達成這個目標前，孩子必須對於面對不同的人、更多的人說話，感到自在。年齡較小的孩子通常可以面對四到六人說話後，就能轉換至大教室。年齡較大的或較焦慮的孩子，則還需練習面對六到八人說話。

融入更多不同的人（第八階段）

融入新的人有不同的方法，各有不同的進展速度，適合不同的焦慮程度。隨著時間，孩子變得比較不焦慮時，進度可以加快。

1. **焦慮程度高：悄悄融入技巧**。前一章曾介紹「悄悄融入技巧」（154-163頁），其中程序二適合最焦慮的孩子，因為頻繁的休息容許孩子慢慢接受門外聽者逐漸靠近。不久便可以進展到程序一，新的人在一段距離以外等候，一旦活動開始就加入。
2. **焦慮程度中等：暖身活動**。新的人一開始就在場，但先進行一項或多項暖身的例行活動，讓孩子和緩地進入口語遊戲或對話，例如：一起數數字、唸字母或配對朗讀。之後孩子便可以較自由的說話（低溝通負荷量的活動，見附錄四）。

3. **焦慮程度低：逐漸增加人數**。活動一開始，便有一、兩個或多個人在場。

從上述的分級可以看出，類化有多麼困難。除非處於低焦慮程度，否則選擇性緘默的孩子無法應付人數的增加，例如：從小團體活動到全班討論、從在診所聊天到在麥當勞聊天。**人們常常以為，一旦孩子對一、兩個人說話，所有的問題就解決了**。我們常遇到的情況是，孩子本來進展得很好，但是尚未做到類化，計畫就終止了。一年過後，老師們還在等待突破，而孩子仍然保持緘默。因此，必須小心、密切地監控情況，並且視情況需要，持續支持孩子，直到他可以在教室裡和教室外，對所有主要老師和同學說話。

> 十三歲的努拉比任何人都瞭解自己的焦慮程度。主要工作者設計輔導計畫時，問她想用什麼方式達到學期結束前與十二位科任老師說話的目標。她回答：「史特先生真的讓我很緊張，可以和他用悄悄融入法嗎？我一面朗讀，就不需要看他。其他的老師都可以用說話圈。上次校園漫步時，捷克斯小姐和法爾瑪女士已經聽到我說話，所以我們開始說話圈時，她們就可以在房間裡。」

有兩個捷徑，可以幫助主要工作者同時融入一些人，讓孩子更能接受在公共場所被聽到聲音。這兩個技巧叫做「說話圈」（talking circle）和「校園漫步」（walkabout）。說話圈是悄悄融入技巧的快速版，讓孩子很快習慣融入團體活動。校園漫步是使用相反的程序，把孩子從安全的情境**滑出**。

校園漫步是安全、支持性的方法，幫助選擇性緘默的孩子接受被熟悉和不熟悉的旁人聽見。但是它比說話圈產生更多焦慮，因為主要工作者幾乎無法控制聽眾的範圍、大小和熟悉度。因此，孩子可以在小團體裡自在的說話了，才能嘗試這個方法。儘管如此，如果小心使用，可以促進說話類化到教室、校園和社區裡。

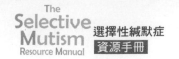

說話圈

1. 孩子和主要工作者說好，要按照什麼順序、邀請哪些人到說話圈裡。先請這些人依序待在房間門外，等收到訊號才進來（例如：主要工作者會開門或敲門，然後回到說話圈裡）。這些人將一次一個地進入，每個人間隔12個數字的時間。
2. 孩子和主要工作者，以及他們認為可以在場的人，形成說話圈，例如：可能包含一位家庭成員，或一位曾經聽過孩子說話的老師。說話圈裡還要放一些空椅子，足夠外面的人進來坐。
3. 在場的人開始輪流數數字，注意力集中於彼此的臉。數得很順利且孩子音量正常時，主要工作者就對外面等待的人發出訊息。主要工作者離開說話圈去發出訊息時，應以站姿繼續輪流數，不要跳過。
4. 第一個人慢慢進來，走近說話圈，一坐下來就加入數數字。
5. 數過約12個數字後，下一位進來，以此類推。
6. 一旦每個人都到位，圍成一圈數數字，主要工作者就喊停，大家開始放鬆！主要工作者接著帶領大家玩一些輪流說話的簡單遊戲。由固定順序說話開始，例如：輪流說出週一到週日、月份、字母等，依年齡層調整。再來是單一字彙活動，例如：回答是／不是、字母接龍、製造全世界最長的句子，以及「我去市場」（見306頁）。最後是句子層次的活動（書面或圖像資料有助於引導提問、回答、定義等）。有時可以逆轉進行方向，結尾可玩一兩輪大風吹，所有人換位子。
7. 如果時間允許，在主要工作者不在場時，進行一或兩項活動。

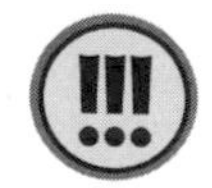

依照所選的活動不同，需要20至30分鐘來完成全部七個步驟。主要工作者可能偏好較短的輔導時間、較少的活動。

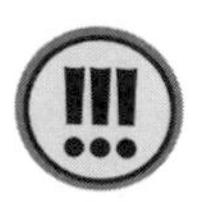

附錄四按進度整理各種活動，附錄五第六至第八階段有更多詳細指示。

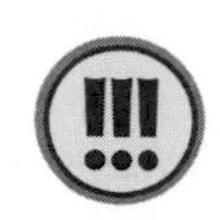

在接下來的輔導時間，可以嘗試引進較高溝通負荷量的活動，以便促進較自然的說話方式，並促使說話類化到輔導時間以外的情境。

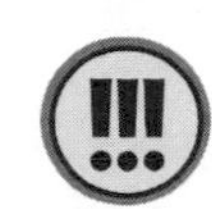

如果輪到選擇性緘默的孩子，他卻無法回應，注意不要驚慌。只要孩子先前能夠順利數數字，無法回應通常是因為他不確定要說什麼，而不是一個焦慮反應。給孩子一個較簡單的問題或較具體的例子，往往就可以避開這個問題。如果輪到孩子還是無法說話，安慰他沒有關係，並迅速換下一位。對於其他在場的孩子，也以同樣的原則處理。選擇性緘默的孩子看到其他孩子也有同樣問題，常常會感到寬慰！

附錄七的案例六顯示，如何運用說話圈幫助一位中學生和她的導師及兩位科任老師第一次說話。先在隱密空間練習，再類化到教室情境。一旦孩子在說話圈裡和新的人說話了，下次這些人應該就不需要慢慢地進來。後續的輔導時間裡，大家可以一開始便就定位，開始熱身活動，例如：固定順序說話。不久就可以不必經過熱身階段，直接進入對話。

校園漫步

這項技巧對於家長和主要工作者都有用。先在一個安全的情境啟動和選擇性緘默孩子的對話，然後一邊說話一邊走到另一個地點，例如：從家裡走到鄰近商店、從教室走到校門口、午休時間繞行遊戲場或操場，或沿著走廊散步。要一直維持對話並不容易，所以進行特定的例行活動比較簡單，而這也讓主要工作者得以控制活動的溝通負荷量。附錄五提供了一些建議。

把說話轉移到教室（第八至第九階段）

讓孩子在沒有聽眾的小團體裡自在說話，是幫助把說話轉移到教室的重要步驟（見附錄七案例七，以及140頁圖8.3）。以下的過程顯示，如何混合運用第八及第九階段的活動，減少孩子在教室裡上課說話的焦慮：

1. 孩子應該有機會在教室沒有人的時候，和主要工作者說話。這可以安排在下課後、其他小孩集會時，或午餐時間。
2. 其他教室裡的重要大人，應該在空教室或安全的基地，使用悄悄融入技巧，一次一個人，逐漸融入。
3. 邀請其他小孩加入遊戲或活動。剛開始先邀請一個小孩，之後再融入兩、三個。這個階段的融入過程，應該不需要從門外開始，新的小孩可以直接坐在桌子旁參與輔導。如果能安排安靜的時間，可以在教室重複進行；或者先在安全基地進行，再轉移到空教室。
4. 在教室裡和同一群小孩重複同樣活動，其他同學也在場但忙著做別的事。
5. 邀請其他小孩加入團體。
6. 上課時間，孩子和一位大人在教室安靜的角落一起做活動。
7. 上課時間，孩子在老師桌邊單獨和老師說話。
8. 上課時間，孩子和一個先前在團體活動中互動良好的小孩，配對練習課程作業。
9. 如果孩子閱讀能力很好，可以在上課時間讓他對團體裡的一個小孩朗讀。
10. 上課時間，當老師帶領孩子和先前團體中的一個或幾個小孩一起活動時，老師跟孩子個別說話。
11. 老師幫助孩子參與班上的小團體課程活動，老師在團體情境下對孩子說話，而不是個別說話。
12. 邀請孩子參與圍一個圈圈時間（circle time）。

❖ 中學階段 ❖

在大型的中學裡，將說話類化到教室情境特別困難，因為：

- 學校有較多的學生和老師。
- 經常變換科任老師和同儕團體，較少時間和固定的人建立互信。

- 焦慮已經長期持續，因此較為固著。
- 青春期的自我意識和情緒變化。
- 同儕間容忍、接受度可能較低。

孩子還是有可能進步，但是必須有願意支持的導師或特殊教育老師，經由校務會議和宣導提升全校對於選擇性緘默的瞭解。學校人員投入固定、規律的時間是必要的，至少需持續兩年甚至更久。孩子也可能需要和導師或輔導老師，討論低自尊心、孤立和霸凌等議題。選擇性緘默的青少年可能愈來愈退縮、充滿挫折感，有些可以服用溫和的抗憂鬱藥物來減輕焦慮，以讓行為治療發揮最大效果。這個年齡層的介入治療，將在「廣大的社區情境」（185頁）進一步討論。

❖ 點名應答 ❖

點名應答對於許多、但不是所有的選擇性緘默的孩子有顯著的困難。有些孩子體認到，點名的溝通負荷量很低，只需要按固定順序複製其他同學的動作，而且不可能被批評為不正確或不合乎要求。有些孩子則緊張得多，隨著快輪到自己應答而感到壓力遽增。對這些孩子而言，點名應答不只是把說話轉移到教室情境而已，而是需要即時、在全班面前、在每位同學的注視下（不管是否真的如此）開口說話。

膠著在這件事情上不會有什麼收穫。設法迴避點名帶來的焦慮，並不是姑息逃避的行為模式，而是讓孩子在尚未準備好的情況中去除壓力。有些老師能夠接受孩子只舉手或點頭；有些老師則發揮想像力，以其他社交慣例代替點名（見第六章莎莉的案例）。其他方法包括：同時叫兩個名字，讓孩子可以一起回答，或把點名當作小團體活動的一部分。

❖ 時間的投入 ❖

用悄悄融入技巧和說話圈將大人融入，再漸漸增加教室情境裡口語互動的溝通負荷量，這個過程需要相當多的善意、時間及和協調工作才能達成。有些老師可能覺得用塑型來幫助孩子與他們說話比較方便，而不是融入的方式。在附錄七的案例八，孩子用校內電話告訴學校秘書自己完成的任務，然後和班上其他同學一樣受到獎勵。這是花了四次輔導，以及許多計畫和準備才達成的。不過，秘書不必離開工作崗位，而孩子也透過自然的溝通方式，學習到如何管理焦慮。

❖ 換老師的因應 ❖

每當接近新學年、即將更換老師，家長總是特別關切，尤其若孩子才剛開始進步。孩子通常可以保留原來的主要工作者，從延續性獲得益處。如果孩子可以在進入新班級之前先認識新老師，將會有幫助，並讓他比較放心。理想的狀況是，能夠在上學期結束前幾個星期，就開始進行新老師的融入過程。當然，這並不一定可行。如果不可行，還有下列做法：

1. 跟孩子直接聊聊換老師的事，安慰孩子：他在之前的班級已經有進步，在新的班級一樣可以進步。
2. 安排新舊老師詳細的交接，讓新老師完全掌握情況。
3. 孩子適應新班級時，竭盡所能的確保延續性，例如：維持同一位主要工作者，或和先前的老師持續接觸。
4. 試著在學期開始的前一兩週，安排和新老師做幾分鐘的建立互信活動。
5. 如果建立互信的活動沒有讓孩子開始說話，盡早展開融入新老師的過程。

促進自發性的說話

大部分孩子能夠在輔導時間裡使用句子時，都會開始自發性的說話（第七階段）。孩子能夠做到，總讓大家都鬆一口氣，但是孩子需要的是鎮定、友善的回應，而不是過度、無法招架的反應。

遺憾的是，自發性說話通常只和主要工作者發生，尤其容易發生在家裡或教室外，而不一定會類化到其他情境或其他人。有些孩子似乎特別受限於輔導計畫，以至於在未經計畫的情境中需要得到許可：「現在說話沒關係。」有些孩子有字彙存取（word retrieval）困難，可以提供「強迫選項」，例如：「你想要紅色封面的還是藍的？」但大部分孩子的跨情境沉默，是反應廣泛性的社交焦慮。

以下建議可用來促進自發性說話：

1. 列入需要較長時間互動的輔導目標，例如讓孩子：
   - 帶[N]到學校四處看看，並回答他所有的問題。
   - 與[N]在遊戲場裡四處走動，輪流提問和回答問題。
   - 對[N和N]解釋遊戲的規則，並確保他們玩得正確。
   - 在班級集會時朗讀，然後回答其他小孩的問題。
2. 給孩子需要自發性說話的任務，而不是只需要回應，包括：傳達訊息、尋找事實並在沒有提示的情況下回報、負責計時、在輔導結束時提醒主要工作者某件事。
3. 設定沒有主要工作者參與的個人目標，例如讓孩子：
   - 選一天上午在教室裡隨心所欲地舉手，回答問題。
   - 挑選太空船的顏色組合，在下週二前向[N]解釋你想要哪些顏色。
   - 這一週內打電話給朋友，邀請他們來家裡喝茶。
   - 這一週內去找[N]，問出他的運動鞋是哪裡買的。

必須注意，最後一組建議可能最具挑戰性。對於已經和選擇性緘默共同生活好幾年的孩子，主動挑起對話是極度困難的，他們強烈恐懼自己的努力可能被嘲笑或拒絕。

廣大的社區情境（第十階段）

孩子不但需要和家裡、學校裡熟悉的人自在說話，也需要有自信和第一次見面或廣大社區裡的陌生人說話。對於年幼的孩子，陌生人一般比熟悉的臉孔更會產生焦慮；但是年紀較大的孩子，尤其是中學生，情況可能恰恰相反。一旦孩子在學校裡被認定是「不說話的人」，要擺脫這個標籤可能很困難。認識的人會如何期待和反應，讓選擇性緘默的孩子極度敏感。這也解釋了為什麼有些孩子似乎非常堅決不說話，但轉學之後卻可以開始說話。對於仍在掙扎的孩子，學校中的類化過程漫長無比，可以藉由社區參與得到抒解，例如：加入社區利益團體或組織、家庭度假期間結交朋友、替人照顧小孩，或週末打工幾個小時。因此，對於年齡較大的孩子，以及處於社交孤立的孩子，第十階段移至第八和第九階段**之前**、或同時進行，可以大大地提振信心。

❖ 把說話類化到陌生人 ❖

陌生人不瞭解孩子的情況，也無法經由融入過程成為孩子的說話夥伴，所以需要其他的技巧。可以透過錄影，讓孩子練習訪問技巧、廣播和播報新聞，以建立自信。角色扮演也可以減敏感、為真實的狀況做準備，它可以應用於社區中，例如：模擬孩子在餐廳點餐、買東西或問路。可以邀請有意願配合的大人來參與，孩子再到外面世界重複這些動作。

電話練習可以提供中介步驟，讓孩子從在安全的地方、以匿名的方式和陌生人說話，過渡到面對面說話。剛開始由主要工作者協助孩子達成目標，包括：打電話詢問鐵路局或當地公共事業，先從語音查詢開始。孩子知道其實沒有人在另一端聽，會較有安全感，因此可以放大音量。

許多選擇性緘默的孩子長大一些、自信心增加了，也瞭解自己困難的本質，會突然發現對陌生人說話不再困難了。陌生人對孩子的過去一無所知，所以並不覺得孩子開口說話有任何奇怪之處。孩子必須成功或得到認可的壓力較小，因此較容易說話。

表格6 編列說話情境表

做法

1. 將以下表列剪開成長條狀，將同樣字母的情境擺在一起成一組，例如：所有的A在一起，所有的B在一起。
2. 每一組都按照你感覺的順序排列，最簡單的在最上方，最難的在底下。
3. 將它們標上號碼，1表示最簡單、3或4最難。標完第一組後，你應該要有A1、A2、A3和A4，有些組別總共只有三項。
4. 如果有兩種情境對你來說感覺起來一樣，就給它們同樣的號碼，所以可能會有A1、A2、A2和A3。
5. 另外準備一些空白紙條，想到其他的項目就可以加入。

A　第一次和陌生人說話。

A　第一次和認識的人說話。

A　在陌生人可能聽到的情況下，和家人說話。

A　和家人說話。

B　和陌生人說話——小孩。

B　和陌生人說話——女士。

B　和陌生人說話——男士。

C　和認識的人說話——小孩。

C　和認識的人說話——女士。

C　和認識的人說話——男士。

D　在一些陌生人可能聽得到的地方說話（例如：等候室或商店）。

D　在一些陌生人可能聽得到的街道上說話。

D　在許多陌生人可能聽得到的地方說話（例如：麥當勞或超市）。

E　回答問題——「是」或「不是」。

E　問問題（你先說）。

E　說「你好」或「再見」。

E　回答問題——提供資訊。

❖ 社區計畫 ❖

附錄七的案例九列舉了一些目標，是一組九到十二歲的孩子在暑假期間和當地社區的人合作達成的。孩子們使用表格❻將不同的活動依照焦慮程度排序，並與主要工作者或家人練習這些活動，其中有些目標運用了角色扮演來做準備。

整體而言，選擇性緘默的孩子傾向於下述的順序，以和陌生人直接說話最令他恐懼：

- 在公共場合，在陌生人聽得到的範圍內說話。
- 第一次和熟悉的人說話（例如：附近的孩子、親戚）。
- 和陌生人說話。

儘管如此，每一個孩子對於每一種活動都會有個別的差異性，這點必須受到尊重。說話困難的孩子可能表現出稍微不一樣的形式，例如：有一個孩子可以跟任何他認識並感到安全的人說話，但是只要有陌生人在場就很困難，連對家人說話也很難，社區計畫幫助他對認識的人能更自然的交談。

❖ 發展其他聯繫 ❖

如同第八章所討論的，學校的支持人員不一定能夠幫忙進行社區中的任務。因此，除非家長本人也非常害羞，不然他們是提供社區經驗較適合的人選。儘管如此，學校人員的角色仍然非常重要，他們體諒孩子的困難，幫助孩子發掘並重視自己的成就。可以考慮為孩子找一個處境相似的筆友（見336頁「實用的聯繫資訊」中的筆友計畫）。英國選擇性緘默症資訊和研究協會目前正發展家長網絡，此外網路的論壇也提供家長交流的空間。如果孩子可以寫作，寫個人日記也可以提供一個寶貴的情緒出口，以下便是一位十四歲孩子日記的節錄。她面對一群聽眾努力的說話，卻被他們的反應嚇壞了。遺憾的是，她缺乏和同儕社交的經驗，使得她選擇的題材不夠成熟，因此並沒有讓同學留下良好印象。慶幸的是，兩個月後出現了較正面的情況：

十一月

「我覺得好糗。我剛剛在家庭作業社團唸我寫的詩『小狗』給大家聽。他們像看怪胎似的看著我，說那不好笑，而且語氣很差。為什麼別人不能正常地對待我？我一樣也是人，我希望他們尊重這一點。他們把我當作是外星來的，我受夠了。」

****

一月

「自從開始錄製影帶，我的說話一直進展得不錯。當我和別人說話或在別人附近說話時，他們大多正常地對待我。我新年的新希望，就是跟更多的人說話！我開始和學生事務處的貝克小姐說話，那很有幫助，因為很多事情都需要跟她接觸。我好喜歡跟人說話，如果他們願意聽，我可以說一整天！每當我有機會跟別人說話，心裡就感覺很好。」

❖ 贏得自主 ❖

家長和專業人員經常奮力取得符合選擇性緘默孩子需求的資源，像在打仗一樣。想到如果可以做得更多，一定進步更多，就令人感到氣餒。但是，有時候要反向思考，我們做得太多會牽制孩子。

我們要減少孩子的焦慮，讓他可以面對新挑戰，但也要當心過度保護、讓孩子無法發現自己的潛能，在兩者之間找到平衡點，非常重要。往往主要工作者非常投入於輔導選擇性緘默的孩子（這確實無可厚非），但後來卻覺得難以放手讓孩子和其他大人說話。這是很正常的反應，畢竟主要工作者投注了相當多情感和能量，才達成初期的突破，但是我們必須提防發生這種狀況。我們必須學習，以孩子能夠進入新的階段為傲，並且意識到，無論雙方聊得多麼高興，對於類化到其他情境並沒有助益。

同理，在介入輔導的初期非常投入的家長或主要工作者，應該盡早從學校或幼兒園淡出，才對孩子有幫助。孩子必須對不同的大人贏得自信心，他才能快樂地離開家長身邊、獨立說話、不需要家長和主要工作者的幫忙，並且發現自己在不同社交情境裡的潛能。

第11章 階段式的輔導計畫：有效的練習

本章討論實務操作的層面，以確保輔導盡可能有效，包含的主題有：時間管理、強化和評估。最後則探討可能遇到的問題，以及如何避開它們。

時間管理

❖ 輔導時間的安排 ❖

一旦已經設定時間，讓主要工作者和孩子規律地碰面，一起朝目標努力，那麼**時間結束，停下來是很重要的**。如果有需要，就使用沙漏、馬表或其他計時器。這有幾種用途：

- 孩子通常會在「興奮」的情況下結束，並期盼下一次再來。
- 孩子清楚知道輔導時間將持續多久，看得到終點有助於控制焦慮。（這點對主要工作者也一樣！）
- 事先計畫好所有的詳細步驟是很難的，計畫的設計必須對孩子的反應非常敏感，因此常常需要利用輔導的間隔時間來調整計畫。

❖ 每次輔導時間的長度 ❖

每次輔導時間的長度，取決於主要工作者的經驗、計畫施行的階段、孩子的年齡，以及地點使用的限制。例如：為了十分鐘的輔導時間，而每週一次長途跋涉去診所，就太荒謬了。不過一般而言，輔導時間當中的實際**執行目標**的部分，不應超過10到20分鐘。

若在診所，其他時間可以用來檢視進度、更新說話地圖或圖像日記、將目標排序、安排下次治療時間等。如果是在學校，教室助理、特殊教育老師或諮商師可以較常和孩子見面，所以初期適當的時間是10至15分鐘。相同的，巡迴的專業人員只需安排10至15分鐘的時間來輔導孩子，其他時間則用來做協調工作和整理資料。

年齡較大的孩子，可以將執行目標的時間加長到40至90分鐘，但孩子和主要工作者都需要每隔15分鐘稍事休息。當大家都想達到特定目標、對計畫和實施有信心，或相信短時間密集治療將節省日後數小時的時間，則馬拉松式的治療是可行的。在廣大社區裡達成目標，也需要較長的輔導時間。

> 十二歲的薇琪下定決心要跟教室助理說話。她嘗試過自行錄音，但無法說話。他們也曾試著在校外說話，但沒有成功。最後她爸爸到學校，他們有一個下午的時間達成任務！經過一個半小時和數杯茶之後，薇琪不只跟教室助理說話了，也在口語及語言治療師以及班上兩位同學面前說話。

❖ 輔導時間的頻率 ❖

這也同樣因個人狀況而有所差異。理想狀況下，孩子和主要工作者在初期會密集地見面，直到建立起口語表達，例如：每週二至三次。臨床師最適合的方式可能是二至三週的密集治療，並安排間隔以鞏固效果。學校則可能可以於整個學期中較規律地安排時間。

如果每週只能見面一次也無妨，只要學校裡有人可以和孩子做朋友，並且實施一般的建立互信活動。

為了確保有所進度（而不是只有監控狀況），建議每七到十天至少有一次正式的治療時間。但有一個例外，就是家長可以擔任非常積極、支持性和中立的角色。這對家長來說往往很困難，因為孩子（所有孩子皆如此）對家長和對主要工作者的認同層次非常不同。

❖ 計畫的施行時間 ❖

不論是建立互信（第一至第四階段）、引導說話（第五至第七階段）和類化（第八至第十階段），各階段都沒有固定的輔導次數或時間需求。許多孩子可以很快接受大人、自在的用非口語方式溝通，但是說話卻需要特別長的時間。有些孩子則可能在初期很僵硬，但隨著計畫進行持續增強動能。如果家長有參與，第一至第七階段的目標常常只需三至四次治療時間便可達成，但類化到孩子學校的情境，可能需要數個月。一位九歲的孩子參加了暑期密集的治療（九次的治療），回到學校時，在全班同學面前對新老師說話，讓大家很驚喜。

輔導計畫從開始到結束需要多久的時間，這當然是大家想問的問題，但這並沒有一個簡單的答案，因為完全取決於孩子的焦慮程度，以及支持的提供和品質。唯一可以肯定的是，介入愈早則結果愈好、愈快。當選擇性緘默在學齡前就發覺並且處理，孩子通常入學時都知道自己可以和家裡以外的大人說話。這讓他們有自信能夠適應新的班級，就像害羞的孩子一樣。年齡較小的孩子對不熟悉的大人較有警覺，因此初期需要較久的時間引導說話，但隨後的類化比較快速。我們知道一個四歲的女孩，和教室助理進行建立互信活動不到兩週的時間，就可以和老師、同學說話了。還有一個八歲男孩住在小社區裡，主要工作者持續一個月每天輔導，成功引導他說話（家長沒有參與），但又花了十八個月才將說話類化到全校。大部分的個案都介於中間，而我們一般預期在一個學期內，可以和一、兩位大人以及一些同學口語溝通。有些孩子隨後類化快速、有些則較慢，如同第十三章將討論的。

運用正向強化提供動機

克服說話的焦慮，就像克服對狗或水的恐懼，在情緒上令人非常疲憊。因此，透過正向強化（positive reinforcement）來創造及維持孩子的動力是很重要的。

> 蘇西的媽媽拿了一張長條狀的紙，在上面畫了一個梯子，把它貼在廚房牆壁上。她們一起把蘇西曾說過話的人的名字寫在階梯上。梯子最上方是一個玩具的圖片。過了不久，蘇西就得到了她的獎品。

❖ 社交互動強化 ❖

學齡前孩子的獎勵一般以社交互動強化為主，例如：微笑和讚許。孩子任何口語參與都應報以親切的微笑和回應，而不是擁抱和誇大的讚美，讓孩子難以招架。稱讚的確有效，但通常須在事件發生之後以評語的形式表達，例如：「你剛才好像和[N]玩得很開心，我想她一定等不及下次再來跟你玩」，或「跟[N]說話一定很好，他有一個像你這樣的朋友真是幸運」。家長想為孩子對輔導人員來訪做好準備，可以說：「史考特小姐知道在幼兒園對你來說比較難，這裡比較安靜，所以她今天下午要到這裡來玩。」結束來訪之後，家長可以說：「你做得真的很好，我以你的勇敢表現為傲。」

❖ 記錄和獎勵 ❖

有些孩子可以藉由非正式的進步記錄得到鼓勵，例如：列表、在剪貼簿裡畫圖。也許孩子可以製作一本關於他自己的書，把他曾說過話的大人和朋友畫在書上。實質獎勵也有用，例如：糖果、貼紙，但不應取代社交強化和自我滿足感，這些更能增強動機。

若孩子進行小步驟計畫，進度較為緩慢，則需採取正式的記錄系統，讓孩子確切看到目標，每達成一個目標就更有動力。呈現目標和打勾的方式各有巧妙不同，端視孩子的年齡和主要工作者的創意。書面檢查表、卡通漫畫、目錄盒、圖釘板以及個人資料夾，都可以考慮。活頁記錄卡的優點是有彈性，方便改變或修正目標，並讓孩子聚焦在現階段的目標上。當目標達成，孩子就把它打勾並前往下一個目標。記錄的過程本身便是獎勵，還可以由孩子和主要工作者決定用星星或貼紙當獎勵。另外，心理或行為支援服務單位通常有一些現成的獎勵圖表。

孩子大部分的動力來自於個人的成就感。

依照孩子的年齡，可以再加入較長期的目標和獎勵，以維繫孩子的動力。例如：當太空火箭裡的方格子都填滿星星時，孩子就可以把圖片帶回家；每得到五個勾勾，就可以換一個金色星星；當孩子完成了社區計畫、和陌生人說話，就有機會練習這項新技能，並自己點最想吃的披薩！在計畫的後期，目標是可以在主要工作者不在場時說話，孩子可以保留檢查表，和家人或老師一起打勾完成。

同理，獎勵是審慎計畫的一部分，但不建議一次性的賄賂，因為這麼做忽視了一個事實：**絕大部分的選擇性緘默孩子並不需要外部誘因，他們本來就很想說話，只不過需要找到一個無痛的（最好是快樂的）方法。**孩子大部分的動力應該來自他們的成功，而不是獎勵本身。年齡較大的孩子需要規律的輔導時間，提供支持和動力，並清楚瞭解輔導時間何時進行。選擇性緘默的孩子似乎對任何形式的「遺棄」特別敏感，因此如果輔導時間必須取消，讓孩子知道這是有原因、無法避免的，非常重要。

測量進步

進步（progress）可以定義為任何導致以下結果的正面改變：

1. 與核心家人以外的人說話。
2. 繼續把說話類化到廣大的社區裡。

❖ 進步的速度 ❖

每個孩子進步的速度不一樣，而且有些主要工作者投入較多的時間，有些則較少。進步的速度大致反映了輔導步驟須切割至多細才能管理孩子的焦慮，以及輔導進行得多頻繁。很清楚的，每個孩子都必須個別看待，盡可能把關注的焦點放在是否有進步，而不是花了多少時間。第十三章將討論影響進步速度的因素。

❖ 介入輔導的結果 ❖

測量和展現進步有四個主要方法：

1. 設定個人化的目標，並共同約定某段時間後加以評估。這些目標包括輔導計畫中的短期目標，以及孩子個別教育計畫中的長期目標。
2. 請學校人員和（或）家長填寫孩子說話習慣的問卷。表格❼提供一個例子，剛開始可以使用完整的問卷，之後的評估可視需要縮短。
3. 以格子圖、說話地圖（參見第五章）等視覺方式，記錄孩子說話習慣的逐漸擴大。
4. 利用自我評估量表，讓孩子提供回饋，可以參考表格❹，再視個人情況調整。

最後一個方法（孩子的回饋）特別重要，它透露出的孩子焦慮程度訊息，深具啟發性，也常令人驚訝。這些孩子心裡的焦慮，遠超過許多人的想像。持續不斷的進行測量，結果可以清楚顯示進步與介入輔導有關，而非自然的類化。這可以用來為孩子爭取更多的輔導支持。

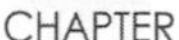

教師問卷

1. 你的參與（例如：藝術老師、社團協調）______________________

2. ______________________（學生）這學期的一般行為______________________

____

____

3. 是否有不尋常的行為癖好？

這些行為自從______________________有增加或減少嗎？

____

____

4. ______________________跟你或其他孩子說話較多／較少／一樣嗎？自什麼時候開始？

____

____

5. 你點名嗎？如果有，______________________的反應如何？

____

____

____

____

其他同學如何回應點名？

____

6. 如果____________________有以下任何行為，請圈選，並盡可能描述：

對問題／提示，以**非**口語方式回應（例如：點頭／寫紙條）	是　否
對問題／提示，以**口語**方式回應	是　否
自願提供訊息	是　否
以**非**口語方式與你接觸（例如：咳嗽／紙條／輕推）	是　否
以**口語**方式與你接觸	是　否
在班上朗讀或說話	是　否
在沒有提示的狀況下，參與班上討論	是　否

7. 一般而言，你認為____________________的溝通是（請劃線）：

(1)不足的　　(2)足夠，但只維持在最低限度　　(3)足夠的

8. ____________________缺乏口語溝通，產生什麼程度的問題？

____

____

____

9. 你認為____________________的溝通程度可以接受嗎？　是或否

____

____

____

10. 你認為什麼樣的口語表達目標適合____________________？

____

____

____

11. 你認為什麼樣的行為目標適合＿＿＿＿＿＿＿＿＿＿＿？

＿＿＿＿＿＿＿＿＿＿＿＿＿＿＿＿＿＿＿＿＿＿＿＿＿＿＿＿＿＿

＿＿＿＿＿＿＿＿＿＿＿＿＿＿＿＿＿＿＿＿＿＿＿＿＿＿＿＿＿＿

＿＿＿＿＿＿＿＿＿＿＿＿＿＿＿＿＿＿＿＿＿＿＿＿＿＿＿＿＿＿

＿＿＿＿＿＿＿＿＿＿＿＿＿＿＿＿＿＿＿＿＿＿＿＿＿＿＿＿＿＿

12. 你希望從這項服務得到哪些幫助？或請提供你的建議。

＿＿＿＿＿＿＿＿＿＿＿＿＿＿＿＿＿＿＿＿＿＿＿＿＿＿＿＿＿＿

＿＿＿＿＿＿＿＿＿＿＿＿＿＿＿＿＿＿＿＿＿＿＿＿＿＿＿＿＿＿

＿＿＿＿＿＿＿＿＿＿＿＿＿＿＿＿＿＿＿＿＿＿＿＿＿＿＿＿＿＿

＿＿＿＿＿＿＿＿＿＿＿＿＿＿＿＿＿＿＿＿＿＿＿＿＿＿＿＿＿＿

＿＿＿＿＿＿＿＿＿＿＿＿＿＿＿＿＿＿＿＿＿＿＿＿＿＿＿＿＿＿

謝謝你完成問卷！

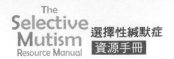

❖ 自我評估量表的運用 ❖

表格❹使用的量表，讓孩子能夠量化不同溝通情境感受到的困難程度。心理師都知道，一般沒有必要定義量表上的每一點，大部分孩子都可以靠直覺將困難度依照數字排序。

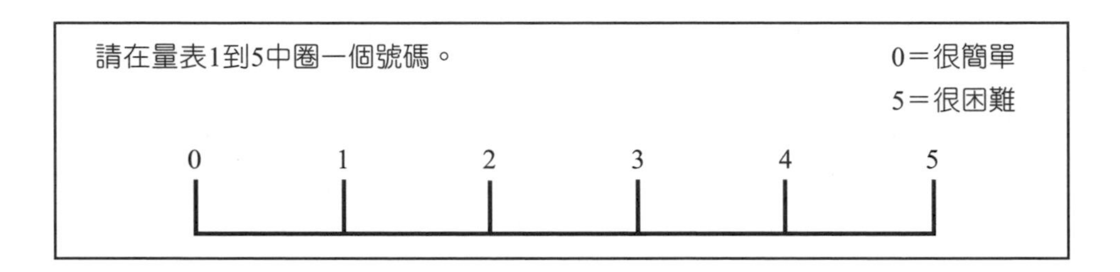

開始無法說話確切的點，每個孩子都不一樣，但可透過個別的反應和已知的說話型態來推測。一般而言，選擇性緘默的孩子在量表第3點還能夠說話，但第4和第5點則無法說話。在學校的時間，孩子很少處於0和1的「舒適區」。而他的非選擇性緘默兄弟姊妹則相反，大部分的時間都是在舒適的0或1，偶爾感覺到2或3，而很少感覺到4或5。這個量表可以加以修改，運用於輔導計畫，來幫助孩子排序目標，或瞭解孩子的感受。當孩子的焦慮消退，他可以回顧過程，看看自己進步了多少。年幼或語言有困難的孩子可以使用視覺形式的量表，如圖11.1。

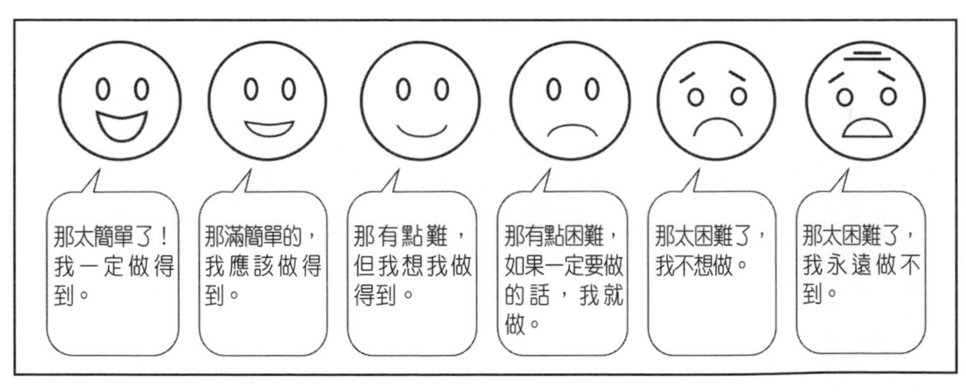

圖11.1　圖像式焦慮評估量表

處理可能遇到的問題

❖ 維持動力 ❖

如果發現孩子已失去動力，每次的治療時間都在重複同樣的活動，那就出現問題了。重複同樣活動的唯一理由，就是為新的目標熱身，因為先達成幾項簡單的目標，確實可以讓孩子較有信心挑戰更難的目標。但如果同樣的活動已進行兩次以上的治療時間，而仍沒有進步，則可能需要問以下問題：

- 是不是你自己的焦慮阻礙了計畫，而不是孩子缺乏前進的意願？
- 你是否之前的步伐跨得太大，以致現在失去了信心？
- 孩子和你在一起是否太安逸？（見204頁「解決方法一」）
- 你是否曾不經意的獎勵了孩子的非目標行為（例如：當孩子逃避目標行為時，你同情的微笑）？
- 孩子是否有足夠的動力？（見196頁「運用正向強化提供動機」）
- 對於你的角色和輔導計畫的目標，孩子是否和你「在同一條船上」？（見149頁「讓孩子成為積極的夥伴」，以及171頁「安慰和支持」）

確保持續進步的方法之一，是遵守輔導治療進度的紀律，並且**每次只改變一個變數**。我們不能忽略持續監測情況的必要，因過度自信而結束計畫。我們也不應過度熱衷，因而跳過某些階段，這同樣不會有好的成果。當然，某些階段可以較快速地通過，但必須記住，每一階段都是關鍵，挑戰著孩子不同程度的心理障礙。一旦孩子開始說話，往往因為興奮過頭，而試圖進展得太快，同時改變太多變數。例如：孩子可以在教師辦公室裡對老師朗讀了，如果接著要求他在教室裡回答問題，那麼他就必須應付一項新的**任務**、一個新的**空間**，以及**更多人**在場，總共改變了三項變數。

❖ 孩子沒有達到目標 ❖

這種情況一定會不時發生，都是代表一次跨出了太大的步伐，讓孩子無法應付。主要工作者可能和孩子一樣擔憂，但是必須維持主導權，並表現出不在意的樣子，以避免孩子失去信心。

最重要的是，主要工作者不能因為孩子無法達到目標而變得沮喪，必須安慰孩子，這並不代表失去了一切。在整個輔導過程中，主要工作者必須準備好隨時認同孩子的困難，但迅速把焦點轉移至未來的正面展望。對孩子眼前的狀況耿耿於懷，並沒有幫助。太體諒、太同情孩子的困境，可能會讓孩子感到彷彿你「允許」他維持現狀，孩子可能還會享受因自己的「問題」而得到的關注。

究竟孩子沒有成功時怎麼辦呢？依照主要工作者的信心和經驗，有兩個繼續前進的方法：

➲ 解決方法一：結束

如果主要工作者內心惶恐，不知道錯誤在哪裡，或不知道如何做，就應該迅速結束該次輔導。約定的輔導時間不應用來做「簡單」的事，否則會降低孩子爾後嘗試目標的誘因，因為他將知道不管發生什麼事，都可以得到你全部的關注。比較好的做法是，例如對孩子說：「別擔心，其他的目標你已經做得很好，這是休息的好時機。我們下次再嘗試，我們會小心地慢慢前進。」

有時候，主要工作者看得出來步驟太大了，但當下不確定如何修改。這時可以這樣說來掩飾：「我不訝異你會覺得困難，因為你一次做了額外的目標。下次我會確定用更小的步驟，讓任務更容易達成。」

然後鎮定的將所有道具收起來，盡量不要再多說什麼。主要工作者不應試圖拖延、加以挽救，也不應接著和家長或老師竊竊私語，因為這些都只是傳達焦慮的訊息而已。

優點

1. 獲得更多時間計畫下一次輔導，思考必須加入哪些額外的步驟。也許可以諮詢專家，或和一位同事討論。
2. 孩子對於輔導提前結束感到失望，而不是：
   - 因為時間結束而鬆一口氣（這會負向強化逃避行為）。
   - 可以改做不同活動而感到高興（這會正向強化逃避行為）。

➲ 解決方法二：原路倒退

較有經驗或自信的主要工作者看出了錯誤所在，應該迅速結束孩子的掙扎、給予安慰，並立即倒退，以較小的步驟再次挑戰目標。例如：如果孩子無法傳遞訊息，主要工作者可以陪孩子走一段路，在門外等候孩子敲門和傳出訊息。下一次，主要工作者可以在走廊外面等候，讓孩子獨自走路和敲門，並以眼神鼓勵他。只要孩子看見成功（目標打勾或贏得貼紙），他就有動力繼續。秘訣就是，要讓孩子在興致「最高點」時結束輔導。

優點

1. 達成輔導進度，節省時間。
2. 孩子有獲得成就的滿足感（正向強化目標行為）。

❖ 孩子退步了 ❖

我們經常遇到看似退步的短期情況，但很少有無法挽回的長期退步。如果孩子在輔導期間似乎退步，可能令人擔憂，尤其是上次見面時，他還吱吱喳喳說個不停。然而，通常每次輔導剛開始時，孩子都需要短暫熱身，之後很快就恢復了。在繼續前進之前，重複上一個或兩個目標是合理的。

偶爾，我們會收到主要工作者或老師的求救，他們擔心的是較廣泛性的退步。但幾乎所有的案例裡，都是情境有所變化，而不是孩子應付情境的能力改變了。例如：有一位老師說，班上的一個男孩退步了，課堂討論時不再表達意見，她沒有考慮到上學期她會提示孩子的每一個回應。另外，有一位主要工作者說，一個女孩三個禮拜沒有和她說話，讓她「交了白卷」。原來是女孩忘了請假，隨後在走廊上遇見主要工作者，感到非常懊惱，因此無法說話。主要工作者剛好又因為不相干的原因，取消了下一次的輔導。女孩被告知取消時，再度感到失望，而且擔心這是處罰，因而無法說話。更重要的是，兩次的遭遇都發生在學校的公共區域，讓原本狀況很好的女孩提高了防衛心。

上述情況都是可以挽回的，但需要倒退一步，並分析什麼因素改變了。我們必須體認，這些孩子多麼容易受到情緒的影響，當他們感到焦慮、內疚或混亂時，第一個喪失的便是說話的能力。

真正的退步似乎最常與變化和被遺棄的感受有關。一個少年過了暑假回到學校，發現導師、班級老師和主要工作者全部換人了。新的導師不同意對任何孩子有特殊安排，後來男孩直到升上中學都沒有再進步。失去人對於選擇性緘默的孩子深具影響，孩子的退步常常可以連結到最好的朋友離開社區，或最喜歡的老師離職了。只有極少數孩子，退步的原因是退縮行為或臨床憂鬱症，這傾向於出現在青少年，此時問題已經根深蒂固，似乎沒有解答的可能性。

❖ 當學校無法提供主要工作者 ❖

到了某個階段，無論原則上或實務上，沒有學校的投入便不可能繼續進行輔導計畫。所有參與的人都必須團隊合作，如果學校沒有認同孩子的需求並提供輔導，就不可能做得到。即使臨床師可以帶來非常正面的變化，若無法由學校裡的主要工作者接手，計畫便很難延續下去。

如果學校無法安排，家長有什麼選擇呢？團隊合作太重要了，以至於我們認為唯一的選擇就是考慮並準備轉學。家長和臨床師可以努力在當地社區支持孩子，同時聚焦於使未來的轉學過程順利，無論那是多久之後的未來。只要確實瞭解選擇性緘默症的原則，就可以利用本書裡許多建議來幫助孩子準備轉學。有幫助的做法包括：和未來的學校建立連結、支持學校的社區活動、在學校沒有人時帶孩子去走走、建立孩子對陌生人說話的自信、培養友誼、利用家庭度假或出遊建立新的自我形象。孩子有了這些基礎，加上能夠和願意支持他的人討論感受和想法，就有可能拋開小學時期的負面經驗，在中學獨當一面。

第12章 支持家長和老師

所有對於孩子的治療，目標之一是支持家長。若孩子的情況較罕見（包括選擇性緘默症），以及有焦慮的問題，家長尤其需要支持。支持可能有不同的形式，由不同的人提供，包括專業人員和其他處於相同困境的家長。支持可能在各種情境下進行，也可能是個別的或團體的。

大部分選擇性緘默孩子的家長，從沒遇過有同樣問題的孩子，因此會有興趣和其他處境相同的家長談一談。寫信到英國選擇性緘默症資訊和研究協會的家長，以及在網路上發表的家長，一致強調自己孤立的感覺，希望尋求資訊並與其他家庭聯繫。最近英國選擇性緘默症資訊和研究協會對家長的問卷調查，獲得76%的回覆率（SMIRA, 1999）。幾乎所有家長都希望可以和同樣情況的家庭聯繫，並取得目前研究的訊息。也有許多家長想要瞭解對選擇性緘默家庭友善的情況，以及教育等其他領域的資訊。

支持家長有許多方式：

1. 任何接觸選擇性緘默孩子的專業人員，都應該可以提供給家長相關的最新口述或紙本資訊，如第六章所建議；也可能可以撥出時間和家長討論他們的擔憂。
2. 臨床師可能有家長的聯絡方式，有些家長願意和新轉介來的孩子的家長聯繫，這些聯繫可以在診所獨立進行。
3. 有些家長想要知道是否有當地或全國性的家長網絡：

   (1) 英國有選擇性緘默症資訊和研究協會，地址在336頁的「實用的聯繫資訊」可以找到。這是退休資深心理社會工作人員艾莉絲・史勒今（Alice Sluckin）感受到家長的孤立無援和苦惱而成立的。它位於萊斯特（Leicester），讓英格蘭中東部地區（East Midlands）的家長可以聚會，以彼此支持並分享意見。目前考慮在週六召開全國性會議或區域性聚會。協會有出版會刊，並有求助專線，最近也成立新的區域家長聯絡處。

(2) 美國有一個非常活躍的組織，叫做選擇性緘默症基金會（地址在336頁）。這是兩位家長——蘇・紐曼（Sue Newman）和卡洛琳・米勒（Carolyn Miller）在一份全國性雜誌上得知對方的訊息後，於1991年成立的。這個基金會致力於許多目標，包括：發展和散播教育資訊、改善治療方法，以及促進研究。

4. 許多家長藉由網路搜尋找到很多資訊，並分享他們的經驗，「實用的聯繫資訊」（336頁）裡的網址可能有幫助。

5. 可以集合臨床師的治療個案，成立當地的家長聚會；或可以集合鄰近區域幾位臨床師的個案，共同成立。

成立家長支持團體

選擇性緘默孩子的家長團體還在萌芽階段，有幾個因素使得它比其他的家長團體更難成形。要找到足夠數量的家庭、願意參與團體，又住得夠近，並不容易。加上選擇性緘默症是暫時性的，家長可能只在孩子成長的某個階段希望有這樣的團體。

儘管如此，正在閱讀本書的家長或專業人員，不妨考慮是否安排一個團體，可以是一次性的會議，或者成立後固定的聚會。無論你是家長或專業人員，在進行號召之前，最好能夠先徵詢可能加入團體的家長，看看他們希望得到什麼。這件事並沒有經過證實的成功公式，畢竟每個人的需求不一樣。但在此我們根據經驗提出建議，有些適用於任何團體的設立，有些則針對選擇性緘默孩子的家長。

1. **成員是哪些人？**成員可能只限於家長，也可能讓專業人員加入。至於哪些家長可以參加，一開始最好先邀請任何選擇性緘默孩子的家長，不考慮孩子的年齡不一樣、緘默的嚴重程度不一樣，以及孩子是否有其他發展障礙。如果也讓專業人員加入，則應考慮納入的範圍多大。

   孩子的參與也必須考慮。有些家長可能建議讓孩子參加聚會，這可能有幫助，但也許應先舉行只限家長參加的聚會。孩子的聚會必須格外精心策畫，聚會的目標和期望也須事先仔細考慮。

   孩子的兄弟姊妹是另一項考慮，可能和選擇性緘默孩子在一起，也可能分開，另成一團。這可以是一個支持並教育兄弟姊妹的機會，對選擇性緘默孩子也可能是較輕鬆的安排。再次強調，這必須小心地策畫和安排。
2. **目的是什麼？**成立團體的目的可能有兩個：得到處境相同的其他家長或專業人員的支持，以及得到選擇性緘默的資訊。
3. **規模應該多大？**團體聚會的規模可以很有彈性，甚至如果只有兩位家長見面、交換資訊，也相當值得進行。
4. **團體的形式如何？**團體聚會的正式程度視目的而定，例如：社交性、支持性、教育性或綜合性。聚會可以較開放或有特定方向，由一位家長或專業人員帶領。聚會可以分組討論的形式進行，或由一位家長或專業人員報告，再提問討論。
5. **要討論哪些主題？**在分組討論中，家長可能希望介紹自己的孩子，或說說希望從聚會得到什麼，其中很可能自然浮現討論主題。
6. **後續的討論主題呢？**其他主題可能自然浮現，或由組長開啟，視小組進行的形式而定。組長可以邀請組員討論許多議題，包括：輔導經驗、親子關係、分離和依附、學校經驗、家有選擇性緘默孩子的好處和壞處。
7. **邀請合適的家長報告嗎？**受邀家長可以描述自己的孩子，以及克服緘默的歷程。其他人可能回饋關於選擇性緘默的資訊。

教師團體聚會

正在幫助選擇性緘默孩子的導師和特殊教育老師，亦有團體聚會。這樣可以善用時間，提供平台讓參與者互相支持並交換資訊。考慮應由誰來召集這樣的聚會時，抱持跨領域觀點是有幫助的。我們建議由一位教育相關的人員來負責，例如：教育心理師，或特殊教育老師。

如前所述，老師和其他不同相關領域的專業人員，皆曾應邀參加開放式聚會，加入一般討論。

專家會議

第三章曾提到「複雜」的選擇性緘默症。選擇性緘默的孩子若合併其他廣泛性或特定發展障礙，密切接觸孩子的人難免格外擔憂。對於背後到底是什麼問題，有時會感到特別迷惑。因為懷疑孩子可能沒有接受適切評估，或可能錯失了某種關鍵性的治療或處置，而感到焦慮。

提出這些問題、確認孩子的困難受到適當檢視，都是可以理解的。另外，也值得考慮是否或何時採取其他較不慣用的介入方式，例如：藥物治療或遊戲治療。儘管如此，有時並不能百分之百確認診斷，或進行介入治療。例如：選擇性緘默在定義上就是無法溝通，因此這樣的孩子無法輕易由精神醫師檢查。考慮心理治療也是無可厚非的，但究竟要經過多少個月的治療、孩子又能變得多樂意說話，也是沒有保證的，而且很可能有錯過上課的額外損失。接觸複雜的選擇性緘默孩子的家長和專業人員特別需要支持，尤其當孩子仍處於不確定或看似木然的時期。有些兒童心理團隊不只提供評估和意見，也提供支持和諮詢會議，以便檢查孩子的需求是否受到正視，以及是否盡可能、有規律地被滿足。

專業團體的訓練

對於選擇性緘默有經驗的專業人員，尤其是具有成功經驗的人員，投入訓練其他人的工作是必要的。這樣也許可以改善缺乏治療這些孩子的專業人員的狀況。缺乏的原因或許是專業人員信心不足，或者覺得選擇性緘默在轉介名單上屬於低優先順位，且可能會自行好轉。

我們參與過區域和全國性的訓練，這可以有效落實跨領域合作，因為健康巡察員、老師、心理師、口語和語言治療師，以及其他人員，都可能遇到選擇性緘默的孩子。特別是接觸年幼孩子的人員，他們的訓練非常重要，因為預防總是勝於治療！

第四篇

進步和結束輔導

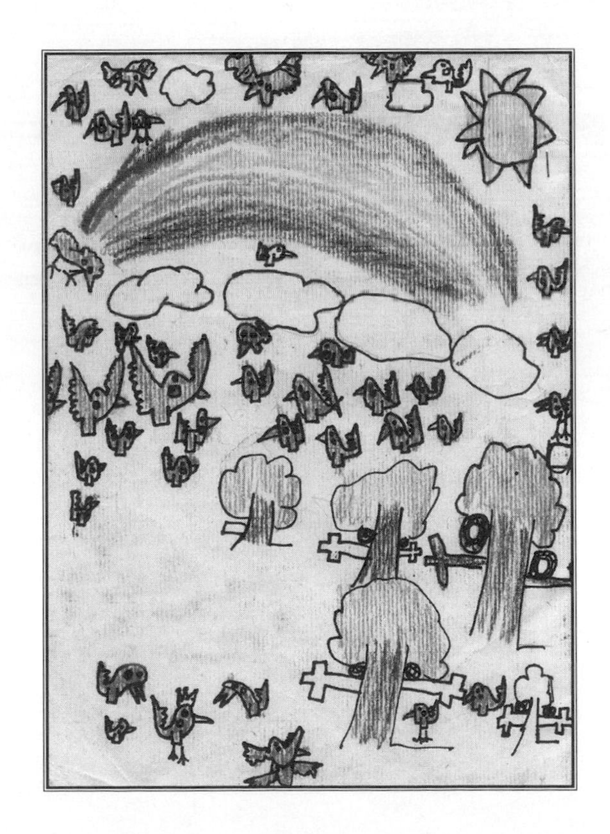

「彩虹」

（創作者：沈昇伶，九歲，選擇性緘默症）

第13章　結束輔導　217

第14章　介入輔導的實例　229

第13章 結束輔導

輔導和支持選擇性緘默孩子的過程，可能會依循幾條不同的途徑。許多因素會影響他們的進展速度。依據專業人員的領域和職責，結案或轉介到其他機構或專業人員，也可能發生於不同的階段。本章將勾勒出孩子可能走的三條路線、提供治療口語和語言困難的細節、提示如何視需要求助於其他機構、探討影響並維持進步的因素，以及列出不再需要或不宜繼續輔導的結案條件。

主要的輔導和治療途徑

❖ 途徑一：「單純」的選擇性緘默症 ❖

「單純」選擇性緘默的孩子相對容易處理，診斷上並不困難，而且沒有（或少有）發展或家庭問題。無論是否有採取特定的輔導計畫，孩子在過程中都沒有特別的合併症。進步的速度因人而異，本章後續將加以討論（222頁）。

當孩子達到第十階段，便幾乎準備好可以結束輔導了。有些孩子可能需要在更多地點與更多人練習嶄新的說話能力，有些則可能需要再加強社交溝通能力。此時，讓家長和孩子自行安排更廣闊的社交經驗，可能是可行的。此外，也可向學校或轉介至特定團體，尋求額外的社交能力訓練、口語表達或戲劇活動。必須注意，孩子可能仍然很脆弱、容易受傷，因此必須確保孩子在沒有正式的輔導下仍持續進步（見224頁「維持進步」）。

❖ 途徑二：合併口語和語言障礙的選擇性緘默症 ❖

我們知道有較高比例的選擇性緘默孩子有口語和（或）語言發展問題，並且在某一階段將需要口語和語言治療。然而，究竟應專注於治療選擇性緘默症，或專注於口語和語言障礙，或者兩者同時進行，往往令治療師難以取決。許多這樣的孩子（例如第十四章所描述的丹尼爾）在輔導計畫中優先改善選擇性緘默症，等孩子開始和治療師說話，再治療口語和語言的問題。但也有些（例如第十四章的史蒂芬）似乎對於專注於改善口語和語言能力反應良好，而沒有特別針對選擇性緘默進行輔導。有時候治療領域的界線不一定很清楚，在輔導過程中經常輪番上場。這些問題以下將進一步加以討論。

❖ 途徑三：「複雜」的選擇性緘默症 ❖

「複雜」的選擇性緘默症常伴隨隱約相關的合併症。在有些案例中，選擇性緘默症只是一連串困難其中之一，例如第十四章提及的羅比，選擇性緘默的問題和亞斯伯格症候群（Asperger's syndrome）有關。一開始做評估和診斷時，你可能就已注意到這一點。另外，孩子的狀況可能看似單純，但隨著時間合併症逐漸浮現。這些孩子往往進步得很緩慢、在輔導計畫的初期就卡住，或讓你感到必須向外求助，否則無法有效治療。孩子可能在第一或第二階段就卡住，讓人懷疑他是否有憂鬱或泛自閉症的問題。有些則會出現較嚴重的家庭問題，或有廣泛性的學習障礙。

合併有其他口語和語言障礙的孩子

合併有口語和語言障礙的選擇性緘默孩子，輔導重點如何決定？我們嘗試用自己的經驗，來回答一些相關問題。

哪些孩子在初步口語和（或）語言輔導後，可能不再緘默？

這個問題可以從三方面來回答：

1. 根據我們的經驗，對口語和（或）語言輔導有反應的孩子，選擇性緘默的問題都比較輕微。他們在學校可說少許的話，或小聲的說話。有些在第一次輔導時，就能對家長和治療師說話。
2. 此外，他們有顯著的口語困難，不熟識的人有時無法聽懂他們的發音。
3. 在部分個案中，家長比較在乎口語表達和語言，而不是選擇性緘默症，因此較有動力尋求口語和語言治療。他們或許正確地意識到口語困難是造成孩子選擇性緘默的重要因素。

如果孩子不跟治療師說話，要如何進行口語或語言治療？

原則上，治療選擇性緘默的孩子和其他口語和語言治療相似。唯一的差別是，孩子在治療時間中缺乏口語的參與，而比較強調家庭作業。治療工作必須透過家長或其他的照顧者，而孩子必須與其正常、自在的說話。如果孩子可以和教室助理或其他校內人員說一些話，也可透過他們來治療。

治療師必須將治療時間視為訓練時間，把自己的技能傳授給家長或照顧者。治療工作必須分成許多小步驟，家長應該完全瞭解這些步驟的目的，並熱切期盼和孩子在家裡嘗試。

當嘗試引導發音時（例如：/s/或/k/的正確發音），治療師應親自示範，或請家長示範。孩子或許在旁邊看，治療師可以告訴孩子不必當場做，而是回家嘗試。提供可以引起興趣的家庭作業，例如：任務單、遊戲或活動。對於如何完成家庭作業，也應提供清楚、符合實務的指示，包括：要練習什麼、練習幾次，和多常練習。治療師應該告知家長和孩子，如果遇到任何問題就停止，尤其是如果任何一方覺得不好玩或者卡住了。在下次的治療時間，請家長重複做一次給你看，或轉述給你聽，以便讓你瞭解家庭作業進行得如何，才能有效計畫下一個階段。

是否可能只有輔導口語和語言的部分？

孩子的選擇性緘默不能也不應被完全忽略。接受口語和語言治療的孩子也需要一次或多次的學校訪談，與學校老師討論如何在學校裡創造正確的環境（見第六章）。家長出席學校會議時，治療師也可以參與討論，定出孩子的口語、語言和溝通的目標。治療師也可以對個別化教育計畫有所貢獻，定出發展自信和溝通行為的目標。

有理解困難的孩子怎麼辦呢？

選擇性緘默的孩子，可以而且應該立即加強語言並改善理解缺陷。這些任務除了需要孩子注意聽之外沒有其他要求，所以通常可以減緩選擇性緘默的壓力。如果孩子已經達到非口語溝通的階段（77頁，表5.1中自在說話的第三階段），他就可以用非口語的方式參與。教室助理和巡迴教師可能負責改善孩子的理解能力，而選擇性緘默的輔導計畫可以讓他們的工作實際可行。

當孩子開始說話了，不論是自發性的或是使用第九章的技巧引導的，所有參與孩子輔導的人員，都應注意孩子的理解困難如何影響他的回應能力。一般而言，當語言程度夠簡單，孩子覺得可以正確回答時，他就會回應。一旦感到混亂或任務變得更困難，孩子就會再度緘默。同理，當孩子覺得可以掌握對話內容時，他可以愉快的、自發性的發表看法，可是一旦直接問他問題，他就立即閉嘴、不再說話。附錄四「活動的溝通負荷量分類表」，有助於讓老師的期待和孩子的理解和自在程度更相符。

有其他合併症的孩子

對於有其他合併症的孩子，考慮向其他機構尋求專業的協助很重要，協助的重點如下：

- 較完整的評估，以排除其他的診斷。
- 可能需要家庭或婚姻諮商。
- 焦慮或困擾的家長接受個別諮商或心理治療也許有幫助。
- 藥物治療（開立處方用藥）可能幫助嚴重的選擇性緘默。
- 以孩子為中心的治療，例如：遊戲治療、音樂治療或藝術治療，可能對深層焦慮的孩子很重要。

有些孩子遵循行為治療輔導計畫，同時接受其他機構的幫忙，因而獲致更大進步。這可能有幾個原因。如果家長接受治療或諮商而減輕壓力，便可能更有效地處理孩子的選擇性緘默。孩子接受個別化的治療，可能提升自尊心、強化內在的信心。藥物則可能舒緩孩子最感到折磨的焦慮。

還有些人基於不同的原因，選擇停止（或不要開始）行為治療，而僅專注於上述的其他處理方式。值得注意的是，如果孩子或家人接受非行為模式的治療，**可能**有機會改善選擇性緘默，但無法預期**一定可以**。孩子接受個別化、以他為中心的治療過程中，因為沒有說話的壓力，而且治療師已經成為可信賴的說話夥伴，可能漸漸開始說話。但即使他在治療時間內會說話，也可能無法類化（即在治療情境以外自在地和人說話）。

❖ 可能提供廣泛和特定協助的專家 ❖

有些人不太確定可以到哪裡尋求幫忙，或者不知道什麼人能提供什麼服務，這裡彙集了相關資訊：

- **兒童（及青少年）精神科醫師**：可以診斷兒童心理健康疾病（例如：憂鬱症和自閉症），並且能夠開立和監控用藥。
- **其他心理健康專業人員（可能是護理人員、心理師、心理治療師、社工和其他）**：可提供廣泛的、不同角度的協助，包括：家庭治療、心理治療，或親子治療。受過不同領域特殊訓練的治療師，可提供**音樂治療、遊戲治療、藝術治療和舞蹈／韻律治療**。
- **臨床心理師**：可以評估孩子的能力（施行心理測驗）和治療各種行為困難，例如：睡眠困難、叛逆，以及如廁問題。
- **口語和語言治療師**：可以完整地評估孩子的口語、語言和溝通，並建議適當的處理方式。
- **教育心理師**：可檢視孩子在學校的表現和行為，並建議適切的處理方式。

進步及維持

❖ 影響進步速度的因素 ❖

- **發現的年齡**。早期發現和介入對孩子非常有益。在學齡前只需採取簡單的步驟、營造正確的環境，便可減少往後許多年的煎熬。我們發現，孩子年紀幼小、問題尚未根深蒂固時，較容易擴大說話圈。
- **緘默的程度**。輔導初期的資訊蒐集工作，可以顯示孩子溝通模式受限的程度，以及孩子對於引導說話的抗拒程度。緘默行為愈不牢固，便可預期愈快速的進步。例如：外出買東西時可以跟家長說話的孩子，比起只有在沒有其他人聽得到時才跟家長說話的孩子，進步得更快。同理，孩子如果已經對外來的介入抱持很強的防禦心，那麼輔導的步調就得放慢。
- **孩子的焦慮程度**。有些孩子的焦慮只局限在說話方面，即他們渴望、也能夠用非口語方式來溝通，例如：手勢、肢體語言。有些孩子則身體僵硬、眼眶含淚，無法以任何方式溝通。前者的進步會比較快。偶爾我們也會遇到孩子有廣泛的焦慮障礙，需要處理其他的問題，例如：分離、依附或受虐。

- **老師和家長的態度**。如果家長、親戚、老師和支持的工作者，都可以維持相對超然的態度，開放、正面地討論孩子的緘默，則孩子會進展得比較好。成人必須很小心，不要把自己的焦慮和挫折感傳達給孩子。太過同情也會有反效果。
- **孩子自我反思的能力**。如果孩子可以不避諱地討論緘默，並且對輔導過程提供意見，則較容易推動進展。
- **支持的程度**。家長（或其他照顧者）如果在初期能夠幫忙，進展會快許多。此外，孩子在學校或幼兒園也需要足夠的支持，他需要一位關心孩子、值得信任的人，雖然不一定可以每天接觸，但至少是規律、定期的接觸。這樣，孩子除了有輔導計畫的支持外，還會認知到他在對抗困難時並非孤軍奮戰，萬一有任何問題，例如受到別人捉弄時，有一個傾訴的管道。孩子必須盡快和這位學校人員建立起說話的管道和規律的接觸。這一點在中學時期更重要，因為孩子不易和特定老師頻繁接觸，也缺乏固定的同儕團體。

十三歲的凱利在班上播放了自己在說話的影片，並且在英文課唸出一首詩。大家驚訝地看著她，凱利討厭這樣的反應，開始後悔播放影片。她把心裡的話寫出來，交給了老師，老師擔心治療必須停止。

主要工作者看了凱利的日記後，先是認同被盯著看的感覺一定很糟糕，然後套用凱利的話進一步說道：「他們並不是認為妳這個人很怪異，而是妳沉默了兩年突然開始說話，這件事才很怪異。這就像當一個人換了髮型，妳一開始會不停地看，但很快就習慣了。妳如果繼續說話，他們很快就會覺得妳不說話才怪異。」

隔週到學校，凱利笑容燦爛地問是否可以把影片播放給全校的人看。

- **主要工作者的經驗**。這是一個很重要的因素，影響主要工作者的信心，以及設計輔導步驟、拿捏進行速度的能力。一位沒有經驗但有智慧的主要工作者容易失於保守，為了避免失敗的風險，而寧願在每一階段停留比實際需要更長的時間。但只要沒有完全停頓，而且孩子持續有正面改變的跡象，這應不會有太大的影響。理想狀況下，沒有經驗的主要工作者，應該由有經驗的督導者定期提供支持、鼓勵和實際操作的建議。
- **學校的規模**。在大型的中學裡，會出現一些特殊問題。由於學校人員、學生和編班的數量和替換率都很大，孩子可能需要更久的時間才能把說話類化到不同的情境。在這種情況下，孩子不僅需要向更多人說話，還得在更多眾目睽睽的（不一定都有同理心的）聽眾面前說話。

❖ 維持進步 ❖

家長無不焦心期盼，孩子的進步能在結束輔導或轉換學校之後繼續維持。他們可能意識到，孩子仍然非常脆弱、需要時時「如履薄冰」以降低焦慮，或是老師告訴他們孩子仍需勉力而為才能與人談話。理所當然地，家長會擔心孩子如果沒有持續的支持可能會退步。

的確，選擇性緘默的孩子在介入治療之後，仍然非常脆弱。除非在很早期就發現孩子的困難並加以處理，否則這樣的孩子往往缺乏社交能力和自信心。這可能表現於以下的傾向：

- 對別人做出反應，而不是採取主動。
- 盯著對方，而不是給予說話者回應（以小的音量和臉部表情，讓對方知道他正聆聽並且欣賞）。
- 僵硬不動，而不是說「我不知道」、「我不確定」或「我不瞭解」。
- 等待引導，而不主動尋求澄清。
- 當感到內疚、害怕或困惑時，保持緘默。
- 做決定時感到驚恐，而不說：「我不介意」或「由你選擇」。
- 接受不準確的地方，而不糾正別人或給予澄清。

- 被欺負，而不捍衛自己。
- 依賴別人設定界線，而不規定自己的行為。
- 在同儕中顯得不成熟或天真。

上述的這些觀察，大部分都反映了選擇性緘默孩子在焦慮之下的表現。在其他時候，孩子的模樣可能非常不同，家長常表示他們的孩子有兩種個性。經過治療，很多孩子與第三章描述的「說話困難者」相似。他們在某些情境會選擇性的溝通，但並非完全緘默。合併有口語和語言困難、或情緒困難的孩子，或者學習環境和家庭環境的語言不同的孩子，常常屬於這個類別。他們意識到自己的困難，因此只有對自己或談話的對象很有信心時，才願意說話。

這些孩子都需要持續的支持，尤其需要強調自信心的建立。針對特定目標的正式獎勵系統，加上獲得社交經驗和肯定的非正式機會，對於大多數孩子有益。應該考慮以下的面向：

- 視需要給予口語和語言治療，或識字支持。
- 以逐漸增加溝通負荷量的活動進行一般性的語言訓練，以提升孩子成為有效溝通者的自信心（見附錄四和附錄五）。
- 讓孩子承擔更多責任，以提升自尊心（見第十章的「促進自發性的說話」）。
- 自我設定目標。
- 社交技能的學習，例如：給予及接受回饋、尋求澄清，以及透過別人的反應控制行為。
- 堅持自我主張的訓練。
- 角色扮演和戲劇。
- 社區計畫——與陌生人說話和學習獨立。
- 維持支持性的環境（見下文）。

❖ 維持支持性的環境 ❖

除了複習第六章「創造適當的環境」，不時問一些簡單的問題「突擊檢查」也有幫助：

- 孩子對於說話有哪些正向的連結？哪些事讓說話較簡單？
- 孩子對於說話有哪些負面的連結？哪些因素使他們不說話？

如果可以盡一切力量增加正向的連結，並減少或去除負面的連結，將可促進或維持口語表達的最佳狀況。

結束輔導

選擇性緘默孩子若由學校人員輔導、沒有外部機構參與，則不適用「結束輔導」的觀念。當孩子可以負荷逐漸增加的社交和課業的要求，特殊需要的支持就會慢慢減少。然而，若主要由專業人員負責輔導，就需要做結束的決定。隨著孩子進步，面談的頻率可能減少，最後經過一段觀察的期間才結束輔導。

❖ 符合結束輔導的條件 ❖

以下指標顯示孩子已不需要進一步的協助，可以結束輔導。

- 孩子沒有因為選擇性緘默症，使得教育或社交的發展受限。
- 孩子可以對陌生人說話。
- 家長和學校已不再擔心。
- 孩子對於能夠結束輔導感到開心。
- 家長和孩子瞭解治療的基礎原理和有效策略，能夠繼續在社交情境中建立自信心。
- 你已經在專業範圍內盡了所有合理的努力。

❖ 結束輔導的警告 ❖

- **不要太早**：必須等到孩子成功過渡到新學年、中學或社區情境。
- **不要太晚**：別捉著不放，實際一點並認清自己的角色和限制。其他人可能更適合提供持續的支持，促進孩子的個人和社交發展。

❖ 最後結語 ❖

選擇性緘默症是一種焦慮障礙，它的預後類似其他的焦慮症。目前對於小時候曾經有選擇性緘默症的成人，並沒有長期研究的資料。由於缺少資料，大家也許會推測成人時期仍有顯著問題者非常少。但是如果能夠早期發現並給予適切的輔導，大部分都能克服困難、適應良好。

第14章 介入輔導的實例

本章介紹一些選擇性緘默孩子的輔導實例。這些例子示範本書中的若干層面，也代表輔導實務的合理範圍。這些都是真實案例，但已更改孩子的名字。

如同大多數介入實例的回顧，其中必然有值得學習之處，以及在理想狀況下能夠做得更快或更好的地方。每一個案例最後都有我們的評語，以後見之明建議怎麼做結果可能不同。另外附有治療師或老師對個案的評語，有些案例也包括家長對於孩子治療的觀點。

一、亞當：從3歲11個月介入治療

❖ 困難顯現 ❖

➲ 年齡3～3¾歲

- 遊戲團體擔心亞當都不說話，試過許多引誘他說話的方法，但都未成功。
- 帶他到遊戲團體時，偶爾會哭，但媽媽感覺到他樂在其中、想要留下來。

❖ 轉介 ❖

➲ 年齡3¾歲

- 遊戲團體負責人向健康巡視員提及亞當的情況，健康巡視員聯絡當地的口語和語言治療師，詢問是否應為亞當做轉介。治療師知悉選擇性緘默早期治療的重要性。
- 媽媽感到尷尬更勝於擔心，但同意轉介，尤其亞當一過4歲生日就要開始上學。

❖ 初步評估：說話的習慣和緘默的相關因素 ❖

- 說話對象包括直系親屬、祖父母，以及一位鄰居來家裡時。
- 在家以外的地方能沒有拘束地與家人說話，但有別人加入或聽到他說話時就停止。
- 在外憋尿、憋糞，在家則正常。
- 當治療師與媽媽說話時，亞當與姊姊小聲說話。亞當對於第一次會面要配合評估感到不高興，沒有眼神接觸，理解力測驗時用媽媽的手指來指圖形。
- 媽媽製作了亞當在家說話的錄音帶，沒有證據顯示口語或語言困難。

❖ 介入輔導：形式、地點、時間、參與人員 ❖

➲ 年齡將近4歲

- 口語和語言治療師以顧問方式，給予媽媽和遊戲團體一般性建議，包括：移除溝通的壓力，並且提供由遊戲團體的主要工作者進行一對一的輔導計畫（使用本書中第二至第四階段「建立互信」，以及附錄五的遊戲和活動）。
- 主要工作者向亞當解釋，她瞭解說話有多困難，所以不會預期亞當跟她說話，除非他自己覺得準備好了。她安慰亞當，這是完全可以接受的，而且他們一起慢慢來，他就會愈來愈好。亞當明顯的得到很大的釋懷，還抱了她，讓她很意外。

- 主要工作者在每次遊戲時段，安排和亞當10到15分鐘的特別時間。沒有提供任何獎勵，只有愉快相處、建立關係，以及進入口語之前的非口語的溝通。
- 亞當在四週後開始說話，當他自信充分地使用句子時，遊戲團體的其他老師和助理都受邀加入特別時間。說話自動類化到主要的遊戲團體情境。除了別人直接問他問題之外，亞當都可以無拘無束地說話，但點名仍無法回應。
- 當口語表達進步時，亞當的自信心廣泛的增加，他開始使用家裡以外的廁所。

➲ 年齡4¼歲

- 亞當開始上幼兒園，並且繼續每週一次參加校內的遊戲團體。他的遊戲團體主要工作者也是幼兒園的助理，每週在班級裡見到亞當兩次。
- 第一個禮拜，老師點名時要求亞當回應，主要工作者對此感到氣餒。亞當低著頭，看起來非常沮喪。老師和主要工作者討論之後，同意亞當應該坐在教室的旁邊，避開老師直接的視線，並等他準備好時再回答。亞當有機會與老師較非正式地說話之後，輪到他時便能說話。剛開始需和主要工作者一起，之後可以獨自說話。

❖ 結果 ❖

➲ 年齡4½歲

- 經過三個月，亞當在群體情境中可以主動發表資訊、毫無拘束地與大人和小孩說話，比在遊戲團體的狀況更好，回應點名也沒有問題，並且參加派對、結交新朋友。

● 結束口語和語言治療。

❖ 治療師評語 ❖

「遊戲團體沒有處理選擇性緘默的經驗，但遵循高度架構化、有明確目標的計畫，成效良好。主要工作者難以置信，去除說話壓力、玩只需非口語溝通的遊戲，結果竟然如此不同。一旦家庭和遊戲團體都能瞭解亞當的困難，他就開始進步了。」

❖ 作者評語 ❖

- 亞當很幸運在那麼小的年齡就得到適切的幫助。這可歸功於遊戲團體、健康巡迴員以及治療師的主動行動和密切合作。由於緘默還未根深蒂固，循序進行建立互信的活動就足以引導說話。
- 轉捩點在於亞當的遊戲團體主要工作者一開始就說出他的困難。而且亞當也非常幸運，上學後能維持輔導的延續性，尤其是新老師尚未完全瞭解他的困難時。
- 治療師及遊戲團體密切協調，締造出非常成功的結果。有趣的是，治療師從未和亞當說過話，但她立即的行動很可能讓亞當得以避開幼兒園的嚴重困難。

二、桑妮亞：從4歲9個月介入治療

❖ 困難顯現 ❖

➲ 年齡2½～4½歲

- 桑妮亞在2½歲與家人來到英國，變得很黏媽媽。有英國朋友來訪時，就躲在家長後面，只要不是家庭成員的大人或小孩都無法和他們說話。
- 在3½歲開始上幼兒園，不對大人或小孩說話，第一學期快結束時會用手指東西來溝通。

- 自信心增加，非口語溝通也增加。
- 當其他孩子不在場時，開始能夠與媽媽在學校走廊上說話。
- 在學校上英語為第二語言（ESL）的課程。
- 有波動性的兩側聽力喪失；其餘沒有發育的憂慮。

❖ 轉介 ❖

➲ 年齡4½歲

- 聽力門診的口語和語言治療師懷疑是選擇性緘默症，將桑妮亞轉介到這方面有經驗的治療師。

❖ 初步評估：說話的習慣和緘默的相關因素 ❖

- 在學校不與任何人說話。
- 在家裡與親密的和直系的家族成員可以無拘無束地說話。最近會和一些西班牙裔朋友的小孩說話，但和大人只有一次。
- 所有較親近的家庭成員都有羞怯的家族史。
- 身為西班牙裔，有文化和語言上的差異。
- 在第一次的口語和語言治療時，剛開始較依附，但給予安慰並運用一次一小步的方法之後，能夠發出動物的聲音，並小聲與家長一起數數字。

❖ 介入輔導：形式、地點、時間、參與人員 ❖

➲ 年齡4½～5½歲

- 在前兩次的治療中，透過安慰、建立互信，避免一開始就直接對話，可以輕鬆地談話。
- 每週一次門診，四週後治療師做了分階段的語言評估，結果顯示有適齡程度的英語理解能力，但表達方面的詞彙和文法分數則低於平均。

- 參加學校會議，提供選擇性緘默症和桑妮亞英文程度的資訊和建議，並設定個別化教育計畫的目標。
- 在下學期，與教室助理在小房間進行特別時間，每週三次，每次10到15分鐘，持續直到進入新班級。特別時間的目標是放鬆、玩得開心、增加自信心，以及加強語言能力。班上每次有一到兩位同學也參與其中。

➲ 年齡5½～6¼歲

- 在學校裡持續每週一次的輔導時間，使用悄悄融入技巧，將與媽媽輕鬆的談話轉移到治療師、再到教室助理，之後再類化到其他地點。治療師幫忙把班級老師融入說話圈，老師再轉移到教室，進行溝通負荷量較大的活動。
- 每次的輔導時間以及特定目標達成時，以貼紙為獎勵，外加偶爾的小禮物。
- 定期的學校會議來規劃和檢討。

❖ 結果 ❖

- 好玩、輕鬆的特別時間，讓她的自信增加，逐漸和班上所有的同學說話。她會讓老師和助理聽到她的聲音，但不跟他們說話。使用悄悄融入技巧之後，才能跟助理在特別時間中說話。
- 6¼歲時能夠在教室裡與大人和小孩說話、回答老師的問題、朗讀，以及主動發表。點名時無法回應。全班圍成一圈、輪流發表時，也無法說話。
- 回到西班牙時，結束口語和語言治療。

❖ 家長評語 ❖

「由於受到幫忙，我們更瞭解孩子的問題，學習到如何正確相處、不施加壓力，讓她更有自信心。我們相信學校和治療師的合作，是達成所有目標的關鍵。」

❖ 作者評語 ❖

- 治療師和學校的密切合作很重要，治療師必須主動安排固定的接觸，以確保進展。
- 以後見之明，雖然特別時間值得先嘗試一段時間，但悄悄融入技巧可能應該更早使用。
- 我們必須瞭解並考量學校生活的型態，意識到班級變動、漫長的暑假等因素，難免會影響到輔導的持續長度。
- 整體而言，計畫進行得很順利。

三、伊麗莎白：從5歲6個月介入治療

❖ 困難顯現 ❖

➲ 年齡2½～3歲

- 只與父母、祖父母以及一位隔壁小孩說話。

❖ 轉介 ❖

➲ 年齡3歲

- 伊麗莎白因為無法表達而沒有通過3歲的發展和聽力檢查，健康巡視員就把她轉介到當地的兒童發展中心。

❖ 初步評估：說話的習慣和緘默的相關因素 ❖

- 在幼兒園不與成人和小孩說話。
- 媽媽認為伊麗莎白說話有時口齒不清，但在家裡沒有顯著的口語和語言困難。

- 爸媽準備分居，伊麗莎白將與媽媽同住。
- 在中心沒有與口語和語言治療師說話，治療師說，如果伊麗莎白在學校說話了，再來看她。
- 終止口語和語言治療。

❖ 介入輔導：形式、地點、時間、參與人員 ❖

➲ 年齡3～5½歲

- 沒有介入治療。
- 4½歲入學後，在家的行為變得乖僻，有挫折感、生氣、情緒變化大、害怕。
- 自入學以來完全不說話，老師描述她非常害羞和退縮。
- 媽媽聯絡了英國語言障礙兒童協會，並上網尋找資料。後來聯絡上英國選擇性緘默症資訊和研究協會，以及一位為選擇性緘默兒童寫過計畫的語言治療師。

➲ 年齡5½歲

- 學校安排了一位教室助理來實施行為輔導計畫。伊麗莎白每週與助理見面三至四次、每次十分鐘，進行建立互信的活動（第二階段），以及本書的塑型計畫（第三至第七階段）。兩個月後引導說出單字，接著是片語。伊麗莎白開始與助理在教室裡說話，但始終很小聲。

➲ 年齡5¾歲

- 過了復活節假期，伊麗莎白仍然只與助理說話，而不跟老師說話。老師聯絡了治療師，她建議使用悄悄融入方式讓老師逐漸融入助理與伊麗莎白的活動中。
- 效果不錯，伊麗莎白在班上開始說話，剛開始是氣音，接著小聲說話。

❖ 結果 ❖

- 學期末時，伊麗莎白可以在學校與特定的大人和多數的同儕說話。在點名時會回應，並參與大部分的教室活動。喜歡對全班朗讀，而且在學校裡變得更快樂、更有自信。能主動尋求協助，在體育活動中也較勇於嘗試。
- 老師在期末評語寫道：「伊麗莎白花了很長的時間適應一年級，但目前已開始呈現外向的本性。她克服了沉默，成為快樂、活潑、友善的小女孩。她很受歡迎、朋友愈來愈多，真是令人驚奇的蛻變！參與這個過程讓我很有收穫，希望她繼續茁壯發展。」

❖ 家長評語 ❖

「剛開始，家庭醫師、健康巡視員、口語和語言治療師，幾乎都沒有提供任何幫助。大家對於這種情況似乎並不瞭解，令人感到孤立。終於，彷彿一道曙光，照亮了長長的黑暗隧道，我找到英國選擇性緘默症資訊和研究協會，以及一位口語和語言治療師，他們瞭解選擇性緘默症。知道有其他孩子像我女兒一樣，讓我放心許多。我有幸能運用硬體和知識，不斷鑽研、嘗試各種途徑，直到找到正確的幫助。對於沒有這些資源的家長，我深切地為他們感到遺憾。」

❖ 作者評語 ❖

- 伊麗莎白很幸運，能有這麼有智慧的媽媽和願意幫忙的學校。雖然學校老師剛開始對選擇性緘默症一無所知，但他們確實盡全力幫忙。這個例子顯示，沒有外部專業人員的直接參與，仍然可能達到效果。同時也強調提升大眾對於選擇性緘默症瞭解的重要。
- 伊麗莎白仍然傾向用氣音說話，這讓她喉嚨痛。值得嘗試倒退幾個步驟，以建立正常的音量。
- 整體而言，伊麗莎白有很亮眼的進展。

四、史蒂芬：從5歲6個月介入治療

❖ 困難顯現 ❖

➲ 年齡3～5歲

- 從3½歲入學第一天起，在學校沒有說過話。
- 有口語和語言表達遲緩的過去史，並且在4歲左右有說話結巴的情形。

❖ 轉介 ❖

➲ 年齡5歲

- 第三次轉介到社區口語和語言治療中心（前兩次因為缺席，未接受服務）。
- 在社區中心第一次門診之後，因為社區的口語和語言治療師缺乏經驗，而且沒有權限入校服務，所以轉介到兒童心理健康中心的口語和語言治療師。

❖ 初步評估：說話的習慣和緘默的相關因素 ❖

- 在家與親密家人以及來訪的直系親屬能輕鬆的說話。
- 走在街上或坐在麥當勞時，能與家人說話，但在商店、診所以及類似場所則不說話。
- 與朋友接觸較慢熱，但見面幾次之後會較放得開。
- 與不熟識的人不說話，例如：健康巡視員或施工的工人。
- 在學校的創意／藝術課（他最喜歡的活動），當他需要某件東西時，能偶爾與老師小聲說話。
- 在診所的表現非常害羞，但能微笑、點頭、搖頭，和使用其他肢體動作，並有適當的視線接觸。

- 有口語和語言障礙、以及害羞的家族史。
- 目前有適齡的語言表達技能，但持續有口語延遲、不順暢和口吃。

❖ 介入輔導：形式、地點、時間、參與人員 ❖

➲ 年齡5½～6¼歲

- 在診所第二次治療時，自發性地小聲說出幾個單一字彙，在20分鐘的塑型練習接近結束時，能小聲說出圖片名稱和片語。
- 由媽媽或阿姨帶來診所，又進行了四次治療，著力於：
  (1) 在家裡創造適當的環境。
  (2) 發音練習，尤其是 / s / 以及 / s / 的混合音。
  (3) 一般社交溝通技巧的建議。
  (4) 最後一次治療進行語言評估，顯示有適齡的詞彙能力，但文法低於平均範圍。
- 三次的學校參訪，提供選擇性緘默症的資訊及建議，並設定個別化教育計畫的語言和溝通目標。
- 偶爾打電話給媽媽，詢問學校的進展，並報告媽媽未隨行的治療情況。

➲ 年齡6¼～7歲

- 進入新班級後，參加學校會議以及進度檢討。
- 檢討會議後離開，承諾新任老師需要時可提供幫忙（未獲要求）。

❖ 結果 ❖

- 6歲生日之後，在遊戲場與同儕遊戲時說話較大聲。在一次學校會議，史蒂芬展現他的說話筆記本，並以耳語讓老師聽他的發音進步。之後他開始與老師小聲說話，不再只是氣音。之後就能和老師、同學更大聲說更多的話。
- 下一次門診時間與不同的阿姨一起來，一開始就能用正常聲音和治療師說話。

- 原本明顯的口吃，在家裡、學校和門診時間都幾乎沒有出現。
- 門診建議進一步做文法加強的口語和語言治療，但遭到拒絕。

❖ 家長和老師評語 ❖

- 媽媽和老師一致認為，史蒂芬的發音進步以及在學校會議中表現的進步，對他的幫助很大。以往在家中，他說話時其他人都會加以評論，因為常常很難聽得懂他說什麼。

❖ 作者評語 ❖

- 史蒂芬選擇性緘默的狀況輕微，所以是一位說話困難的孩子。
- 以他的口語發音為主要著力點（經由媽媽和阿姨），成為最成功的治療途徑。
- 由於家庭狀況以及到診所路途較長，參與治療並不規律，但仍能持續，可能是因為治療師展現了治療選擇性緘默症的自信心。
- 或許應該由當地可以入校服務的社區治療師來進行輔導，而由專精這方面的口語和語言治療師負責指導。

五、莎拉：從5歲9個月介入治療

❖ 困難顯現 ❖

➲ 年齡4½～5½歲

- 學校擔心莎拉上學已經一年了都沒有說話。
- 家長不是很在乎，因為家裡其他小孩也是較慢開始說話，或是較不願說話，但仍然同意轉介。

❖ 轉介 ❖

➲ 年齡5½歲

- 學校把莎拉轉介到當地的口語和語言治療診所，治療師做出選擇性緘默症的診斷，並取得一份為選擇性緘默孩子而寫的塑型治療計畫（附錄六）。

❖ 初步評估：說話的習慣和緘默的相關因素 ❖

- 在學校從不說話，也無法跟任何成人說話。
- 在遊戲場與一、兩位同學說話，但在教室則沒有說話。
- 在家只和爸媽或兄弟姊妹說話，但不對祖父母或其他親戚說話。
- 哥哥有嚴重的語言問題，兩個姊姊和一個表哥有在學校不說話的病史。
- 在口語和語言治療中心做非口語評估時能夠合作，語言理解低於平均，表達性語言評估無法實行。

❖ 介入輔導：形式、地點、時間、參與人員 ❖

➲ 年齡5¾歲

- 口語和語言治療師與媽媽、老師、教室助理以及學校的特殊需求協調者見面，提供選擇性緘默症的資訊及建議，同意教室助理為主要工作者，並實行塑型治療計畫。
- 主要工作者每週和莎拉會面三到四次，每次十分鐘。

➲ 年齡6¼歲

- 學校表示，特別時間進行得不順利，莎拉以非口語方式溝通（第三階段），但不願發出聲音（第四階段）。由於碰到聖誕假期和新年，所以塑型計畫中斷，僅提供一般性的建議。治療師向曾經撰寫塑型治療計畫的同事尋求意見，他建議家庭訪視以及使用悄悄融入技巧。

➲ 年齡6½歲

- 安排每週一次、共四次的家庭和學校治療時間。
- 口語和語言治療師到莎拉家裡兩次，第一次用非目標導向的方式，觀察莎拉在花園裡遊戲並對她的玩具表現興趣，莎拉在治療師在場時能和姊姊說話。第二次用悄悄融入技巧，莎拉能和治療師以正常的音量說話。
- 接著是學校的治療時間，放學後莎拉在空教室裡與治療師說話。在第二次的學校治療，同樣用悄悄融入技巧，使老師在場、媽媽在教室外時，莎拉能自發性地與治療師說話。
- 接著是漫長的暑假到來。
- 在下一學期，治療師沒有與學校聯繫，學校複製悄悄融入技巧，嘗試讓莎拉和教室助理說話，結果成功了，但莎拉只能用耳語。學期結束時，莎拉固定地與教室助理及老師用耳語說話，但在其他學生面前則無法和他們說話。

➲ 年齡7～7¼歲

- 學校的特殊需求協調者參加了一個選擇性緘默症課程，之後學校恢復了行為治療計畫（第六至第八階段），來幫助莎拉跟其他孩子說話。
- 治療師因為擔心自己個案量太大，無法給莎拉更多時間，於是將莎拉轉介到跨科別中心。
- 中心做了冗長的評估，排除了自閉症、情緒及行為問題，但無法提供治療，因為國民健保制度（NHS）刪減經費、取消口語和語言治療師職位。莎拉被轉介回當地的口語和語言治療診所。

➲ 年齡7¼～7½歲

- 在口語和語言治療檢討會議，莎拉與助理用耳語說話、對老師朗讀。治療師與學校聯繫，同意應在學校繼續進行行為治療。

- 學期結束時，莎拉能夠自發性地以正常的音量和其他孩子說話，並每天在教室與老師及助理以耳語說話。為了準備假期後轉換到新班級，她也以耳語與一位不熟悉的老師說話。

❖ 結果 ❖

- 莎拉在學校說話愈來愈頻繁，也愈自在，大體而言也比較有自信，老師們現在能在閱讀上給她需要的幫助。雖然莎拉與成人以耳語說話，但與其他孩子能正常地說話，她能說話就讓老師們很高興了。
- 莎拉的口語和語言治療師計畫新學期一開始，就到學校以融入方式，讓莎拉能以正常音量和新老師及助理說話，並確保治療師退場後能夠維持音量。同時建議做完整的語言評估，因為莎拉可能有語言表達困難。

❖ 治療師評語 ❖

「每週要找到時間做家庭及學校訪視很困難，但做到時卻很值得，我認為這是轉捩點。我真希望當時早點用悄悄融入技巧，下一次我會更有信心。」

❖ 作者評語 ❖

- 當莎拉開始與老師及教室助理說話，就認為已經跨過門檻，她將在上課時間開始說話，這是一個常犯的錯誤，使得莎拉沒有進一步的系統性支持，無法類化她的說話能力。行為治療再次啟動後，才又恢復進步。
- 學校長時間獨自實行塑型計畫，如果能和有經驗的治療師定期電話聯繫會更好。當主要工作者較沒有經驗時，可能的風險有：

  (1) 養成不好的習慣（例如：用耳語說話）。

  (2) 孩子與主要工作者感受到並增加彼此的焦慮。
- 在理想狀況下，有更多的資源，進步可能更快。學校始終維持堅定、廣納意見的態度，在兩年內達成了許多成果。

六、丹尼爾：從6歲介入治療

（摘自Davies & Winters, 1996）

❖ 困難顯現 ❖

➲ 年齡2～2½歲

- 對陌生人大多保持沉默。
- 與家人有說話困難。
- 健康巡視員擔心他的口語發展，將他轉介去做口語和語言治療評估。

➲ 年齡2½歲

- 語言理解力在正常範圍。
- 表達性語言遲緩，只有幾個單字。
- 只有媽媽能勉強聽得懂他說的話。
- 在家會說話，但在外則鮮少有自發性語言。

➲ 年齡2½～5歲

- 治療著重於刺激語言發展，改善發音控制。
- 在治療和幼兒園時間，幾乎全部沉默，只有選擇性的參與。
- 表達性語言嚴重遲緩。
- 進入口語和語言障礙孩子的特殊學校。

➲ 年齡5～6歲

- 第一年結束時，在學校所有的口語表達皆用耳語。

❖ 轉介 ❖

➲ 年齡6歲

- 學校人員聯繫了一位對選擇性緘默症有經驗的口語和語言治療師，並取得一份行為治療計畫。
- 媽媽並不熱衷參與，但樂見學校採取需要的措施。

❖ 當時表現 ❖

- 對於直接提問以耳語回答，沒有自發性語言。
- 只對成人說話，不對其他孩子說話。
- 一般而言，不願參與活動。
- 雜亂的表達性語言，一次只說三到四個字，只有關鍵字，沒有文法發展。
- 雜亂的聲音系統、母音扭曲、子音代用和省略。
- 在家裡話很多，使用聲音恰當。

❖ 介入輔導：形式、地點、時間、參與人員 ❖

➲ 年齡6～7歲

- 丹尼爾每天的遊戲時間中，有10分鐘由語言支持老師（主要工作者）進行輔導。口語和語言治療師每週探訪兩次，討論輔導目標。剛開始進行非口語活動，幾週後時間增加到15分鐘。
- 約法三章，丹尼爾參與設定自己的目標，並對獎品達成協議，包括：削鉛筆機、吹泡泡水。
- 一週後肢體語言改變，治療時間到時眉開眼笑，動作也較大、較放鬆。老師注意到自尊心的增加。
- 六週後，大體而言自信多了。在團體治療時間，熱切的想以耳語回答。

➲ 年齡6½歲

- 12週後，第一次用單一聲音與主要工作者溝通。
- 一週後，在隱密空間、放鬆的對話情境下，第一次說出確實的字。
- 開始類化說話的階段：把其他大人與小孩帶入隱密空間，慢慢移到教室進行治療，並引進新的地點，包括學校外圍的街道和附近的商店。

➲ 年齡6¾歲

- 開始自發性地與其他成人和孩子說話。
- 學期結束時，他已經跟下學年新班級的老師在輕鬆的情境下說話了。

❖ 結果 ❖

- 7歲時進入新班級。在第三天，他在老師桌子旁用聲音朗讀。同一天下午，經過三次拒絕他用耳語說話，丹尼爾在其他同學在場的情況下，朗讀他自己寫的故事。
- 輔導計畫終止，沒有不良後果。口語和語言治療計畫重新啟動，來改善表達性語言以及雜亂的口語表達。丹尼爾非常合作，在學校無拘無束地說話。
- 7½歲，班級集合時，在全校面前說話。
- 8歲時，丹尼爾回歸一般學校，繼續接受識字學習的幫助。

❖ 老師和治療師評語 ❖

「這是我們第一次處理選擇性緘默症，我們對於展開治療計畫相當猶豫。語言支持老師的情感投入超出預期，挫敗感有時很難合理化。因此，由兩位老師共同分擔工作，並在每一階段互相討論，是很珍貴的。『丹尼爾使用語言倍感壓力，所以必須克服巨大障礙』，堅持這個想法很重要。我們學習到，不能急於催促類化階段，需要常常原路返回，用更小的步驟前進。每天的治療相當有效，但主要工作者須掌控進度，丹尼爾無法達到新目標時，須回到上一個目標，他想延長治療時間時，須加以抗拒。」

❖ 作者評語 ❖

- 丹尼爾是說話困難的孩子，合併有許多選擇性緘默症的特徵。除非先改善緘默，否則無法給他所需要的治療。
- 家長無法參與，因此以塑型來引導說話。丹尼爾超乎想像的抗拒，因此盡量使用錄音機，讓他一開始不必直接與大人說話。
- 所有參與的人都密切聯繫，所以不接受丹尼爾在新班級裡用耳語說話。這個決定是基於正確的訊息，因為他已曾和老師用正常聲音說話，並且也曾對全班說話，不讓耳語的習慣再度養成是很明智的。
- 丹尼爾很幸運，很少有孩子能像他得到如此質量俱佳的支持。

七、蘿比：從6歲3個月介入治療

❖ 困難顯現 ❖

➲ 年齡4～5歲

- 在小型預備學校的學前班正常說話，但轉換到主要學校時感到害怕和混亂，在學校不再說話，很快地也不和祖父母說話。三個月之內，變成僅能在家裡與父母說話。
- 過去史有嚴重的焦慮，以及對改變的抗拒。對巨大聲響非常害怕，無法應付其他小孩，飲食習慣很僵固，只有在家裡、有媽媽陪伴時才肯如廁。

❖ 轉介 ❖

➲ 年齡5～6歲

- 轉介到當地家庭心理健康中心，被診斷為「自願性緘默症」。尋求當地口語和語言治療師的協助，他將羅比轉介到跨科別中心做聯合評估。
- 接受臨床心理師以及口語和語言治療師評估，除了選擇性緘默症，還懷疑有亞斯伯格症（之後由社區小兒科專科醫師確診）。經過冗長的評估，中心邀請一位有治療選擇性緘默症經驗的口語和語言治療師，與羅比和家長會面。

❖ 初步評估：說話的習慣和緘默的相關因素 ❖

- 只與雙親同住，在家裡和車上可以和他們自在說話，在公共場所則不說話，但偶爾與他們耳語。
- 評估時充分配合，以點頭、搖頭或手指回應。當需要口語回答時，他靠近媽媽耳朵用耳語說答案。這些回應有時聽得見，但都只說給媽媽聽。
- 語言瞭解和運用在平均範圍內，但只限於具體經驗。話語的隱含意義、推論以及抽象語言的瞭解非常差。少有同理心或以別人的角度看事情，極佳的機械性記憶。
- 表現為不苟言笑、僵硬，而不是害羞，面無表情地盯著評估人員，但與家長則較放鬆、有互動。

❖ 介入輔導：形式、地點、時間、參與人員 ❖

➲ 年齡6¼～6¾歲

- 口語和語言治療師[M]進行十次的治療，全程使用視覺化的方式，以因應羅比對抽象語言的困難。除第一次會面時間較長（三小時），大部分治療時間為30至45分鐘，其中包括和家長、老師的聯絡時間。家長退場、不再直接參與輔導之後，[M]除了學校訪視，還以電話聯絡告訴家長進展，並詢問在家情況。

(1) 在跨科別中心的治療時間，心理師和家長也在場，[M]安慰羅比說，她知道他說話有多困難，只希望他能夠玩得愉快，如果說話會肚子或喉嚨不舒服，那就不必說話。羅比幫忙[M]畫了一張說話地圖（第五章），圖上是他自己和父母在家裡和在中心。[M]告訴他，如果他們一次只改變一件事，他也能夠跟別人說話，並且畫了一連串的火柴人圖形來解釋悄悄融入技巧（第九章）。運用這個技巧，[M]與家長、心理師一起玩簡單的說話遊戲，成功地引導羅比用正常音量說出句子。羅比每次達到目標，就得到一張星星貼紙貼在圖上。在這次以及後續的治療時間裡，[M]隨著進展畫出新的火柴人目標。

(2) 在家裡進行治療。重複悄悄融入技巧讓家長淡出，羅比現在能夠自己回答[M]的簡單問題。

(3) 在學校裡，媽媽在場時，在家庭作業教室裡引導說話。羅比第一次與[M]自發性地說話。[M]事後與羅比的老師會面，討論亞斯伯格症和選擇性緘默症的影響。

(4) 放學後，在家庭作業教室與媽媽和老師一起，使用悄悄融入技巧引導羅比與老師對話，並立即轉移到教室裡，媽媽淡出。接下來十天的午餐時間，老師和羅比玩簡單的口語遊戲（附錄五）。另外有四次，在羅比出去玩之前，他們進行五分鐘的活動。

(5) 午餐時間，[M]和老師成功地融入一個小孩子。羅比開始在正式治療時間以外，回答[M]和老師的問題，但仍然很小心提防被別人聽到，除非是遊戲的一部分。接下來十天，老師成為主要工作者，再融入了四個小孩。然後，羅比能在午餐時間的小團體，玩遊戲並練習發音。

(6) 進行校園漫步（第十章），羅比能在學校裡不同的地方，在其他小孩、家長和老師聽得到的情況下，和[M]輕鬆地說話。羅比同意下次治療時間邀請下學年的新老師（距離學期結束、漫長暑假來臨，只剩兩週）。不久之後，老師在上課時間進行遊戲，羅比在全班（15個小孩）在場的情況下說話了。

(7) 遭遇挫折。羅比知道[M]會去學校，以生病來逃避上學。[M]發現，羅比上課說話之後，小孩們很興奮，在遊戲場包圍羅比。羅比被突如其來的吵雜聲和近身接觸嚇壞了，當天晚上便告訴爸媽，他無法跟新老師說話，也不想再跟其他孩子說話了。整個暑假，他都抱持這樣的心態，恐懼回到學校。他的父母很難安慰他，因為他對過去和未來的概念薄弱，只能感受到他目前的焦慮。

(8) [M]在開學前幾天到羅比家探訪，進行輕鬆的治療，在庭院玩足球、追逐兔子。羅比自在地說話，愉悅地討論開學的事。他們達成一個行動計畫：不用跟新老師說話，等他準備好了再嘗試；請同學靠近他時保持鎮靜；回到舊教室看以前的老師。

(9) 在**新**教室與**舊**老師進行治療，羅比自在、快樂地說話，對於新教室適應良好。[M]使用時間軸線來解釋他已經達成的目標，並區分過去、現在和未來，植入正面的想法。

(10) 羅比在新教室跟[M]和新老師自在地說話，其他小孩都在場。前一週，新老師參加了羅比和舊老師的治療時間，並接手成為主要工作者，在每次午餐時間融入一個新的小孩。這並沒有經過[M]的提示，顯示了對於一般治療原則的真正瞭解，也反映了羅比向前邁進的意願。

❖ 結果 ❖

- 新學期的第三週，羅比能參與所有的教室活動，並且跟其他小孩和老師說話。
- 他也開始在學校喝水，並第一次使用學校廁所。午餐時間仍有問題，他不吃布丁（如果他做了不一樣的事，害怕別人的反應），只吃固定的食物。
- 儘管如此，學校表示他每天都在嘗試新的事，並希望[M]在四個月後再檢討狀況。
- 治療計畫進行約一半時，羅比開始恢復和祖父母說話，且在家裡以外能自在地和父母說話。

❖ 家長評語 ❖

「羅比是一個特別的孩子，他近三年來第一次喜歡上學、討論同學發生的事，也熱切期盼同學來家裡玩。亞斯伯格症的診斷很合理，解釋了他有時令人尷尬的行為。現在他能說話真是太好了，但他有時候不自覺地很沒有禮貌。我們瞭解到，說話的困難只是他僵化行為的一部分。」

❖ 作者評語 ❖

- 很遺憾，羅比經歷了一個接著一個機構的轉介，才終於得到正確的幫助。儘管如此，徹底的評估和詳細的病史記錄，非常有助於[M]接手後制定治療計畫、瞭解羅比的反應，和輔導家長。[M]對於泛自閉症的知識，也是有利的條件。
- 幫助羅比開口說話只是挑戰的一部分，他將持續有社會化、瞭解他人行為以及口語推論的嚴重問題。但他能夠說話之後，老師便可以跟他討論問題和解決方法。
- 這個例子清楚地顯示，只要學校對於新的方法保持開放的態度，並能夠提供規律的支持，便可能在很短的時間內達成許多目標。午餐時間額外的幫助、一年級和二年級有計畫的延續性，以及家庭、學校和治療師的密切聯繫，促成了成功的結果。

八、羅西：從7歲介入治療

❖ 困難顯現 ❖

➲ 年齡5～6¾歲

- 進了一所很小的學校，與同樣是選擇性緘默的哥哥和姊姊同班，複製他們的行為，長期的在學校不說話。只在家裡和直系親屬說話，以及在公共場所絕對不會被聽到時說話。

- 在其他方面友善、活潑、外向。
- 口語發音不清。
- 過了兩年，可以用耳語朗讀給老師聽。
- 和一個小女孩做朋友，在遊戲場很愛和她說話。

❖ 轉介 ❖

➲ 年齡6¾歲

- 孩子們轉換學校時，媽媽找到一位教育心理師（同時有口語和語言治療師資格），做私人轉介。

❖ 初步評估：說話的習慣和緘默的相關因素 ❖

- 為單親家庭，生活在地理環境隔離但社交支持良好的小型社區。家人關係緊密，媽媽很能幹且受過教師訓練。
- 哥哥12歲、姊姊9歲，都有根深蒂固的選擇性緘默症。
- 被診斷為失讀症。
- 心理師建議，以行為計畫來處理選擇性緘默症。數小時車程之外的「當地」口語和語言治療服務，將提供支持。

❖ 介入輔導：形式、地點、時間、參與人員 ❖

➲ 年齡6¾～7¾歲

- 進入新學校，校方很支持，同意媽媽到學校，每週三次、每次10～15分鐘，進行經過調整的行為輔導計畫。計畫內容是，羅西在教室的一個角落朗讀給媽媽聽，慢慢地習慣被別人聽到。
- 羅西若參與教室活動或在學校說話，老師就給予貼紙當作獎勵。

- 媽媽用糖果、玩具或錢，獎勵說話。
- 第一年結束時，羅西能在教室朗讀給媽媽聽，老師坐在教室邊緣的桌子邊，其他孩子則在附近。她也在全班圍成一圈時說過一次話。
- 羅西從未在學校的情境中和任何孩子說過話。

➲ 年齡$7\frac{3}{4}$～$8\frac{1}{2}$歲

- 換新班級，升上小學。
- 類化並沒有自然發生，所以學校同意讓媽媽每天探訪。
- 治療時間的內容改為口語遊戲，羅西的口語表達較為自然，其他小孩漸漸加入。羅西的自信心大幅增加，媽媽不在場時，口語表達也可以類化至教室活動。學期結束時，羅西可以在探訪的老師面前，仍自信地和媽媽說話。

❖ 結果 ❖

- $8\frac{1}{2}$歲時，羅西在家裡自信地和其他孩子說話、玩，但在學校則不行。
- 在家裡以外，她開始在別人聽得到的情況下，與媽媽說話。
- 在學校，當媽媽不在場時，只能在經過計畫的情境下說話。
- 能對老師朗讀，並回答相關的問題。
- 在自己座位的桌上，和其他小孩玩口語遊戲。
- 學校認為，下學期他們能在已經建立的基礎上繼續努力，不再需要媽媽進學校做主要工作者。
- 媽媽將集中努力在家裡實行計畫，以發展識字技能，並與學校保持密切聯繫。

❖ 家長評語 ❖

「學校對羅西的進步滿意，我也是。跟一位凡事都支持我並熱切希望羅西成功的老師合作，有很大的幫助。我每天到學校進行治療之後，進步明顯較快。她的進步，以及能在學校說話帶給她的滿足感，對羅西的幫助很大。」

「我真希望有更多人、或聯絡其他的家長，一起幫忙。」

「羅西讓我覺得選擇性緘默症是可以克服的。」

❖ 作者評語 ❖

- 在沒有教育補助、也沒有專屬協助的情況下，羅西媽媽仍然獲得成功。明年，他們可以用校園漫步的技巧，進一步遞減羅西在公共場所說話的敏感。在學校，可以鼓勵羅西幫助新生適應環境，例如：帶他們到處走走、解釋東西擺哪裡。這樣可望在較無威脅的情境下，促進即興口語表達。
- 當家長是主要工作者，就沒有立場超然的優點，也缺少和老師有「特別時間」的額外動機。當治療進行得不順利，媽媽很難喊停，因為感覺像處罰，而不是焦慮管理。結果，孩子不說話時得到注意和同情，而不是說話時得到注意和鼓勵。我們懷疑羅西過度安逸於媽媽的支持，以致她以減少冒險來避開焦慮。進步因此緩慢但穩健。
- 然而，阻礙進步的主要原因，是將焦點放在閱讀、而不是口語對話。羅西並沒有建立起在公共場所說自己想說的話的信心。

九、伊莎貝爾：從8歲介入治療

❖ 困難顯現 ❖

➲ 年齡3～4歲

- 3歲時參加遊戲團體，第一學期都沒有說話。
- 除此之外，家長沒有其他擔憂。
- 4歲上幼兒園之前，伊莎貝爾說她到幼稚園以後不要說話（似乎沒有明顯的理由）。

❖ 轉介 ❖

➲ 年齡6歲

- 轉介給教育心理師，他僅似乎觀察、監測伊莎貝爾，沒有直接介入治療，緘默情況沒有改善。

➲ 年齡7歲

- 轉介到藝術治療師，參與每週一次的個別治療六個月。她顯然喜歡藝術，但沒有跟治療師說話，治療時間以外緘默的情況仍沒有改善。

➲ 年齡將近8歲

- 轉介到兒童心智科的口語和語言治療師，聽說她對選擇性緘默症有一些經驗。

❖ 初步評估：說話的習慣和緘默的相關因素 ❖

- 在家裡和最親密的家人輕鬆地說話。
- 在學校不跟老師或同學說話，也不跟父母說話。
- 在外活動時（商店、教堂等），局限於和幾位親密的朋友和家人說話。
- 儘管有間歇性聽力喪失及兩側通氣管植入，伊莎貝爾並沒有發展性口語和語言困難。
- 雙親描述他們小時候也有些害羞或安靜。

❖ 介入輔導：形式、地點、時間、參與人員 ❖

➲ 年齡8歲

- 每二至三週在診所裡做了十次的口語和語言治療。

(1) 實行逐步的治療計畫，從自在說話的第二階段進展到第八階段。

(2) 監督在校治療，伊莎貝爾在學校圖書館和媽媽說話，然後和小團體的小孩說話。

- 利用錄音機來朗讀，讓同學慢慢聽到她的聲音。
- 在校治療。

➲ 年齡9歲

- 在簡單的說話活動中，利用悄悄融入技巧讓班級老師加入。
- 每週二至三次、每次十分鐘的在校治療計畫，可以和老師一對一的自在說話，然後引進新的地點和人。
- 每四、六、然後八週，到口語和語言治療師門診回診，檢視進度及設定社區說話目標，加上偶爾的電話檢視。

➲ 年齡10歲

- 在學校使用說話圈（第十章）增加同學人數和說話內容。

➲ 全程

- 給學校和家裡相關資訊，包括：選擇性緘默症的本質，以及如何創造適當的學校和家庭環境（第六章）。
- 獎勵系統的使用，每達成十個目標得到50便士（約台幣25元），可用來買「我的心願」清單上的東西。
- 治療師、老師以及家長，在學校開會討論、檢視計畫。

❖ 結果 ❖

➲ 年齡10½歲

- 現在能夠跟爸媽的所有朋友說話、接聽電話，並跟社區裡任何人說話。在教室裡，能在老師桌邊跟老師說話，也能在10到15位同學的團體中說話。在學校能和許多其他老師和同學說話。

- 無法在全班面前自在說話，包括點名應答。
- 將參加戲劇班來增加社交溝通的信心。

❖ 家長評語 ❖

「我們真希望伊莎貝爾開始上學前，就能轉介到當地有相關經驗的人員。」

「這一帶似乎沒有人知道誰能幫忙，我們得自己到處打電話和寫信。」

「鎮定、專業的方法，讓我們可以放鬆、感覺受到支持，這一定也幫助了伊莎貝爾。」

「把每一個步驟細分成更小的步驟，讓伊莎貝爾能夠掌控自己的下一步嘗試。這讓她增加信心並保有自尊心。」

「她持續地進步，當下覺得很慢，但日後回想其實進步很大。」

❖ 作者評語 ❖

- 家長和學校相當努力、支持，促成伊莎貝爾的進步。她的媽媽和老師們花了很多時間和心力。
- 轉介得較晚，緘默行為已深植，花了較長的時間消除。
- 治療師並非在當地，增加花費、延長治療期間、每次約診間隔較長，治療師監督校內治療計畫也較不容易。
- 悄悄融入技巧應該要更早開始，而不是只仰賴建立互信及塑型。
- 與學校更緊密的聯繫、行為治療配合用藥（家長同意之下），可能加速進展。

十、露伊絲：從9歲及12歲介入治療

❖ 困難顯現 ❖

➲ 年齡4～5歲

- 在遊戲團體中鮮少說話，每次都會哭，但最後會緩和下來。

➲ 年齡5～7歲

- 在學校裡少有說話；能以極少的訊息回應，但無自發性說話。

➲ 年齡8～9歲

- 第一次有男性班級導師；露伊絲完全停止說話，只有對一位先前已成為朋友的小女孩說話。

➲ 年齡9～10歲

- 學校將她轉介到巡迴口語和語言治療師，以及兒童心理健康單位。第一次評估時，就與口語和語言治療師說話，但第二次卻沒有。表達性語言分數低，語言理解高於平均。參加了三次兒童情緒困難團體治療，但沒有說話。兒童心理健康單位因無法給予幫助而結案。

➲ 年齡10～11歲

- 口語和語言治療師在學校為露伊絲啟動塑型計畫。與教室助理每週進行四次、每次十五分鐘的治療，八個月後引導出說話。
- 經過一年，露伊絲與口語和語言治療師說話，剛開始說出圖片名稱，隨後口語對話。社交技巧薄弱，仍然焦慮，但能較不受拘束地與主要工作者說話，所以結束治療。
- 露伊絲被認為聰穎，但未充分發揮潛能；升中學時未將她推薦至文法學校（grammar school）。

➲ 年齡11歲

- 進入大型的中學，與大人和小孩都沒有說話。
- 在小學唯一與她說話的孩子到了不同的學校。
- 滑稽的行為——當要求全班坐下時，露伊絲坐在地上。
- 社交上孤立；會吸吮大拇指。

❖ 再轉介 ❖

➲ 年齡11½歲

- 學校將她再轉介給有選擇性緘默症經驗的口語和語言治療師。露伊絲沒有跟導師說話，也沒有跟12位科任老師說話。
- 由於步態怪異，擔心她的肢體協調。

❖ 初步評估：說話的習慣和緘默的相關因素 ❖

- 媽媽非常害羞，以前在學校也幾乎不說話，對封閉式問題較能回應。
- 孩童時期的社交典範有限；媽媽除家人以外沒有朋友；露伊絲終日只與媽媽或姊姊相處；爸爸較善社交，但鮮少帶朋友回家；孩子們在家裡會與家族親戚見面，但沒有學校的朋友。
- 弟弟也是選擇性緘默症，妹妹則沒有問題。
- 與直系親屬不受拘束地說話，但在公共場所，確定不會被聽到時才能說話。
- 在學校或鄰居間沒有朋友。
- 沒有嘗試做語言評估，因為有先前的報告和家裡的錄影帶，顯示正常的口語表達和肢體協調。
- 社交問卷顯示，露伊絲熱切地希望說話和交朋友。
- 不尋常的步態：半跑、半走，沿著牆壁和家具滑行，應屬於焦慮的症狀。

❖ 介入輔導：形式、地點、時間、參與人員 ❖

➲ 年齡11½～11¾歲

- 在開始介入治療之前，向露伊絲的家長完整說明選擇性緘默症，並解釋刺激漸褪的治療原則。
- 十次的治療，利用計分系統，以打勾和星星表示達成目標。
- 第一次治療，治療師利用學期中的假期，和露伊絲、媽媽及弟妹在無人的學校看錄影帶、到處逛逛。在晤談室與媽媽開始悄悄融入技巧，口語和語言治療師在場時，露伊絲與媽媽玩「我發現」遊戲。
- 放學後，在晤談室與媽媽第二次嘗試悄悄融入技巧。露伊絲能於口語和語言治療師在場時，為媽媽說出圖片名稱，但對口語和語言治療師則做不到。
- 兩次家庭探訪，成功運用悄悄融入技巧，露伊絲和弟弟玩猜字遊戲，讓治療師加入，與治療師自發性說話，且步態正常。第二次家庭探訪從單字進展到句子，有許多自發性口語表達。
- 剩餘六次在學校將媽媽淡出，並融入露伊絲的英語老師及一位她自選的同學。英文老師每週二到三次，在午餐時間時與露伊絲進行特別時間，剛開始玩制式化的遊戲，然後非制式化的對話。兩個月後，治療師再評估狀況。

➲ 年齡11¾～12歲

- 露伊絲大致上比較開心，已和家人在假期遇到的一個大人和小孩說話。在學校沒有進一步擴大說話圈，但與老師和新朋友獨處時，可不受拘束地說話。
- 學校訪查：利用說話圈（第十章）再融入三位女生。**治療師離開後，露伊絲和她的朋友與另外三位女生及一位新老師再重複了一次！**
- 隨後，露伊絲和同一群女生在英語課時朗讀。

- 暑假期間與弟弟、妹妹進行密集的社區治療計畫，依循第一次治療每個孩子分別繪製的焦慮階梯前進。以完成所有目標可以去遊樂場玩為誘因。共九次治療，露伊絲完成所有目標，開學前已經能主動和陌生人說話。

➲ 年齡12～13歲

- 持續建議在學校繼續類化計畫，但老師們的時間和信心不足。特殊教育需求老師請長期病假，英語老師也無法繼續和露伊絲的特別時間。露伊絲無法將她與陌生人的成功經驗轉移到學校的大人。大家都認識她，她無法面對他們對她開始說話的反應。學年的中間，治療師與露伊絲在學校進行了一次治療，將另外兩位老師融入說話圈。儘管會面間隔的時間很長，露伊絲依舊能夠與治療師說話。
- 下課時間可以與男同學及女同學說話，偶爾在英語課朗讀。在家庭以外的情境說話沒有問題。加入當地的急救社團。對於結交新朋友以及維持朋友的困難，開始感到憂鬱，渴望變得「正常」（露伊絲自己的用字）。鼓勵她寫說話日記，至今日記可能是她最好的朋友。

➲ 年齡13～13¼歲

- 新學年開始時進行了七次治療。製作了錄影帶（見下文中底稿），先播放給幾個同學看，然後由英文老師安排在兩個班級播放。安排六次午餐時間治療，一週一次，邀請老師們「順道拜訪」並加入說話圈。很少人來，但露伊絲在規律的支持下有明顯的進步。其他活動包括：和其他同學團體治療以促進自發性說話、在遊戲場和走廊漫步、傳話給學生秘書。露伊絲能成功轉移到化學課和戲劇課，和其他小孩自信地說話，但仍然幾乎無法啟動任何話題，需倚賴其他人的支持和鼓勵。
- 露伊絲和特殊教育需求代理老師會面。學校分配一位教室助理給露伊絲，進行每週兩次、每次10到15分鐘的治療時間。儘管多次傳閱相關資料，治療師發現老師們對於露伊絲困境的瞭解仍然很有限。

➲ 年齡13¼歲

- 用一次的治療時間來融入教室助理（露伊絲正在朗讀時，教室助理走進教室，提問文章相關的問題）。露伊絲在一週內與她自發性的說話，並向她傾訴自己的煩惱。啟動治療計畫，幫助露伊絲的法文口語功課，並繼續類化。

➲ 年齡13½～14歲

- 教室助理的時間縮減，只能幫助法文。露伊絲心情低落，行為上有很大的退步，因為無法啟動對話，試圖用各種方法取得注意，而且對她最信任的人表現得很調皮，又因自己的行為憎恨自己。教室助理大部分的時間都在釐清露伊絲與其他老師或同學的衝突，她建議露伊絲去見學校的心理諮商師。露伊絲寫下指示，自己讓諮商師融入。治療師到學校和特殊教育需求代理老師、教室助理以及諮商師開檢討會議，討論如何前進。

➲ 年齡14歲

- 露伊絲和治療師及教室助理一起，設定自己的行為進步目標。
- 教室助理的時間增加到每週50分鐘，目標設定在學期結束前，把所有老師融入，進行時間表安排在老師們的備課時間或午餐時間。特殊教育需求代理老師全力支持。把選擇性緘默症描述為一種恐懼症，有助於老師們瞭解，有些老師因此較有同理心。每次融入時間之後，都要求老師與露伊絲先在教室單獨說話，再準備轉移到課堂上。
- 行為有立即的進步，露伊絲對未來感到很有希望。

❖ 結果 ❖

- 14½歲時，露伊絲已跟所有的科任老師說話，並能在同學聽力範圍內和他們說話。在全班同學面前臨時被要求回答問題或需自願發言時，仍然很困難。但在較非正式的教學情境下，她可以順利發表。幾位老師不時會在走廊攔下露伊絲聊一聊，這有助於她在課堂上說話。

- 露伊絲已不再捉弄同學來吸引他們的注意，但她仍感到孤獨，因為沒有特別的好朋友。因為她不會採取主動，所以容易被遺忘。然而，最近的一次假期中，她結交了一個很好的新朋友，這很可能在新環境中再度做到，例如：進入大學或工作場所時，大家都是從陌生開始。

❖ 露伊絲的評語 ❖

「我剛開始上中學時，真是糟透了。我發現無論多麼努力，我什麼都說不出來。我的導師善意地想要幫忙，於是聯絡了口語和語言治療師[M]。這是我第一次得到真正的幫助，而且很有用。」

「如果我能夠輕鬆地說話，就不會做一些愚蠢的事，企圖得到同學的注意。我現在已經下定決心停止這麼做。」

「我現在唯一需要的是一個在學校要好的朋友。每個人都已經有最要好的朋友，已經沒有人可以當我的朋友了。」

❖ 家長評語 ❖

「有時候，進步似乎很緩慢，但自從得到特別的幫助以後，露伊絲對自己比較滿意，並且持續地增加與更多人說話的信心。轉捩點在於找到了一位真正瞭解她感受的人、一位可以消除她疑慮的人，讓她知道自己一定可以克服困難，而且並不孤單。這是露伊絲第一次感到有人在乎她。」

❖ 作者評語 ❖

- **選擇性緘默症很顯然是可以治癒的，但需要知識和資源**。露伊絲進步的關鍵時期，是以直接的焦慮管理技巧來處理她的選擇性緘默症。但是，這個過程持續得太久了。治療師工作負荷太重、無法安排規律的治療時間，而且從校外很難協調校內的會議；學校的特殊教育需求經費不足，特殊教育需求老師身兼兩份工作。這個例子顯示了兩個重點：(1)必須確保能和主要工作者規律地接觸，主要工作者能於上學時間彈性地運作；(2)必須得到校內權威人士的支持。

- 剛開始使用悄悄融入技巧時，治療師選擇的活動溝通負荷量太高。後來改用固定順序數數字或朗讀，再逐漸增加溝通內容。
- 露伊絲在社區治療計畫成功後，原本期望回到學校能夠自然而然地進步。雖然她的弟弟在學校成功地將說話類化到新老師，但露伊絲的緘默已經太牢固。儘管如此，社區治療計畫仍然很值得，因為這讓她擁有校外的生活，並且支持她能夠克服困難的信念。
- 通常讓正常說話的兄弟姊妹加入有正面的作用，他們較傾向於輔助對話，而不是獨占對話，並有讓氣氛輕鬆的作用。

❖ 露伊絲錄影帶的底稿 ❖

我的故事

「如你所知，我的名字是露伊絲，我13歲。我從很小的時候開始，就害怕在公共場合說話。應該是從遊戲團體就開始了，因為在那之前我只跟家人說過話，突然間發現周圍都是陌生人讓我很驚恐，緊張得無法說話。這個焦慮愈來愈嚴重，直到變成了習慣。我一直害怕會說錯話，別人會盯著我或笑我。我的家人也有一模一樣的問題。

經過這些年，這個習慣已經根深蒂固。我發現我只能和特定的人說話，或沒有太多人在聽時才能說話。就像所有的習慣，這個習慣很難打破。每次我試圖說話時，就會感到焦慮，和多年以前在遊戲場一樣。雖然我真的很想說話，但似乎有一股力量在阻擋我。

醫生對於這種焦慮有一個名字，而且有改善的辦法。它叫做選擇性緘默症。處理的方法是，很緩慢地習慣在別人面前說話，直到焦慮消失，而我也能感到自在。這是一個漫長的過程，但我知道是有用的，因為在過去的18個月裡，我已經開始第一次跟許多大人及小孩說話，我也學會了跟陌生人說話。現在，我跟一些不知道我過去困難的人說話，是沒有問題的。

現在我感到最困難的事，是跟知道我說話有困難的人說話。我覺得他們都在看著我、等著我，這讓我很難感覺到放鬆。

現在你知道我的感受，也許你會想要幫助我。我真的想要度過這一關，但我需要你的幫忙。我將繼續練習說愈來愈多的話，但請若無其事、不要大驚小怪。如果我說話時，你能夠不盯著我看或品頭論足，你就是在幫我。我希望你對我就像對別人一樣，跟我說話就像跟其他的朋友一樣。我會竭盡所能試著回應，但可能需要一些時間。剛開始，如果大部分的時間由你來說話，會對我比較容易。如果我沒說太多話，請不要放棄。把我當作你其他的朋友一樣看待，我將會愈來愈進入狀況。

謝謝你的聆聽，也謝謝你試著瞭解。」

第五篇

附錄

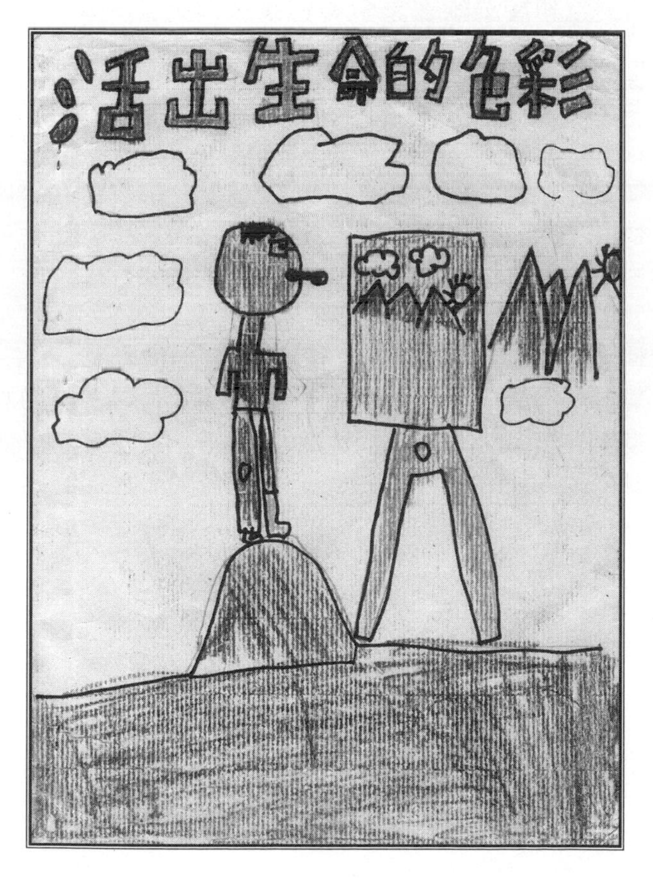

「畫家」

（創作者：沈羿伶，九歲，選擇性緘默症）

附錄 1

標準評估程序與自在說話各階段的關係

測驗種類	測驗名稱	適用的分測驗	階段
認知	魏氏兒童智力量表 Wechsler Intelligence Scale for Children (WISC) **6歲到16歲11個月**	圖畫補充（Picture completion）	3
		常識（Information）	7
		編碼（Coding）	2
		類同（Similarities）	7
		連環圖系（Picture arrangement）	2
		算術（Arithmetic）	6
		圖形設計（Block design）	2
		詞彙（Vocabulary）	7
		物型配置（Object assembly）	2
		理解（Comprehension）	7
		符號尋找（Symbol search）	2
	魏氏幼兒智力量表 Wechsler Preschool and Primary Scale of Intelligence (WPPSI) **3歲到7歲3個月**	記憶廣度（Digit span）	7
		迷津（Mazes）	2
		動物樁（Animal pegs）	2
		句子（Sentences）	7

測驗種類	測驗名稱	適用的分測驗	階段
認知	斯歐非語文智力測驗 Snijders-Oomen Non-Verbal Intelligence Scale **2歲6個月到7歲**	歸類測驗（Sorting）	2
		鑲嵌圖案（Mosaic）	2
		組合測驗（Combination）	2
		記憶力（Memory）	2
		複製測驗（Copying）	2
	簡式萊特非語文智力測驗（修訂版） Leiter International Performance Scale (revised) (Leiter-R) **2歲到成人**	辨識鑲入背景中的圖形（Figure ground）	3
		設計類比（Design analogies）	2/3
		混亂背景中找尋圖形（Form completion）	2/3
		配對（Matching）	2/3
		依照邏輯排列順序（Sequential order）	2/3
		重複圖形（Repeated patterns）	2
		圖片內容（Picture content）	2/3
		分類（Classification）	2
		摺紙（Paper folding）	2/3
		圖形旋轉（Figure rotation）	2/3
		相關配對（Associated pairs）	2/3
		立即性辨識（Immediate recognition）	3
		前行記憶（Forward memory）	3
		注意力維持（Attention sustained）	2
		逆行記憶（Reverse memory）	3
		視覺分辨（Visual coding）	2/3
		立體記憶（Spatial memory）	2
		延遲性配對（Delayed pairs）	2/3
		延遲性辨識（Delayed recognition）	2/3
		分割式注意力（Attention divided）	2/3

測驗種類	測驗名稱	適用的分測驗	階段
認知	英國能力量表——幼兒 British Ability Scales (BAS) – Early Years **2歲6個月到7歲11個月**	口語理解力（Verbal comprehension）	3
		詞彙命名（Naming vocabulary）	6
		圖片類同（Picture similarities）	2
		物品記憶力（Recall of objects）	7(2)
		早期數字概念（Early number concepts）	6
		圖形建構（Pattern construction）	2
		抄寫（Copying）	2
		單字定義（Word definitions）	7
		口語類同（Verbal similarities）	7
	英國能力量表——學齡 British Ability Scales (BAS) – School **6歲到17歲11個月**	圖片辨識（Recognition of pictures）	3
		訊息處理速度（Speed of information）	6
		處理（Processing）	2
		數字運用能力（Number skills）	2
		拼字（Spelling）	2
		矩陣（Matrices）	3
		量化邏輯（Quantitative reasoning）	2、6
		圖樣記憶（Recall of designs）	2
		圖形建構（Pattern construction）	2

測驗種類	測驗名稱	適用的分測驗	階段
語言	語言基礎臨床評估（第三版） Clinical Evaluation of Language Fundamentals (3rd edition) (CELF-3-UK) **6歲到16歲**	句型（Sentence structure）	3
		概念及指令（Concepts and directions）	3
		詞性測驗（Word classes）	7
		語意關係（Semantic relationships）	7
		聆聽段落（Listening to paragraphs）	7
		單字結構（Word structure）	7
		形成句子（Formulated sentences）	7
		句子記憶（Recalling sentences）	7
		句子組合（Sentence assembly）	7
		單字關聯（Word associations）	7
	學齡前語言基礎臨床評估 Clinical Evaluation of Language Fundamentals Preschool UK (CELF-Preschool) **3歲到7歲**	語言概念（Linguistic concepts）	3
		基礎概念（Basic concepts）	3
		句型（Sentence structure）	3
		句子記憶（Recalling sentences in context）	7
		標籤建構（Formulating labels）	6
		單字結構（Word structure）	6/7
	萊內爾氏量表 III Reynell Scales III **15個月到7歲**	理解力量表（Comprehension scale）	3
		表達量表（Expressive scale）	6、7
	倫弗瑞 Renfrew **3歲到8、9歲**	倫弗瑞尋字詞彙測驗（Renfrew word finding vocabulary test）	6
		倫弗瑞動作圖片測驗（Renfrew action picture test）	7
		倫弗瑞公車故事（Renfrew bus story）	7

測驗種類	測驗名稱	適用的分測驗	階段
語言	英國圖片詞彙量表II British Picture Vocabulary Scale II (BPVS) **3歲到16歲**		3
	修訂畢保德圖畫詞彙測驗 Peabody Picture Vocabulary Test－Revised (PPVT-R) **2歲6個月到成人**		3
	聽覺語言理解測驗（修訂版） Test of Auditory Comprehension of Language (revised) (TACL) **3歲到10歲**		3
	文法接受度測驗 Test of Reception of Grammar (TROG) **4歲到11歲**		3
	尋字測驗 Test of Word Finding (TWF) **6歲6個月到12歲11個月**		6
	多重涵義瞭解 Understanding Ambiguity **8歲到13歲**		7
	實用語言測驗 Test of Pragmatic Language (TOPL) **5歲到13歲11個月**		7

測驗種類	測驗名稱	適用的分測驗	階段
遊戲	角色扮演測驗 Test of Pretend Play (ToPP) **1歲到6歲**		2+
識字前	語音評估 Phonological Assessment Battery (PhAB) **5歲到15歲**	頭韻（Alliteration）	3
		非字閱讀（Non-word reading）	6
		斯本內現象（Spoonerisms）	6
		流暢度測驗（Fluency tests）	7
		命名速度測驗（Naming speed tests）	7
		押韻測驗（Rhyme test）	7
	聲韻覺識測驗 Phonological Awareness Procedure **6歲到9歲**	押韻辨別（Judgment of rhyme）	3
		音節切割（Syllable segmentation）	4
		音素切割（Phoneme segmentation）	4
		音節內切割（Intra-syllable segmentation）	4
		起始點偵測（Detection of onset）	4
		單字重複（Repetition of words）	6
		押韻創作（Production of rhyme）	7
		起始創作（Production of onset）	7
	聲韻能力測驗 Phonological Abilities Test (PAT) **5歲到7歲**	尾韻辨別（Rhyme detection）	3
		字母認識（Letter knowledge）	4
		單字完成（Word completion）	4/6
		音素刪除（Phoneme deletion）	6
		押韻創作（Rhyme production）	7
		說話速度（Speech rate）	7

測驗種類	測驗名稱	適用的分測驗	階段
識字前	安雅柏學習清單 Ann Arbor Learning Inventory **5歲到11歲**	視覺辨別（Visual discrimination） 手眼協調（Visual motor-coordination） 視覺連續記憶（Visual sequential memory） 聽覺辨別（Aural discrimination） 聽覺連續記憶（Aural sequential memory）	3 3 3 3 3
識字能力	修奈爾量表 Schonell **6歲以上**	分級單字閱讀測驗（Graded word reading test） 分級單字拼字測驗（Graded word spelling test）	6 3
	尼爾閱讀能力分析 Neale Analysis of Reading Ability **5歲到13歲**	閱讀準確度（Reading accuracy） 閱讀理解（Reading comprehension）	7 7
	魏氏客觀閱讀量表 Wechsler Objective Reading Dimensions (WORD) **6歲到16歲**		6、7
計算能力	魏氏客觀數字量表 Wechsler Objective Numerical Dimensions (WOND) **6歲到16歲11個月**		2/3

附錄 2

第五章有關評估的參考文獻

Ann Arbor Learning Inventory

Bullock, WB and Vitale, BM (1987), Ann Arbor Publishers, Naples, Florida

British Ability Scales

Elliott, CD, Smith, P and McCulloch, K (1996), NFER-Nelson, Windsor, Berkshire

British Picture Vocabulary Scales II

Dunn, L, Whetton, C and Pintile, D (1997), NFER-Nelson, Windsor, Berkshire

Clinical Evaluation of Language Fundamentals-3

Wiig, EH, Secord, WA and Semel, EM (2000), The Psychological Corporation, San Antonio, TX, and Sidcup, Kent

Clinical Evaluation of Language Fundamentals PreSchool

Wiig, EH, Secord, WA and Semel, EM (2000), The Psychological Corporation, San Antonio, TX, and Sidcup, Kent

Let's play－A Guide to Interactive Assessment with Young Children

Waters, J (1999), Newcastle City Council, Newcastle, Northumberland

Leiter International Performance Scales (Revised)

Leiter, R (1979), Stoelting, Illinois

Neale Analysis of Reading Ability

Neale, MD (1997), NFER-Nelson, Windsor, Berkshire

Peabody Picture Vocabulary Test－Revised

Dunn, LM (1981), American Guidance Service, Circle Pines, MN

Phonological Abilities Test

Muter, V, Hulme, C and Snowling, M (1997), The Psychological Corporation, San Antonio, TX, and Sidcup, Kent

Phonological Assessment Battery

Frederickson, N, Frith, U and Reason, R (1997), NFER-Nelson, Windsor, Berkshire

Phonological Awareness Procedure

Gorrie, B and Parkinson, E (1995), Stass Publications, Ponteland, Northumberland

Pragmatics Profile of Everyday Communication Skills in Children

Dewart, H and Summer, S (1995), NFER-Nelson, Windsor, Berkshire

Receptive-Expressive Emergent Language Scale－2

Bzoch, KR and League, R (1991), NFER-Nelson, Windsor, Berkshire & PRO-ED, Austin, TX

Renfrew Word Finding Vocabulary Scale

Renfrew, C (1995), Speechmark/Winslow Press, Bicester, Oxfordshire

Renfrew Action Picture Test

Renfrew, C (1997), Speechmark/Winslow Press, Bicester, Oxfordshire

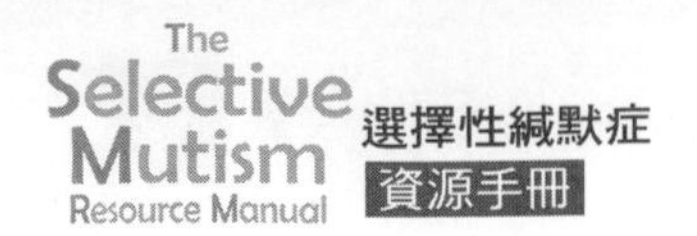

Reynell Scales III

Edwards, S, Fletcher, P, Garman, M, Hughes, A, Letts, C and Sintia, I (1997), NFER-Nelson, Windsor, Berkshire

Snijders-Oomen Non-verbal Intelligence Scale

Snijders, JT, Snijder-Oomen, N (1976), Tjeenk Willink, Groningen, Netherlands

Test for Reception of Grammar

Bishop, DV (1986), The Age and Cognitive Performance Research Centre, University of Manchester

Test of Auditory Comprehension of Language (Revised)

Carrow-Woolfolk, E (1998), NEFR-Nelson, Windsor, Berkshire

Test of Pragmatic Language

Phelps-Terasaki, D and Phelps-Gunn, T (1992), PRO-ED, Austin, TX

Test of Pretend Play

Lewis, V and Boucher, J (1997), The Psychological Corporation, San Antonio, TX, and Sidcup, Kent

Test of Word Finding

German, DJ (1986), DLM Teaching Resources, Allen, TX

Understanding Ambiguity

Rinaldi, R (1996), NFER-Nelson, Windsor, Berkshire

Vineland Adaptive Behaviour Scales

Sparrows, S, Batta, D and Cicchetti, D (1984/5), NFER-Nelson, Windsor, Berkshire

Wechsler Intelligence Scale for Children

Wechsler, D (1992), The Psychological Corporation, San Antonio, TX, and Sidcup, Kent

Wechsler Objective Numerical Dimensions

Rust, J (1995), The Psychological Corporation, San Antonio, TX, and Sidcup, Kent

Wechsler Objective Reading Dimensions

Wechsler, D (1993), The Psychological Corporation, San Antonio, TX, and Sidcup, Kent

Wechsler Preschool and Primary Scale of Intelligence

Wechsler, D (1990), The Psychological Corporation, San Antonio, TX, and Sidcup, Kent

附錄 3
什麼是選擇性緘默症？給家長和專業人士的講義

講義 5 什麼是選擇性緘默症？

「選擇性緘默症」是指孩子在某些情境下能自在地說話，通常是在家裡和家人說話，但在其他情境下卻持續沉默不語，通常是在家以外和較不熟悉的人。通常在孩子參與遊戲團體、進幼兒園或小學入學之後，問題才顯現出來。孩子不說話超過一個月，即可描述為選擇性緘默症，但進入新環境的第一個月不算，因為這經常是適應期。

這並不是正常的害羞或固執，而是一個心理的問題。孩子似乎身體僵硬、凍住，變得無法說話，屬於一種社交焦慮。孩子害怕別人聽到自己的聲音，而且對於他人的反應超高度敏感。

「選擇性緘默症」過去稱為「自願性緘默症」，但兩者都仍在使用。

一些事實

- 選擇性緘默症相對罕見，最近的研究顯示每1,000個小孩有七人受到影響。
- 通常在孩子離開家庭、接觸外界時顯現，尋求幫助的年紀一般在四到六歲。
- 女孩較男孩容易受到影響。
- 選擇性緘默的孩子較容易有其他的口語和語言困難。
- 選擇性緘默孩子的智力分布範圍很大。
- 來自雙語、少數民族背景或社會孤立家庭的孩子，較容易有選擇性緘默症。
- 選擇性緘默孩子的家人，較可能也是害羞、焦慮的，或有社交困難。

要怎麼幫助孩子？

較年幼的孩子，在緘默還沒有根深蒂固之前，只要運用方法把家裡和學校塑造成適當的環境，可能就會有很大的進步。這些方法包括：

- 瞭解選擇性緘默症的本質，瞭解孩子不是頑抗，也不是故意。
- 以接納、輕鬆的態度向孩子表達，你能體會他的困難，強調這樣的情況只是暫時的。
- 在輕鬆的氣氛下鼓勵正常的溝通，不對孩子施加說話的壓力。
- 接受孩子以非口語方式、自發性溝通的努力。
- 肯定並獎勵孩子的獨立、主動、溝通和參與活動。

如果孩子年齡較大、緘默已持續很久或有其他的擔憂，除了上述環境的調整以外，應該轉介給專業人員，例如：教育心理師、口語和語言治療師，或臨床心理師。有些狀況下，應轉介到兒童身心科。但是因為這個問題較罕見，可能難以找到對選擇性緘默症有興趣或有經驗的專業人員。

評估內容包括：家長面談、學校提供的資訊，和評估孩子說話的習慣（以圖畫描述孩子能輕鬆說話的地點和情境）。口語、語言和認知能力的評估，也可以包含在內。

可行的輔導方式是行為治療計畫，目的是減少兒童對於說話的焦慮。這可能需要家長或學校人員直接參與。對學校和老師提供進一步的支持和建議，非常重要。社交技能或自信心的訓練，通常有益處。在某些狀況或某些輔導階段，其他治療方式或服藥可能有幫助。

若能早期發現孩子的困難，在問題尚未根深蒂固之前，採取措施來瞭解和處理，那麼孩子的進步將最快、最好。

延伸閱讀建議

Johnson M & Wintgens A, 2001, *The Selective Mutism Resource Manual,* Speechmark.

Cline T and Baldwin S, 2004, *Selective Mutism in Children,* Whurr Publishers.

Bergman, Piacentini, & McCracken, 2002, *Prevalence and description of selective mutism in a school-based sample,* J. Am. Acad. Child Adolescent Psychiatry.

其他提供幫助的組織

英國選擇性緘默症資訊和研究協會（SMIRA）

1 Ridgeway Road, Leicester, LE2 3LH, UK., www.selectivemutism.co.uk

美國選擇性緘默症基金會（The Selective Mutism Foundation, Inc.）

www.selectivemutismfoundation.org

附錄 4

活動的溝通負荷量分類表

<table>
<tr><th>溝通負荷量</th><th>單一字彙活動</th><th>句子層次活動</th></tr>
<tr><td rowspan="2">低</td><td colspan="2">學齡前孩子：自由遊戲或美勞，讓孩子有機會說話，但沒有預期說話的壓力。</td></tr>
<tr><td>固定順序說話：數數字、星期名稱、月份、字母（每個人輪流說，剛開始說一項，之後兩項或以上）。
事實表達：以「是」或「不是」回答問題（例如：嬰兒可以飛嗎？）。</td><td>固定順序說話：數數字、星期名稱、月份、字母（剛開始每個人輪流，一次依序說出數個項目。之後孩子單獨依序朗誦）；一起唱歌／說話，或一起唸故事或詩歌中反覆出現的句子；事先排練的說話，例如：話劇台詞。
事實表達：以「是」、「不是」或「我不知道」回答問題。
朗讀：熟悉的讀物（閱讀流暢的孩子）。</td></tr>
<tr><td>中</td><td>事實表達：命名簡單的圖片；回答具有強迫選項的簡單問題（例如：草是紫色還是綠色？）；以一個字完成片語或句子（例如：你坐在____？）；說出反義詞或相關詞（例如：「冷」和____、「桌」和____）。
朗讀：簡單的單字（初學或閱讀不流暢的孩子）。</td><td>事實表達：提供定義或描述圖片讓別人猜字；以片語或句子回答簡單的問題（例如：物品的功能或地點、人們的工作、特殊事件）；想出三項同一類別的東西。
輪流玩的重複性遊戲：例如「超級戰艦」、「猜猜我是誰」、「我去市場」、「我發現」。
個人資料：提供細節，例如：全名、年齡、地址、電話號碼、老師的名字。
朗讀：句子或小詩分成兩半配對；問題和答案配對；閱讀句子並填入空白處；回答書中段落或圖片的相關問題。</td></tr>
</table>

溝通負荷量	單一字彙活動	句子層次活動
高	**事實表達**：沒有圖片輔助之下，回答簡單的問題（例如：你幾歲？）；說出一個類別內的一個項目（例如：顏色、食物、動物）。 **表達好惡**：說出一個類別裡最喜歡的一個項目（例如：顏色、飲料、車子、歌手）；接著再說最不喜歡或「史上最討厭」的項目。 **朗讀**：以單字排序形成片語或簡單的句子，幫助孩子進入口語對話；從文章中找答案來回答問題；找出被蓋住的字。	**社交慣例**：說「是」、「不是」或「我不知道」等，而不是點頭、搖頭或聳肩膀；說「再見」、「嗨」或「謝謝」；主動開始對話。 **口語推論**：以反覆問答方式找到答案；相似和不同；演繹和推論；找出替代方案。 **個人發表**：說笑話；分享自己的意見、憂慮、挫敗，和心願。 **個人演說**：「比手畫腳」等猜謎遊戲，答題的人要呼叫答案直到猜對為止，例如：書名、電視節目、影片或歌曲；說話三十秒，介紹最喜歡的影片、電視節目或嗜好，或「我的家庭」等題目；事先準備，說出如何________的詳細過程，例如：做三明治、捉魚、製作風箏、準備睡覺。 **未經準備的說話**：未預期的問題、開放式的討論。

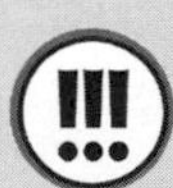

在設計引導或發展說話的計畫時，應向右或向下一欄推進，不要向對角方向前進。

關於遊戲的細節以及更多建議，見附錄五第六和第七階段。

附錄 5

自在說話各階段的活動建議

第一階段

此階段，主要工作者讓孩子玩他有興趣或可能有興趣的遊戲。剛開始可能需要順應孩子的決定，然後加入，不要給予太多評語，要表達樂趣，不要問問題。

例如：

- 拿出口袋裡的東西。
- 示範電腦遊戲。
- 蓋一個車庫。
- 畫圖。
- 扮家家酒。
- 跳動式／彈跳式玩具。
- 拼圖／拼圖地板。
- 跟小貓玩。
- 變魔術及說笑話。
- 尋找沙子裡的彈珠。
- 製作項鍊。
- 麵團壓花。
- 蓋印章及模板圖案。

- 電動或電子遊戲。

第二階段

主要工作者現在邀請孩子加入或協助，開始時選擇孩子有興趣或可能有興趣的活動（見第一階段）。漸漸導入更多經過設計的活動，例如：

- 木栓板圖案。
- 積木。
- 手工勞作。
- 西洋棋／西洋跳棋／西洋雙陸棋。
- 運用骰子／棋子／旋轉盤的桌上遊戲。
- 重新組合剪碎的雜誌圖片（流行歌手、經典汽車等）。
- 畫畫（形狀、圖形、圖片）。
- 著色／描繪／黏貼／穿線。
- 圖片配對遊戲。
- 圖片－聲音配對遊戲。
- 電腦遊戲／編輯軟體。
- 井字遊戲（tic-tac-toe）。
- 圖片配對／分類／聯想（例如：鳥與巢）。
- 圖片－字／圖片－句子配對。

第三階段

仍然不對孩子施加說話的壓力，但為了讓治療繼續前進，需要有一些非口語的溝通。首先要透過遊戲讓溝通顯得自然而有目的，隨後再引進肢體動作的模仿。如果是採用塑型計畫，這將是口語模仿的基礎。包括默劇等這類遊戲，對塑型計畫非常有用，也適合在建立互信時幫助較僵硬的孩子放鬆。然而，雖然非口語溝通是介入治療重要的一步，但不宜積極鼓勵在治療時間之外使用。

身體律動和「老師說」（Simon Says）一類的遊戲，是表現而非目的取向，用於個人治療不容易成功，最好使用於團體治療，讓肢體較緊張的孩子可以準備好後加入。

❖ 猜謎遊戲 ❖

1. 需要兩組圖片。孩子把一組圖片排在桌上，把另一組圖片其中一張藏起來。主要工作者要猜是哪一張，指桌上的圖片問：「是鴨子嗎？」、「是拖曳機嗎？」孩子以點頭或搖頭回應。

   角色互換，孩子用手指面朝上的圖片猜答案。較大的孩子可以加上三條「命」的規則，增加樂趣。

2. 孩子在房間裡藏一樣東西，主要工作者要猜東西在哪裡，用手指並且問：「是不是在櫃子裡？」、「是不是在我後面？」孩子以點頭或搖頭回應。較大的孩子可以用類似「你愈來愈熱／冷」的方式。主要工作者到處走動，接近東西時孩子可以點頭，遠離時則搖頭。

   角色互換，孩子用手指或到處走動。如果主要工作者也點頭或搖頭，而不是說話，那就會產生很多自然的視線接觸。

3. 屏障後面的樂器。主要工作者與孩子輪流用樂器發出聲音，讓對方猜出樂器。如果有兩套相同的樂器，孩子就可以直接拿起屏障後面的樂器。如果沒有，孩子可到屏障後面指出樂器，或使用樂器的圖片。輪到孩子用樂器發出聲音時，主要工作者可直接說出「鼓？」、「鈴鼓？」孩子則點頭或搖頭。

❖ 不准偷看！ ❖

準備一套身體不同部位的圖片。孩子選擇一張圖片（用手指或把圖片舉起讓主要工作者看到），主要工作者必須閉著眼睛用手指那個部位。一些錯誤往往讓孩子第一次笑出來（手指插到耳朵或鼻孔總是很受歡迎）。角色互換，輪到主要工作者選擇並說出部位讓孩子指。

❖ 猜動作 ❖

兩套相同的動作圖片，呈現一些容易模仿的動作（鋸、剪、洗、搥、開車等）。一套面朝上排在桌面上，另一套面朝下放在一疊。主要工作者從那疊卡片中抽出一張，然後模仿上面的動作。孩子嘗試看能多快找到對應的圖片。角色互換。

這是邁向真正溝通的第一大步。剛開始，孩子的肢體動作可能很小並接近身體（如同真正說話之前，會先使用耳語）。

❖ 模仿抽抽樂 ❖

1. 只需要一個板子和一組圖片。主要工作者給孩子板子，自己則拿圖片，將圖片面朝下疊在桌上，選擇一張圖片但不讓對方看到。主要工作者模仿圖片上的物體，孩子指出板子上相對應的圖，答對就贏得圖片。逐一用完圖片，當板子排滿時，就角色互換，變成孩子模仿圖片給主要工作者猜。

   註：這個遊戲比前一個難，因為模仿物體相較於模仿動作，需要多一個符號詮釋的步驟，需要較有意識的試圖溝通。
2. 如果沒有適合的板子，可以利用兩組配對的圖片來玩。這麼做的優點是可以特別選擇有「模仿潛力」的圖片。
3. 遊戲可以擴充到同時使用兩個板子（或兩套配對的圖片組），主要工作者和孩子輪流模仿他們各自的圖片。這樣做的優點是增加溝通責任，孩子將無法直接複製之前看到的動作，而是必須記得上次治療時間的動作，或者自行創造出一個動作。

❖ 完成拼圖 ❖

將板子上一片一片的拼圖交給孩子，主要工作者模仿圖中物體，孩子則將對應的一片交出來。角色互換。

之後，輪到孩子模仿時，主要工作者可以提供不一樣的拼圖，這樣孩子就需要自行創造動作，而不是複製之前看過的。因此應選擇可用明顯肢體動作表達的圖畫。

❖ 完成句子 ❖

將選定的圖片放在桌上，主要工作者為每張圖片示範手勢。接著孩子必須依照提示一一做出手勢，例如：「晚上我上床______」、「這個適合戴在我的______」、「鳥在______築巢」。孩子要做出手勢，而不是用手指，才能得到圖片。

經過一段時間，主要工作者不再事先示範手勢，但要小心選擇「容易」做出手勢的圖片。

❖ 老師說（Simon says）❖

這個經典的遊戲用在團體中最好。主要工作者做出動作同時說出指令，例如：「碰腳指」、「站起來」、「抓鼻子」等。當指令前面加上「老師說」時（例如：「老師說，把手舉起來」），孩子就模仿主要工作者的動作。如果孩子模仿了前面沒有「老師說」的指令，就遭到淘汰。

❖ 複製動作 ❖

直接複製動作可能更加困難，因為較沒有目的性，而且焦點集中在孩子身上，而不是共同的遊戲或活動。使用獎勵系統很有幫助，例如：每完成一個動作就得到一顆彈珠收集在管子裡，或得到一片喜歡的拼圖。先做較小的動作（例如：抓癢），再做較大的動作（例如：跳）。如果運用口部的動作明顯讓孩子不舒服，應將這些動作留到最後。用一小疊動作圖片（不同動作的圖畫或照片）來進行這項活動，隨著動作逐一完成，終點就在孩子眼前！

註：這個遊戲最適合作為塑型計畫的一部分。

❖ 發明動作 ❖

孩子「發明」或自發性地使用手勢，而不是複製主要工作者的示範。這是朝溝通邁進一大步，是真實的自我表達，感覺像真心付出一般、讓人容易受傷。適合的活動已建議於「模仿抽抽樂」、「完成拼圖」和「完成句子」。

註：這個遊戲最適合作為塑型計畫的一部分。

第四階段

有些孩子偏愛在團體中玩這些遊戲，有些則在一對一的狀況較有反應。除非使用塑型計畫來引導口語，否則第四階段並非一定必要。依據溝通所需努力以及負荷量的不同，孩子感到舒適的聲音有一定的順序。發音所需的努力愈大，孩子愈覺得像是真正在說話，就愈感到焦慮。大多數孩子的順序如下，由最簡單的開始：

1. 不涉及身體的聲音（例如：鼓）。
2. 不涉及口部的身體聲音（例如：拍手、輕敲）。
3. 涉及口部、但不是說話的身體聲音（例如：吹氣、吹口哨、彈舌頭、用手指彈臉頰）。
4. 代表動物或物體、但不是說話的聲音（例如：蛇的「嘶嘶」聲、嬰兒睡覺的「噓」聲、彈舌頭模仿馬蹄聲、風的聲音、開門的聲音）。
5. 無聲氣音、但不是唇音的子音（s、sh、h、t、k、ch）。
6. 無聲氣音、而且是唇音的子音（f、p）。
7. 用說話的聲音模仿動物或物體（例如：汽車引擎、電話鈴、狗吠、獅吼）。
8. 以文字代表的動物或其他聲音（例如：哞、咩、砰、汪、喵）。
9. 氣音加上說話的聲音（例如：pu、tu、ku）。
10. 有聲、但不是唇音的子音（d、g、n、l、j、y、z）。
11. 有聲、而且是唇音的子音（b、m、v、w）。
12. 母音。

❖ 樂器 ❖

辨別和排序的遊戲，先從打擊樂器開始，然後是直笛，最後是需要孩子使用聲音的卡祖笛（kazoo）。主要工作者可以在屏風後面演奏一個聲音或一系列聲音，讓孩子複製。孩子可以選擇一張圖片或一系列圖片，試著憑記憶奏出這些聲音，或作為示範讓主要工作者複製。

❖ 心臟病（手拍版）❖

孩子不需要真正使用聲音，所以這是一個幫助孩子習慣發出聲響的熱身活動。準備一副有多張重複的牌，一般的撲克牌就可以。洗牌後發出所有的牌。玩家輪流出牌到中間的牌堆，只要連續出現兩張同樣的牌，就拍桌子，誰先拍就得到牌。另一個版本是用單手或雙手拍按牌堆，但對於特別「僵硬」或觸覺過於敏感的孩子，可能會太侵入性。

❖ 哼哼唱唱 ❖

「猜猜是什麼曲子」，先用梳子和紙張演奏，再進展至直接哼出旋律。

❖ 聲音抽抽樂 ❖

和第三階段的「模仿抽抽樂」玩法一樣，但須選擇或自行製作代表聲音的圖片，例如：爆胎、車子、火車、電話、鈴鐺、槍、水、咯吱作響的門。

❖ 動物聲音 ❖

發出動物聲音而不是用手指或做動作，來玩農場樂透、造型板或選擇圖片。這些都是第三階段活動的延伸。

❖ 搞笑聲音 ❖

試試看咳嗽、打噴嚏、氣喘、吹口哨、彈舌頭、發出「噗」聲、吹鼓臉頰！

❖ 視覺回饋 ❖

提供視覺回饋，可以讓發出聲音更有樂趣。有些電腦軟體有這個功能，但也有比較便宜的選擇：

1. **聲控玩具**：孩子必須製造聲響才能達到目的。到市場去找聲控玩具，我們曾找到會從蘋果裡升起來的蟲、會翻跟斗的狗、會左右搖擺的花。玩了一段時間，規定聲音要從喉嚨發出，可以從大聲嘆氣開始。
2. **移動聲量表指針（錄音機或其他類似設備）**：剛開始時，任何聲響都可以！然後試試看不同字母是否可以移動指針（b、d、g、m、n、l、w、r、y、j、v、z和母音效果最佳）。
3. **子音大挑戰**：哪些子音能吹熄蠟燭？（p以及很用力的h！）
   哪些子音能把面紙或羽毛吹到桌子的另一端？（p、t、k、f、sh、h）
   哪些子音能啟動聲控玩具？

❖ 聲音的複製、回想或錄音 ❖

這個活動留到最後再做，依照本節前面提到的聲音順序。剛開始，主要工作者待在房間外面，孩子可能較容易錄音。

❖ 馬表 ❖

誰可以最快說出 t 十次？試試看其他的音，例如：k、l、p。

第五階段

此階段口語活動的目的，是孩子不需要直接對主要工作者說話，但可以讓主要工作者聽到他的聲音。例如：孩子可能先錄音，再播放給主要工作者聽；主要工作者在場時，和家人玩遊戲；和一個同學一起做事，或和一個或一群小孩同時說話。第六和第七階段的活動在某些條件下也適合此階段，另外還有以下活動。

❖ 傳話遊戲（Chinese whispers）❖

這個經典的溝通遊戲必須在團體裡玩。將句子或訊息寫在卡片上，主要工作者選擇一張卡片，把卡片上的內容用耳語傳給在他旁邊的小孩，然後逐一傳遞到最後一個小孩，再大聲說出來。最後的句子與原來的比較，看看是否有扭曲，結果常常很有趣。每個小孩可以輪流啟動遊戲。

❖ 齊聲朗誦 ❖

適合的活動有：

- 數1、2、5或10的倍數。
- 覆誦週一到週日。
- 覆誦月份。
- 覆誦字母。
- 押韻的詩以及歌曲。

❖ 尋找寶藏 ❖

主要工作者把簡單的提示錄在錄音帶或錄音卡（Language Master[1]）。孩子必須在主要工作者不在場的狀況下，依據聽到的提示把答案錄下來。如果對了，孩子與主要工作者一起到那個地方，找到下一個提示或預錄好的卡片。依此重複直到找到獎品。

例如：這是我們吃飯的地方。

我把星星放在哪裡？

我們班上的天竺鼠叫什麼名字？

你的遊戲袋是什麼顏色？

如果想要把遊戲變得更簡單，主要工作者可以錄下只需以「是」或「不是」、「對」或「錯」來回應的提示。

---

[1] Language Master System是一個註冊商標。可以透過Drake Educational Associates, St. Fagans Road, Fairwater, Cardiff CF5 3AE, UK取得。

例如：我們在教室裡吃飯。

星星放在抽屜裡。

天竺鼠叫作喬治。

你的遊戲袋是紅色的。

❖ 跟時間賽跑 ❖

孩子把一至五樣物品藏在房間各處，再用錄音機或錄音卡把地點錄下來。主要工作者有一分鐘的時間找出物品。

第六階段

❖「是」或「不是」❖

孩子似乎覺得這項活動會讓人聯想起非常好笑的畫面！它可以依不同年齡或詞彙能力調整。這裡有一些例子幫助主要工作者開始，但可能性是無窮的：

是／不是問題（依據年齡及能力選擇）

- 鉛筆吃飯嗎？
- 嬰兒哭泣嗎？
- 狗會叫嗎？
- 貓會飛嗎？
- 花會跳舞嗎？
- 小孩子會吃東西嗎？
- 鉛筆會唱歌嗎？
- 大象會閱讀嗎？
- 汽車會游泳嗎？
- 火車會趕時間嗎？
- 老師會說話嗎？
- 警察會開車嗎？
- 爸爸媽媽會工作嗎？
- 老鼠會吱吱叫嗎？
- 蜈蚣會爬嗎？
- 鸚鵡會畫畫嗎？
- 石頭會浮嗎？
- 刀片會割嗎？
- 尺會測量嗎？
- 石頭會燃燒嗎？
- 火山會噴發嗎？
- 香腸會笑嗎？

- 足球會滾嗎？
- 餅乾會碎嗎？
- 青蛙會跳嗎？
- 紅蘿蔔會跑嗎？
- 太空船會走路嗎？
- 口紅會溶化嗎？
- 鏡子會作夢嗎？
- 冰棒會嘟嘴嗎？
- 氮氣會凍結嗎？
- 聽診器會放大音量嗎？

註：如果要「破冰」可以試試「鼻子會跑嗎？」！

❖ 賓果 ❖

利用有數字或圖形的傳統遊戲板。主要工作者先叫牌，然後輪到孩子。

❖ 心臟病（喊叫版）❖

見第四階段的心臟病（手拍版）。依照傳統規則玩，孩子看到連續兩張同樣的牌要叫出：「抓到了！」

註：很多孩子能夠跟主要工作者玩這個遊戲，但在團體中則較困難。他們比較適合按照順序、玩非競爭性的團體活動。

❖ 圖片快遞 ❖

比較好玩的玩法是，孩子跟主要工作者輪流翻開圖片、叫出名字，再把它「寄」到郵筒裡。之後，他們輪流叫出圖片的名字，讓對方去找並寄出。這可以修改成閱讀遊戲：孩子讀出一個字，主要工作者找出相對應的圖片。

❖ 選一顆糖果 ❖

孩子說出一個顏色來選一顆糖果。

❖ 答案只有一個字的簡單問題 ❖

主要工作者問一個關於圖片的問題（圖片是隱藏的），或從清單中問一個問題。孩子答對後得到卡片，或答對幾題後得到一分。下面提供一些問題，但可能性是無限的。

簡單問題的例子（依據年齡及能力選擇）

1. 顏色

____是什麼顏色？

草
雪
血
天空
水仙花
太陽
紅蘿蔔
翡翠
紅寶石
藍寶石
香蕉
烏鴉

2. 數字

你有幾個____？

眼睛
脖子
鼻子
手
手指
腳
腳趾

____有幾隻腳？

馬
蜘蛛
企鵝
袋鼠
魚

腳踏車有幾個輪子？
一雙襪子有幾隻？
一星期有幾天？
一年有幾個月？
時鐘上有幾個數字？
正方形有幾個邊？
三角形有幾個邊？
長方形有幾個邊？
一天有幾小時？
一副牌有幾張牌？

3. 個人訊息

你叫什麼名字？
你幾歲？
你弟弟（妹妹）幾歲？
他（她）叫什麼名字？
你家門牌幾號？
你家有幾個人？
你的老師叫什麼名字？
你的寵物叫什麼名字？
你們家車子是什麼顏色？

4. 功能

你用什麼____？

睡覺
寫字
割東西
丟東西
穿在腳上
穿在頭上
騎在上面

5. 動物

什麼動物會____？

游泳
飛
跳躍
汪汪叫
吱吱叫
築巢
挖洞

❖ 完成句子 ❖

與第三階段一樣，但用口語取代手勢動作。

❖ 猜謎或猜定義 ❖

主要工作者給有關動物、同學或物品的提示，讓孩子嘗試可以多快想出答案。答案可以是卡片上的一個字或圖。孩子答對可以贏得卡片。

❖ 卡片配對 ❖

一組卡片面朝上、一張一張排在桌面上，另一組面朝下放成一疊。輪流從這疊卡片抽取一張，說出卡片內容。對方從桌面上找出對應的卡片，並將這兩張卡片移除。市面上有許多適合的卡片。

例如：

反義詞：長／短　　**同音詞**：起碼／騎馬

關係字：針和線　　**分類**：尺和溫度計

較大的孩子可以用文字取代圖形玩同樣的遊戲。

❖ 分類遊戲與「我的最愛」❖

1. 孩子選出一張卡片，並說出它屬於哪一個「家族」。可以利用任何一副圖形卡（例如：「外套」＝衣物、「馬鈴薯」＝蔬菜），或玩主題式的遊戲（例如：買東西遊戲，孩子要決定清單上的東西各需到哪家商店買；屋子擺設遊戲，孩子要把每個家具擺到不同的房間，諸如此類）。
2. 孩子選擇一個類別，並想出屬於這個類別的項目。當遊戲變得愈來愈難，孩子就得想出兩個或三個項目。可以用「我的最愛」將這個活動變得更個人化。選擇類別後，孩子要說出他最喜歡的顏色、飲料、老師等。

可能的類別（還有更多！）

顏色	食物	交通工具	動物
寵物	鳥	職業	建築物
科目	衣服	甜點／布丁	飲料
水果	蔬菜	花	樂器
鞋類	國家	城市	河川
玩具	工具	首飾	影片

❖ 傳達訊息 ❖

由一位樂於參與的大人請孩子把訊息傳達給主要工作者。這個訊息必須能夠只用一個字表達（但孩子可以自行增加），例如：「______小姐問我班上有幾位小朋友，你可以幫我跟她說30嗎？」主要工作者可視需要提示孩子訊息的相關內容。

❖ 通關密語 ❖

從隱藏的圖形或一位願意參與的大人那裡，找出通關密語並傳遞給主要工作者（如果能夠用密語找到東西，例如：發現「寶藏」的線索，就更增添樂趣）。

❖ 猜字遊戲「吊死鬼」(Hangman) ❖

孩子先想一個英文字，按照字母的數目畫出空格。主要工作者一次猜一個字母，試著找出答案。如果猜中，孩子就把字母填入空格；如果沒有猜中，則畫一筆吊死鬼。主要工作者一面猜字，一面鼓勵孩子說「是」或「不是」。當孩子完成吊死鬼時，主要工作者就輸了。

現在角色互換。

❖ 超級戰艦（Battleships）❖

目標是搶先把對方的戰艦全部擊沉。玩家各自有一張10×10正方形表格，將所有戰艦排進表格（見講義❻）。另有一張10×10表格，用來記錄攻擊對手時擊中和未擊中的目標。玩家輪流指定對手的一個方格，期望能直接命中目標。如果成功，就會被告知擊中的戰艦種類，這將有助於決定下一個「飛彈」的落點。

這個遊戲很好玩，而且有助於進入第七階段，因為孩子說出格子位置時（D4、E9等），實際上是說了兩個「字」。回應時，只需要說出一個詞（擊中、失誤、潛水艇、油輪等）。

講義 6 超級戰艦！

	1	2	3	4	5	6	7	8	9	10
A										
B										
C										
D										
E										
F										
G										
H										
I										
J										

排入方格：

1艘戰艦

5艘潛水艇

2艘油輪

3艘巡航艦

超級戰艦！

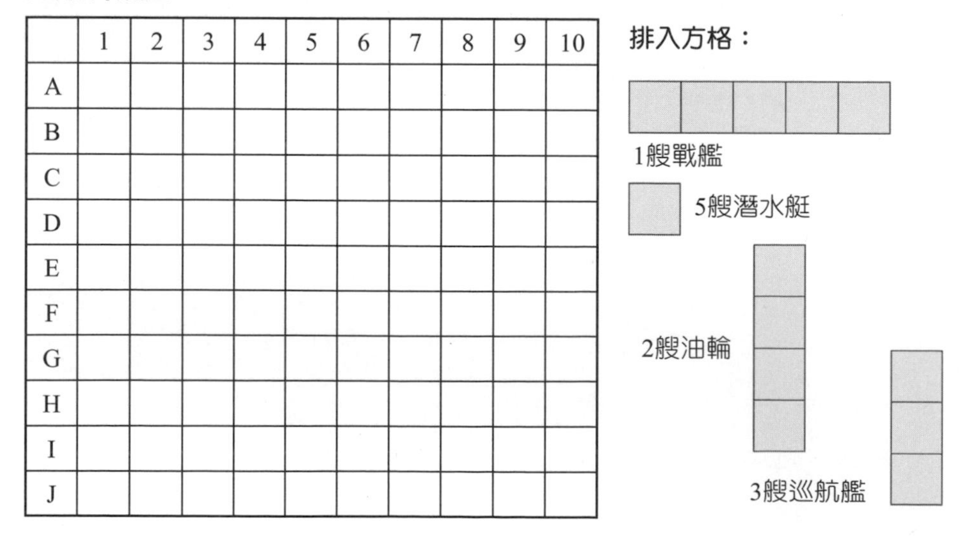

	1	2	3	4	5	6	7	8	9	10
A										
B										
C										
D										
E										
F										
G										
H										
I										
J										

第七階段

第七階段的活動大多是第六階段的延伸，從單一字彙延長至一口氣之內可以說完。維持活動的平衡分配，經由給提示、問問題以及下指令，讓孩子不但要回應，也須主動口語表達。

❖「是」、「不是」、「我不知道」❖

問一些簡單的是／不是問題，例如：「草是綠色的嗎？」「雪是黑色的嗎？」，但是要加入一些孩子不太可能知道的問題。

例如：

我的小名是佛瑞嗎？

我的口袋裡有面紙嗎？

我的生日在 6 月嗎？

學校是在1972年蓋的嗎？

之後，加入一些太難、不可能回答得出來的問題，讓孩子練習適切地回應，且不會因為不知道答案而感覺不好。

例如：

35×126是多少？

大西洋有多深？

二十年以後你會在哪裡？

「搔癢」的法文怎麼說？

❖ 彩色挑戰 ❖

準備一罐彩色夾子、彈珠、棋子或其他類似玩具，以及一疊問題，每一題的答案是一個或更多顏色。每當玩家說出一個顏色，就可選取一個相同顏色的棋子（或夾子等）。孩子說出愈多顏色就得到愈多棋子，直到罐裡的棋子用完為止。

例如：

斑馬	彩虹	鸚鵡	老虎
蘋果	綿羊	紅綠燈	花
狗	紅蘿蔔	辣椒	天空
袋狸	玫瑰	眼睛	警車

❖ 樂透 ❖

玩家輪流叫牌。利用遊戲板或圖卡，上面有類似的圖形，孩子必須詳細地描述，才能讓卡片被辨別出來，例如：「**高興的**小丑」、「**穿紅褲的**小男孩」、「**在樹上的**小鳥」。

❖ 較困難的問題（無法只以一個字回答）❖

哪裡？什麼時候？如何？為什麼？這些的問題較易引導出片語的答案，而不是單字的答案。為什麼？因為卡片很好用，可以用來說明同樣的問題可能有許多不同的答案。

❖ 選兩顆糖果 ❖

孩子說出兩個顏色來選兩顆糖果。

❖ 完成句子（閱讀遊戲）❖

孩子唸出一些簡單的句子，並且把缺少的字填入。

例如：我早餐吃______。
我的眼睛是______色。
我的頭髮是______色。
今天是星期______。
我的生日是______月。

帽子戴在______上。
靴子穿在______上。
車子在______上行駛。
船在______上航行。
飛機在______飛行。

❖ 搞笑句子（閱讀遊戲）❖

1. 把關於人、動作和地方的片語寫在卡片上，洗牌、擺放成三疊。玩家輪流翻開三張卡片，看看有什麼好笑的句子會出現。

   例如：郵差在手提袋裡煮了一顆蛋。

   　　　我的老師穿著睡褲跌入山谷。

2. 把一些耳熟能詳的兒歌的前幾行寫在卡片上，剪成一半，並朝下放在桌面上。玩家輪流翻開兩張卡片，直到卡片配對成功。

   例如：哥哥爸爸真偉大，走到花園來看花。✗

   　　　妹妹背著洋娃娃，名譽照我家。✗

   　　　一閃一閃亮晶晶，滿天都是小星星。✓

❖ 下一句是什麼？❖

選一首耳熟能詳的歌曲或童謠，玩家必須完成其中的一句。主要工作者可以提示，或把歌詞寫在卡片上輪流唸。

❖ 電話遊戲 ❖

主要工作者用分機、從家裡或公共電話打給孩子，告訴孩子一個秘密訊息，要他保密到隔天。剛開始孩子可能靜默無聲，建議養成習慣，當孩子接起電話，主要工作者不要出聲，如果隔一段時間孩子都沒有說話，那就把電話掛斷。當孩子意識到說「喂」是有用的，很快就會說得比較好。

之後，和孩子做角色扮演、練習對話，有助於準備孩子和其他人講電話。

❖ 市售的遊戲 ❖

注意坊間受歡迎的卡片和猜謎遊戲之中，是否有重複性語言格式，方便練習句子架構。例如：「歡樂家庭」（Happy Families）、「魚」（Fish）、「猜猜我是誰」？（Guess Who?）、MB Games益智遊戲、問答和排除遊戲（Enquiry and Elimination）。

❖ 給指令 ❖

孩子使用提示卡，告訴主要工作者要畫什麼、如何移動桌上的物品到同一個位置。隨後，主要工作者可以比較答案，並鼓勵孩子在大人快要犯錯時，給予澄清。

例如：「在紅線上畫一個藍色圓圈。」

「把人放在推土機後面。」

「從C3畫一條直線到G6，再從G6畫到J3。」

註：這個活動可以使用介係詞卡片和繪圖。

❖ 定義 ❖

利用圖片或字卡，輪流問問題或給提示，以引導對方猜出正確的字。

例如：目標＝「襪子」

孩子：「什麼東西穿在腳上？」　主要工作者：「鞋子。」

孩子：「穿鞋**之前**要穿什麼？」　主要工作者：「襪子。」

孩子：「答對。」

❖ 二十個問題 ❖

每位玩家最多有二十個問題，可以用來猜出一個隱藏的字或圖片。可能需要教導孩子分類的技巧，而不是隨機發問。

❖ 傳遞訊息 ❖

一位願意幫忙的大人請孩子向主要工作者拿東西，並且使用一個無法被縮短成一個字的片語（例如：一包**藍色的**信封、**在書桌裡**的書）。孩子必須向主要工作者要求這項物品，但不需與第三者說話。

❖ 多重答案 ❖

例如：一段繩子有哪些用途？
想出所有走路而不坐公車的理由。
這個人為什麼在生氣呢？
為什麼人們會互相送禮物呢？

第八階段

這個階段的遊戲特別適合團體活動，進行過簡單的數數字之後，可以玩這些遊戲當作說話圈活動。

❖ 順序數數 ❖

1. **練習**：輪流數2、5、10的倍數，每一循環結束後變換方向。
2. **大逆轉！**：主要工作者突然讓順序快轉或顛倒，試圖造成下一位的失誤，或是藉由舉手或變換腳的姿勢，來指示變換方向。

❖ 詞語接龍 ❖

每個人輪流說出詞語，必須用前一個詞的最後一個字，當作新詞的第一個字。不能出現重複的詞語。可以設定一個主題，使遊戲更困難。

例如：**食物**——滷肉、肉包、包心菜、菜肉蒸餃、餃子、______。

❖ 世界上最長的句子 ❖

每個人各自加上一個字，讓句子不斷變長。只有一個條件：連接詞「和」只能用一次！

❖ 抛出名字 ❖

這是一個很好的熱身活動，幫助參加者建立社交連結。所有人圍成一圈，先開始的人任意指向另一個人，如果用左手指，被指的人就要說出左手邊的人的名字，用右手指則反之，然後輪到他任意指向別人。以維持三十秒不犯錯為目標，然後全部換位子。

❖ 問句樂透 ❖

每個人寫五到十個問題，每個問題分別寫在一張紙條，然後全部放入帽子（或類似的容器！）。玩家輪流從帽子裡抽出問題，問下一位玩家。

❖「我去市場」❖

這個經典的記憶遊戲有許多版本。在原始的版本中，有人先開始說：「我去市場買了一隻豬。」下一位說：「我去市場買了一隻豬和一些牙膏。」依此類推，直到整個句子長得無法記得。我們也曾聽過「我要去旅行，帶了游泳衣……」，以及「我到派對去，吃了六片披薩……」。也許最有創意的版本（在一個中學的語言中心發現）是「流言遊戲」。年紀較小的孩子可能需要圖片的提示來激發想像力，但其他的孩子會喜歡自由地暢所欲言（在合理的範圍內）。

例如：「我聽說湯立小姐撞車了。」
「我聽說湯立小姐搶了銀行，然後撞車了。」
「我聽說湯立小姐搶了銀行、撞車了，然後進了監獄。」

❖ 說笑話 ❖

叫孩子們從飲料包裝、漫畫或笑話集找出笑話，帶到班上輪流講，最後表決誰的笑話最好笑。「開門！開門！」（Knock! Knock!）的笑話（註：為說英語的孩子們常玩的一種文字遊戲）有重複性結構，對自信心有幫助，並且鼓勵對話。

❖ 結果哩？ ❖

雖然這個活動大部分的時間都讓孩子們寫字、安靜地度過，但最後的笑聲和自發性的說話，非常值得。如下方的例子，孩子寫其中一行，把紙折起來，再把紙張傳給下一位。遊戲結束時，有幾個孩子就有幾則故事。每一個孩子把一篇故事唸出來。

〔男性的名字〕愛　　　　　　（傳遞紙張）
〔女性的名字〕。他們在　　　（傳遞紙張）
〔填入地點〕遇見。他說：　　（傳遞紙張……）
〔填入他的開場白〕。她說：
〔填入她的回答〕。接著發生了
〔填入動作〕。結果……
〔填入結果〕　　　　　　　　（最後折一次，把紙張傳下去）

❖ 比手畫腳 ❖

這是一個默劇表演的遊戲。孩子們輪流表演一本書、歌曲或電影名稱，其他孩子則喊出他們自己的猜測。有各種方法可以表示幾個字、同音字等。

附錄 6

用塑型和獨白練習來引導和發展口語

<table>
<tr><th rowspan="2">階段</th><th rowspan="2">介入治療目標</th><th rowspan="2">希望孩子能夠：</th><th colspan="2">詳細的介入計畫</th></tr>
<tr><th>塑型計畫</th><th>獨白練習計畫</th></tr>
<tr><td>3</td><td>以視覺和非口語方式溝通</td><td>● 刻意使用肢體語言來溝通
● 與主要工作者輪流</td><td>● 用手指正確的圖片、物品或字，以回應簡單的問題（例如：「你用什麼寫字？」）。
● 用手指來表達選擇（例如：下一個活動），或回答個人的問題（例如：「你最喜歡什麼食物？」）。
● 選擇正確的圖片來辨認主要工作者的默劇表演或手勢（例如：拍動手臂可能表示鳥）。
● 在遊戲情境下，用手勢來得到一項物品（例如：尋找東西、圖片或拼圖）。
● 在要求之下使用手勢（例如：「唸」一本書、把一排圖片「貼上標籤」）。
● 聆聽並複製由主要工作者發出的機械性聲音（例如：敲擊樂器、找出琴鍵上正確的音）。
● 複製主要工作者的手勢或動作。
● 做出主要工作者沒有用過的新手勢。
最後一個目標應盡量嘗試，但實際上可視情況略過。如果孩子對此程度的溝通明顯不適，就重複前一個成功的目標，然後進入第四階段。</td><td>體認孩子和親近的家人可以自在說話，但和其他人說話會引發不舒服的焦慮反應。也許孩子不知道，他獨處時也可以說得非常好！跟動物說話的治療效果可能特別好。
● 獨自一人時，試著對玩具、寵物或願意「聽」的嬰兒說話。
● 下次治療時間前，盡量大聲練習獨自說話（例如：數數字、大聲朗讀、說出物品名稱、打電話詢問使用語音辨識系統的服務）。</td></tr>
</table>

階段	介入治療目標	希望孩子能夠：	詳細的介入計畫	
			塑型計畫	獨白練習計畫
4	與主要工作者獨處時，使用非口語聲音	● 刻意使用非口語的氣音（例如：吹氣、吹口哨、彈舌頭、s、f）。 ● 刻意使用非口語的聲音（例如：哼、吱、m、g）。 註：附錄五第四階段列出練習發出聲音的最佳順序。	● 玩一個需要唇部和舌頭動作的遊戲，例如：吹氣、吹口哨、吸吮。 ● 聽主要工作者模仿聲音（例如：sh、ssss），選擇對應的圖片或物品（例如：sleeping baby、snake）。 ● 如果有錄下自己聲音的影音資料，借給主要工作者。 ● 如上，但與主要工作者一起聽或看。 **接下來的兩個活動，主要工作者示範使用錄音設備，然後離開房間讓孩子自行錄音。孩子可以選擇發出聲音（例如：砰）或說出字來（例如：車）。** ● 主要工作者離開房間時，錄一個聲音。然後主要工作者聽錄音，找出對應的圖片或物品。 ● 主要工作者離開房間時，錄兩個、之後三個聲音。然後主要工作者聽錄音，找出對應的圖片或物品。 ● 同上，但主要工作者在場時錄音（**如果很困難，就重複前一個目標，但門不要完全緊閉，逐漸留下愈來愈大的門縫，直到主要工作者可以進來、聽到錄音**）。 ● 發出聲音（直接溝通，而不是錄音）使主要工作者能夠辨識隱藏的圖片或物品。 ● 用兩個聲音、接著用三個聲音重複。 ● 複製一個主要工作者所發出的聲音（最好可以利用回饋裝置，例如：聲控玩具或電腦程式，比較好玩）。	**施行塑型計畫的孩子如果獨處時能夠錄下聲音，那麼可以錄下說話的機率就相當大。把這當作下一個目標。如果成功，便可略過第四階段的塑型目標，直接施行獨白練習計畫以節省時間。** ● 主要工作者在某地方等，孩子以正常的音量數到五、說出五張圖片的名稱，或讀出五個字。 ● 同上，直到主要工作者在隔壁房間時，孩子能做得到。 ● 自己錄音，錄好後請主要工作者過來聽（**可視情況省略，但如果第五階段有困難就務必要做**）。 ● 主要工作者在隔壁房間時，數到二十、唸出字母或朗誦幾個句子（**如果孩子開始用耳語說話或感到太緊張，主要工作者就再遠離。重複直到主要工作者在隔壁房間，孩子能用聽得見的音量說話**）。 ● 將前一個活動錄音並播放給主要工作者聽（**可視情況省略，但如果第五階段有困難就務必要做**）。

階段	介入治療目標	希望孩子能夠：	詳細的介入計畫	
			塑型計畫	獨白練習計畫
4			**接下來的目標需要孩子已認識字母和發音，因此可視情況省略。發出音標比說出字母簡單，但如果孩子自願說出字母，則給予特別獎勵，因為這已經非常接近說話。保持遊戲的形式以營造好玩的感覺。在第四階段結束之前，不要和文字做關聯（見最後兩個目標）。** ● 聆聽主要工作者說出音標，選取相對應的字母或圖片符號（盡可能使用目前學校的閱讀教材）。 ● 主要工作者在房間外面時，錄一個音標，播放給主要工作者聽。 ● 主要工作者在房間外面時，錄重複的音標（例如：p-p-p-p-p），播放給主要工作者聽。 ● 主要工作者在房間時，錄一個音標，播放給主要工作者聽（**如果很困難，就重複前一個目標，但門不要完全緊閉，逐漸留下愈來愈大的門縫，直到主要工作者可以進來、聽到錄音**）。 ● 直接對主要工作者說出音標。 ● 以兩個音標重複前一個動作，再以三個音標重複。 ● 錄下反覆聲音（例如：p t p t p t），播放給主要工作者聽。 ● 聽主要工作者說字母，選取相對應的圖片或物品。 ● 說出一個字的字母縮寫（直接溝通，不是錄音），主要工作者選取相對應的圖片或物品（**上一個目標沒有困難時，才進行這個目標，不能讓孩子因為缺乏所需的閱讀能力而無法達成**）。	● 在主要工作者的手機裡留言。這可以是答覆先前主要工作者的留言。 ● 對以上有信心時，接主要工作者的電話，並回答一個事先安排好的問題。 ● 從單字增加到句子，例如：透過電話對主要工作者朗讀選定的腳本。

階段	介入治療目標	希望孩子能夠：	詳細的介入計畫	
			塑型計畫	獨白練習計畫
5	主要工作者聽力範圍內說話	● 獨處時用正常音量說話，並在說話時讓主要工作者進入房間 或： ● 當主要工作者在場時，以正常的音量說出單字	**這個階段可以由提議開始：既然孩子已經錄過或發出過聲音，那麼錄下文字應該很容易。其實孩子往往在無意間已經用過文字了（例如：哞！、嗶！、砰！、字母名稱）。** ● 主要工作者在房間外面時，錄一個圖片名稱或躲藏的地方，再播放給主要工作者聽。 ● 主要工作者在房間外面時，錄兩、三個圖片名稱或躲藏的地方，再播放給主要工作者聽。 ● 主要工作者坐在房間另一邊時，錄下一個圖片的名稱或躲藏的地方，再播放給主要工作者聽（**如果很困難，就重複前一個目標，但門不要完全緊閉，逐漸留下愈來愈大的門縫，直到主要工作者可以進來、聽到錄音**）。 ● 主要工作者坐在房間另一邊時，錄下兩個、然後三個圖片名稱或躲藏的地方，再播放給主要工作者聽。 ● 主要工作者坐在同一張桌子時，重複上面的目標。 ● 主要工作者坐在同一張桌子時，錄下自己以正常音量數到五、說出五個圖片名稱，或讀出五個字，再播放給主要工作者聽。 ● 以十或二十個項目重複，並播放錄音。 ● 重複但不使用錄音。 ● 重複並讓主要工作者加入輪流數數字、說出圖片名稱或讀出文字。	**孩子以聽得到的音量說話是很重要的。如果孩子使用耳語，就要退回前面的目標，直到達到聽得到的音量，再以較小的步伐繼續。** ● 主要工作者在隔壁房間等候，門稍微打開，重複任何第四階段的活動。 ● 重複上述動作，但門稍微再開一點。 ● 重複動作，但主要工作者在門外加入，輪流數數字、說出星期名稱、字母，或朗讀句子。 ● 重複動作，並隨著主要工作者走進門坐在房間一邊，繼續以聽得到的音量說話。 ● 如上，但主要工作者到孩子的桌邊坐下。 ● 重複，但一開始說話時，主要工作者就已坐在桌邊。

<table>
<tr><th rowspan="2">階段</th><th rowspan="2">介入治療目標</th><th rowspan="2">希望孩子能夠：</th><th colspan="2">詳細的介入計畫</th></tr>
<tr><th>塑型計畫</th><th>獨白練習計畫</th></tr>
<tr><td>6</td><td>在特定情境中和主要工作者說單字</td><td>● 以正常的音量，直接對主要工作者說出單一字彙（在特定情境下引導出來）
● 說話時直視主要工作者</td><td colspan="2">● 完成一個或多個低溝通負荷量的活動（單一字彙）。
● 完成一個或多個中溝通負荷量的活動（單一字彙）。
● 完成一個或多個高溝通負荷量的活動（單一字彙）。
視線接觸可能需要的額外目標：
● 在主要工作者耳邊說單一字彙。
● 說話時看著桌子；主要工作者看著別處／往下看。
● 說話時看著桌子；主要工作者看著孩子。
● 對著主要工作者的臉說話；主要工作者看著別處／往下看。
● 說話時往下看，隨即馬上直視主要工作者。
● 說出字彙，同時直視主要工作者。</td></tr>
<tr><td>7</td><td>在特定情境中和主要工作者連續性的說話</td><td>● 在特定情境下，用正常音量說出句子，並適當直視對方</td><td colspan="2">● 完成一個或多個低溝通負荷量的活動（連續性說話）。
● 完成一個或多個中溝通負荷量的活動（連續性說話）。
● 完成一個或多個高溝通負荷量的活動（連續性說話）。</td></tr>
</table>

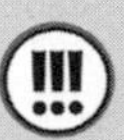
不必完成第七階段，就可以開始類化過程。只要孩子對低到中溝通負荷量的活動有自信時，就可以融入其他的孩子和主要的成人。然後第七階段的活動就可以用團體活動來完成，以建立自信心，或當作語言補救計畫的一環。

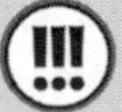
關於不同的溝通負荷量所適合的活動，見附錄四和五。

附錄 7
結構性輔導計畫設計目標的案例

案例一：使用悄悄融入技巧引導說話，程序二（第五至第七階段）

孩子：	12歲女孩[L]，根深蒂固的緘默。
目標：	第一次引導與主要工作者說話。
時間：	3次15分鐘的治療時間。
記錄系統：	每一個目標寫在一張卡片上，收納在檔案夾裡。目標達成時打勾，每三個勾可得到一顆金色星星。
評語：	當目標無法達成時，主要工作者必須倒退，加入更小的步驟，包括：選擇溝通負荷量較低的活動、變換地點，以及減少視線接觸。溝通負荷量可以降得更低，也許能節省時間。[L]在第三次治療時，已經對主要工作者有自發性說話。

目標	地點	日期	✓/✕
1. 在會面室裡與媽媽玩「我發現」。	學校	2/17	✓
2. 在會面室裡與媽媽玩「我發現」，門敞開，主要工作者在外面走廊。	學校	2/17	✓
3. 在會面室裡與媽媽玩「我發現」，主要工作者進入房間，看著別處。	學校	2/17	✓
4. 在會面室裡與媽媽和主要工作者玩「我發現」。	學校	2/17	✕
5. 在會面室裡對媽媽說五個單一字彙，媽媽找到相對應的圖片，主要工作者在走廊上。	學校	2/20	✓
6. 在會面室裡對媽媽說五個單一字彙，媽媽找到相對應的圖片。主要工作者在同一房間裡，看著別處。	學校	2/20	✓
7. 在會面室裡對媽媽說五個單一字彙，媽媽找到相對應的圖片。主要工作者在同一房間裡，看著他們玩。	學校	2/20	✓
8. 在會面室裡對媽媽說五個單一字彙，媽媽找到相對應的圖片。主要工作者同桌。	學校	2/20	✓
9. 輪流對媽媽和主要工作者說五個單一字彙。	學校	2/20	✕
10. 和弟弟玩猜字遊戲「吊死鬼」，媽媽在場。主要工作者在廚房等候，遊戲進行中移動到同一房間。	家裡	2/25	✓
11. 說出Scrabble®拼字遊戲的五個字母，媽媽寫下來。主要工作者在同一房間裡，看著別處。	家裡	2/25	✓
12. 說出Scrabble®的五個字母，媽媽寫下來。主要工作者在同一房間裡，看著他們玩。	家裡	2/25	✓
13. 說出Scrabble®五個字母，主要工作者背對著[L]寫下來。	家裡	2/25	✓
14. 說出Scrabble®二個字母，主要工作者面對著[L]寫下來。	家裡	2/25	✓

案例二：使用悄悄融入技巧引導說話，程序二——視覺方式

孩子：	6歲男孩[R]，根深蒂固的緘默，合併有亞斯伯格症。治療在跨科中心進行。
目標：	第一次引導與主要工作者[M]和心理師[J]說話。
時間：	1次30分鐘的治療時間。
記錄系統：	以一系列的卡通圖案表達目標，因為[R]的理解力局限於字面，且需要具體的例子。目標達成時，他選擇一顆銀色或金色星星貼在圖上。
評語：	[R]從兩張圖片選擇由誰先進入房間，幫助決定了有標示*圖片的順序。不需退回前面步驟。[R]僵固地遵循目標、每次只做到目標的最低要求。在下次的治療時間（在家裡），家長慢慢退出，[R]回答了[M]關於他玩具的問題。第三次的治療時間（在學校），他加入媽媽的對話，並第一次自發性地與[M]說話。

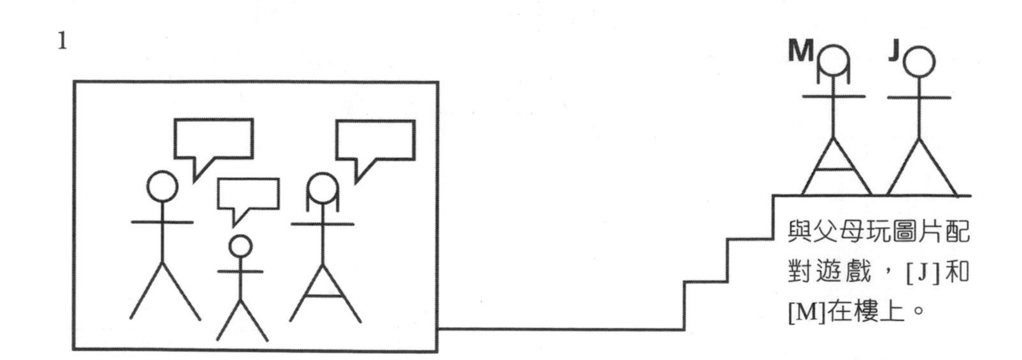

1
M
J
與父母玩圖片配對遊戲，[J]和[M]在樓上。

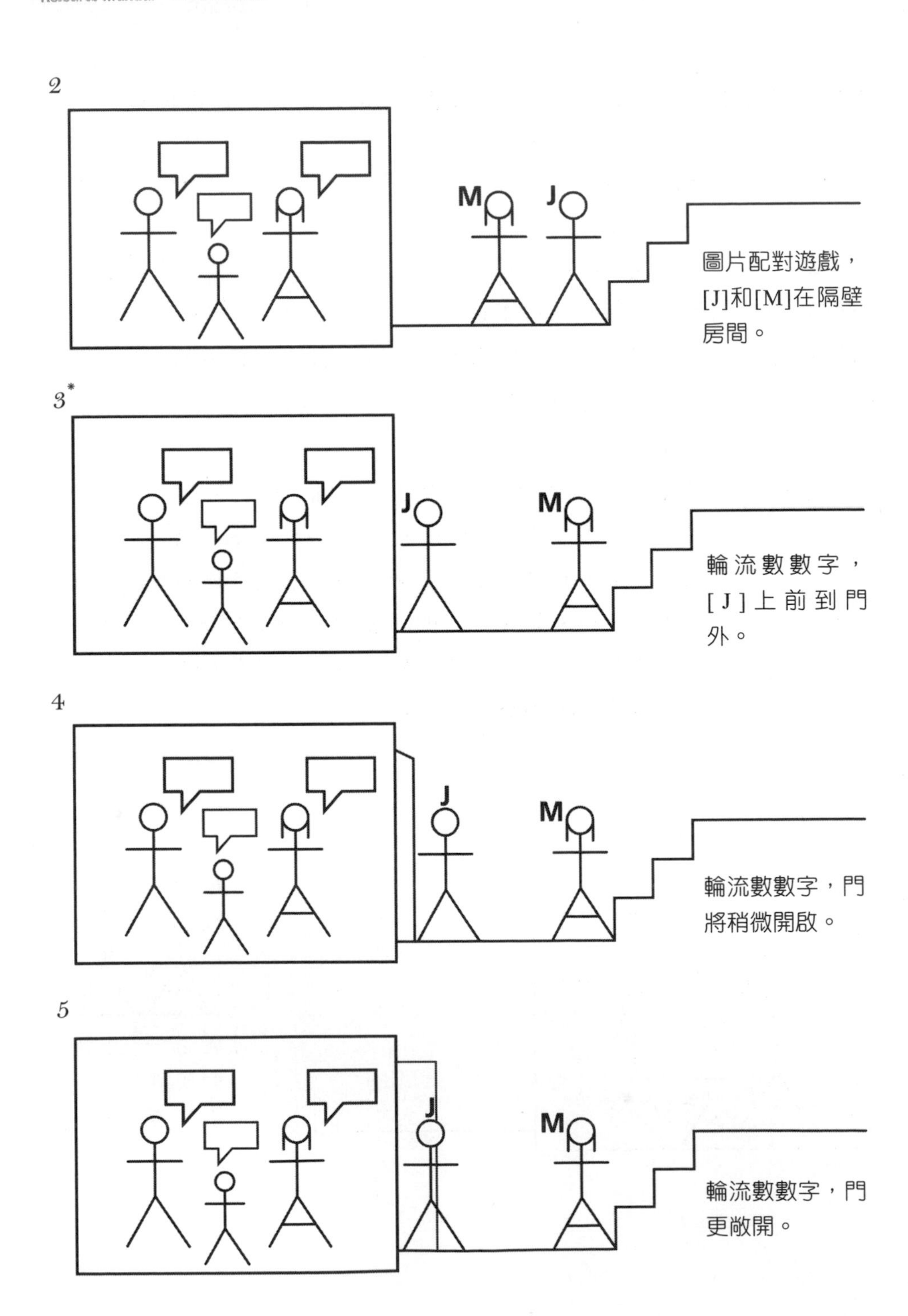
2
M
J
圖片配對遊戲，[J]和[M]在隔壁房間。
3*
J
M
輪流數數字，[J]上前到門外。
4
J
M
輪流數數字，門將稍微開啟。
5
J
M
輪流數數字，門更敞開。

6

J
M
輪流數數字，門將全開。

7

J
M
輪流數數字，[J]進入坐在桌邊。

8

J
M
輪流數數字，[J]進入坐在桌邊，並加入數數字。

9

J
M
輪流數數字，[M]進入，坐在桌邊，並加入數數字。

10

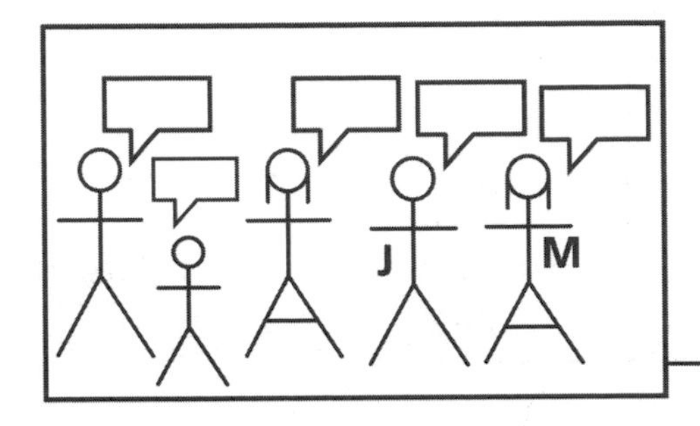

全部的人坐在桌邊，輪流數到10、說星期名稱，以及數月份。

11 輪流回答由[M]唸出的是非問題。

12 輪流說出圖片名稱，讓下一個人可以找到配對（單一字彙）。

13 輪流朗誦是非問題（句子）。

14 輪流說出某圖片的用途，下一個人找出配對（句子）。

案例三：使用塑型計畫引導說話（第五和第六階段）

孩子： 8½歲男孩[H]，根深蒂固的緘默，就讀小型社區學校。

目標： 引導正常音量說話，並有良好的視線互動。

時間： 4次10分鐘的治療時間。

記錄系統： 每個目標分別寫在一張卡片，並收納在檔案夾裡。目標達成時，在太空火箭獎勵表上貼一顆星星。某些卡片允許[H]選擇下一個目標。

評語： KW＝主要工作者

[H]還未曾在主要工作者面前說過話，目前也極少有直接的視線接觸，因此目標以極小的步驟進行。使用錄音卡曾非常有效地達到適當的音量，因為[H]想要聽到他自己的答案！每天先重複前一次成功的目標，再進行下一個目標。一旦有自發性的說話，就擴大目標，類化的階段就進展得較快。

目標	地點	達成日期
1. 獨自使用錄音卡錄下四個句子的最後一個字，播放給KW聽。	隔離室	3/17
2. 使用錄音卡錄下四個句子的最後一個字，KW在場。	隔離室	3/17
3. 獨自使用錄音卡錄下四個問題的答案，播放給KW聽。	隔離室	3/17
4. 使用錄音卡錄下四個問題的答案，KW在場。	隔離室	3/18
5. 選擇下一個遊戲，獨自使用錄音卡錄下決定，播放給KW聽。	隔離室	3/18
6. 說出五個隱藏圖片的名稱，KW給提示、視線向下。	隔離室	3/18
7. 使用錄音卡錄下五個圖片的名稱，KW在場。	隔離室	3/18
8. 說出五個隱藏圖片的名稱，面向KW（可看著桌面），KW給提示。	隔離室	3/19
9. 選擇一個糖果（以說出顏色來表達），KW看著別處。	隔離室	3/19
10. 輪流與KW說出五個圖片的名稱，KW往下看著桌子。	隔離室	3/19
11. 回答五個問題，「是」或「不是」，KW往下看著紙張。	隔離室	3/19
12. 選擇一個糖果（以說出顏色來表達），面對著KW（可以看著桌子）。	隔離室	3/19
13. 輪流與KW說出五個圖片的名稱，面對面，KW說話時看著KW。	隔離室	3/22
14. 選擇下一個遊戲，使用錄音卡錄下決定，KW在場。	隔離室	3/22
15. 找出通關密語（藏在隔壁房間的圖片）。回來告訴KW，說話前或後與KW有視線接觸。	隔離室	3/22
16. 回答五個問題，「是」或「不是」，面對面，有視線接觸。	隔離室	3/22
17. 說出五個KW所拿起來的圖片名稱，面對面，每個圖片之間看著KW。	隔離室	3/22
18. 選擇下一個遊戲，直接對著KW說，有視線接觸。	隔離室	3/22

案例四：引導說話之後，建立自信（第六和第七階段）

孩子： 6½歲女孩[R]，最近由班級老師[T]與臨床主要工作者形成說話圈，已引導開始說話。

目標： 使[T]成為學校內的主要工作者，並建立[R]個人說話的自信心，再慢慢融入其他班上同學。

時間： 5次10分鐘的治療時間。

記錄系統： 目標寫在一張檢查表上，目標達成時打勾。每天重複一到兩個成功的目標，然後[R]選擇或[T]建議一個或多個新的目標。家長同意所有目標都達成時，[R]可以得到她想要的鉛筆盒。

評語： 治療在放學後、[R]的媽媽來接之前，在一間空教室進行。這個計畫是參考附錄四的溝通層級所設計出來的。活動的例子包含在附錄七的第六和第七階段。

目標	✓
1. 一起數數字。	
2. 輪流數數字：每個人一個數字	
每個人兩個數字	
每個人五個數字	
3. 一起朗讀。	
4. 輪流閱讀：每個人一個字	
每個人一行字	
每個人一個句子	
每個人一段文字	
每個人一頁	
每個人兩頁	

目標	✓
5. 是／不是問題：回答五題	
回答十題	
6. 說出五個[T]老師指的東西。	
7. 選擇五件東西並說出名稱。	
8. 選擇十件東西並說出名稱。	
9. 簡單問題（答案只有一個字）：回答五題	
回答十題	
10. 完成句子；五個只有一個字的答案	
五個片語	
十個片語	
11. 我的最愛：完成五個	
完成十個	

案例五：類化到新的人和情境（第八和第九階段）

孩子： 6歲男孩[R]，根深蒂固的緘默，合併有亞斯伯格症。治療於學校舉行。

目標： 引導與班級老師[T]說話，轉移到教室情境，把媽媽及治療師淡出，由[T]接手擔任主要工作者。

時間： 1次20分鐘的治療時間。

記錄系統： 目標以一系列卡通畫出來，以因應[R]局限於字面的理解力，以及對具體例子的需求。每次達成目標，可以選擇一顆金色或銀色的星星貼在卡通上。有些卡通圖案可獲得超過一個星星。

評語： 這是案例二孩子的第四次治療時間。選擇「猜猜我是誰」作為句子程度的活動，因為[R]常在家裡和父母玩。這次治療後，[R]樂於在午餐時間跟老師進行五分鐘的說話活動。

1

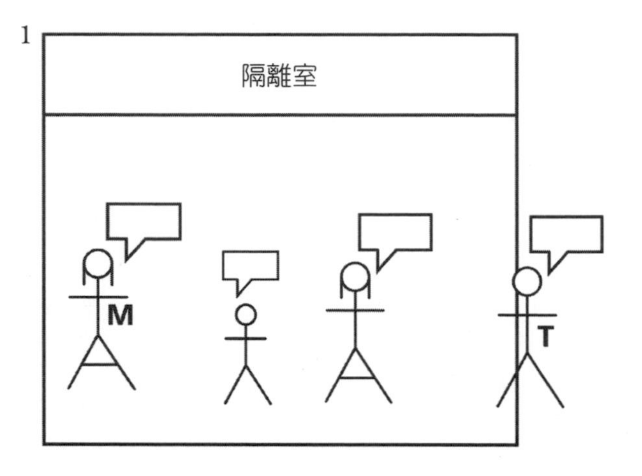

與媽媽和[M]輪流數數字，[T]在外面等候。[M]開門數秒後[T]進來，慢慢走過來加入他們。

2

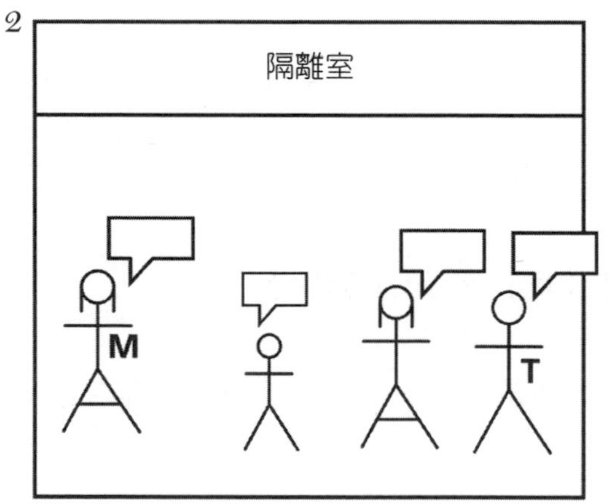

輪流說星期和月份名稱。
是非問題。

3

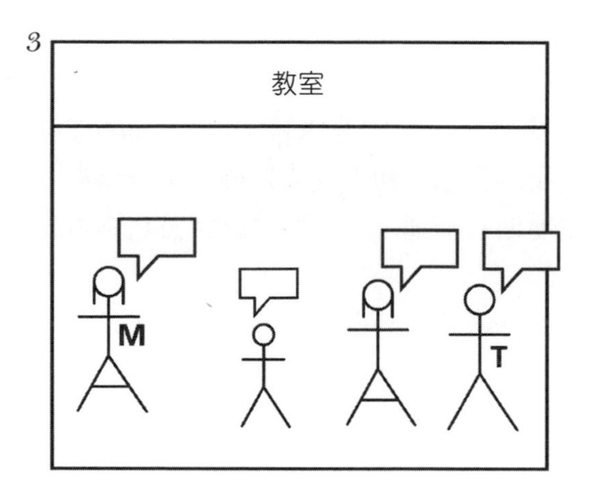

在教室裡重複輪流數到12、說星期和月份名稱。[R]跟媽媽一隊、[M]跟[T]一隊，玩猜猜我是誰。

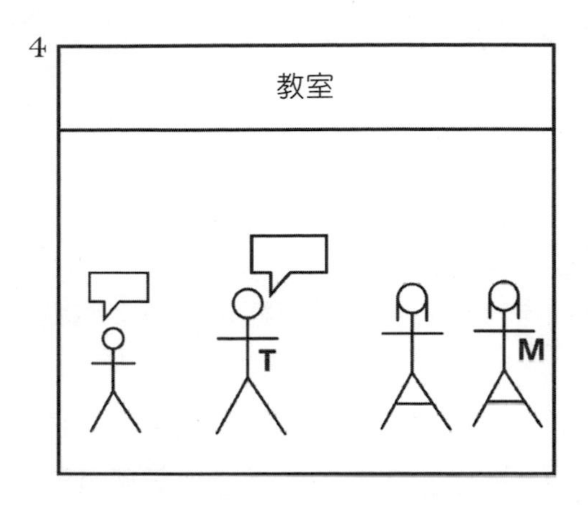

[R]與[T]玩猜猜我是誰。[M]與媽媽觀看，然後在門邊等。

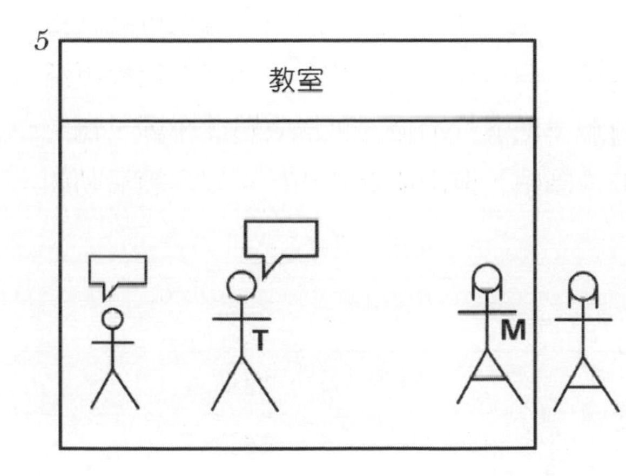

[R]與[T]玩圖片配對。[M]觀看而媽媽在外面等。

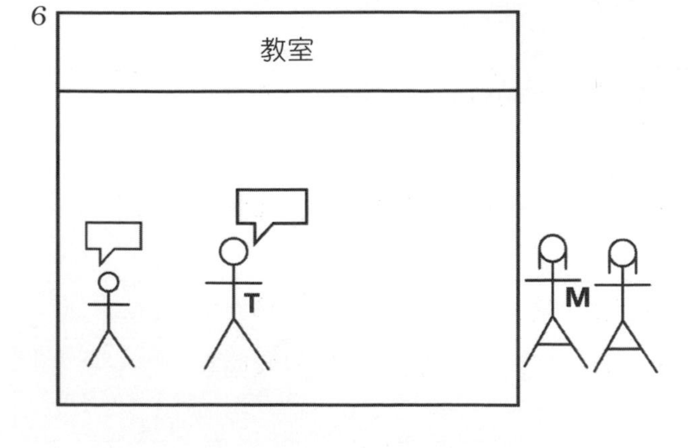

[R]與[T]玩圖片配對。[M]與媽媽在外面等。

案例六：使用說話圈類化至一群人（第八階段）

孩子： 12歲女孩[L]，根深蒂固的緘默。就讀大型中學。

目標： 與較多老師說話。

時間： 1次20分鐘的治療時間，放學後舉行。

記錄系統： 目標列表如下，由[L]自行打勾。非常積極，不需其他獎勵。

評語： 已使用悄悄融入技巧，引導與最喜歡的老師[A]說話。這次治療由[M]協調，[M]擔任顧問的角色，已經數個月沒有見到[L]。這次要介紹三位新老師給[L]，但也可能讓更多人參與。加入第二個目標（打星號）是為了讓過程更溫和，但如果更有規律地進行治療，可以省略此步驟。每次活動可由不同的人開始，但由協調者開始可以示範活動如何進行。

目標	地點	✓
與[M]和[A]組成說話圈（數數字）。其他老師在外。	會面室	
*與[M]和[A]組成說話圈（數數字）。第一位老師進來加入。	會面室	
與[M]、[A]和一位新老師組成說話圈（數數字）。其他老師逐一進入並加入。	會面室	
與[M]、[A]和新老師們組成說話圈（輪流說星期名稱）。	會面室	
與[M]、[A]和新老師們組成說話圈（輪流說月份）。	會面室	
將滑稽的是非題寫在卡片上，對每位大人回答是或不是。	會面室	

目標	地點	✓
繞著圓圈輪流朗讀問題，問左手邊的人一個是非題。	會面室	
逆轉方向，繞著圓圈輪流朗讀問題，問右手邊的人一個是非題。	會面室	
想出一個問題。選擇一張卡，想一個問題問左手邊的人，答案必須是卡片上的字。接著反方向進行。	會面室	
想出一個問題。問一輪問題，設法讓每個人回答各自卡片上的字。	會面室	
「拋出名字」。如果你是被左手指，說出左手邊人的名字。如果是被右手指，說出右手邊人的名字。接著輪到你指。我們可以全速進行三十秒而不出錯嗎？	會面室	

案例七：類化到一群人和一系列的情境（第八和第九階段）

孩子： 7歲女孩[S]在有35名學生的班級。

目標： 在一系列的情境中和同學說話，最後能在課堂討論中發表。

時間： 每天十分鐘，持續兩週。

記錄系統： 目標分別寫在卡片上，達成時貼上星星。

評語： 教室助理是主要工作者（KW），但老師希望盡早參與，以免[S]太習慣只跟一位大人說話。如果[S]在任何一個步驟顯得焦慮，就重複之後才前進。有些治療時間是在朝會時進行，大部分同學都在禮堂，以便[S]可以在空教室裡練習。

目標	地點	達成日期
1. 與KW玩「蜘蛛在哪裡？」（用介系詞卡）。	資源室	10/9
2. 與KW玩「蜘蛛在哪裡？」，老師進來聽。	資源室	10/9
3. 與KW玩「猜猜我是誰？」（問答和排除遊戲）。	空教室	10/10
4. 與KW及老師玩「猜猜我是誰？」	空教室	10/10
5. 與KW及一位同學玩「蜘蛛在哪裡？」，[S]可以選擇哪一位同學。	空教室	10/11
6. 與KW、老師及同一位同學玩發音遊戲。	空教室	10/11
7. 與KW及三位同學玩「蜘蛛在哪裡？」，[S]可以選擇哪些同學。	空教室	10/14
8. 與KW及同樣三位同學玩閱讀遊戲。	空教室	10/14
9. 與KW及三位同學（一位新同學）玩「歡樂家庭」遊戲。	空教室	10/15
10. 與KW及所有之前的四位同學玩「歡樂家庭」遊戲。	空教室	10/16
11. 在圖書館一個角落與KW及同樣四位同學玩「蜘蛛在哪裡？」。其他同學繼續手邊工作。	教室	10/17
12. 與KW及四位同學（選一位新的同學）玩發音遊戲。其他同學繼續手邊工作。老師加入。	教室	10/18
13. 與KW及四位同學（選一位新的同學）玩發音遊戲。其他同學繼續手邊工作。	教室	10/21
14. 當其他人繼續自己的工作，在老師的桌邊對老師朗讀。	教室	10/21
15. 與KW及較熟識的同學繞著學校走，找出五樣以s開始的東西（每位同學都有各自的字母）。	不限	10/22

案例八：使用塑型計畫類化到不同情境中新的人（第八和第九階段）

孩子： 8¾歲男孩[H]，根深蒂固的緘默。就讀小型社區學校。

目標： 在學校各處與其他老師說話。

時間： 4次5～10分鐘的治療時間。

記錄系統： 目標寫在格子紙上，達成時填滿一格顏色。所有格子都填滿時，[H]可以買一個整人玩具。

評語： KW＝主要工作者。
這是案例四之後的治療計畫。這時，他能自由地、自發性地與KW說話，並能在設計的情境下與老師及同學說話。治療時間很少在隔離室裡進行。對於被沒有經過融入的人聽到聲音，他仍然非常敏感。目標4到8有事先與秘書協調好。

目標	地點	達成日期
1. KW打電話來時，回答三個問題（一個字就能回答的問題）。	頂樓平台	6/9
2. 如同上述，加上在電話中對KW說「喂」及「再見」。	頂樓平台	6/9
3 當天傍晚打電話到KW家。當對方問「請問哪位？」時，說出名字，回答一個問題並說「再見」。	頂樓平台	6/9
4. 從學校秘書那裡取得一則訊息傳達給KW。	主要辦公室	6/9
5. KW在場時，打電話給學校秘書。當對方問「請問哪位？」時，說出名字，回答一個問題並說「再見」。	副校長辦公室	6/11

目標	地點	達成日期
6. KW不在場時，打電話給學校秘書。當對方問「請問哪位？」時，說出名字，回答一個問題並說「再見」。	副校長辦公室	6/12
7. 敲辦公室門，把便條遞給學校秘書。秘書問時，告訴她是誰寫的便條，並說「再見」。KW在外面。	主要辦公室	6/12
8. 到辦公室，把作品拿給秘書看，回答二到三個關於作品的問題，並說出希望得到一顆金色或銀色的星星。KW在教室裡等候。	主要辦公室	6/15

案例九： 類化到一系列情境中的陌生人（第十階段）

孩子： 9歲男孩[D]，逐漸形成的緘默，過去一年裡沒有在學校說過話。

目標： 在公共場所說話、與當地社區的人說話，以及直接與陌生人說話。最終目標是回到學校時，可以在其他同學面前跟新老師說話。

時間： 9次1小時的治療時間，和另外兩位孩子。

記錄系統： 在第一次治療時間，孩子們使用本書中表格❿，整理出個人的說話表（焦慮等級），做成如下的清單格式。每個孩子有自己的寫字板和筆，每個目標必須重複三次，打三個勾就可以在右邊欄位得到一顆星星。目標的完成不限任何順序，如果每一組的最後一個目標（粗線標示處）得到星星，那就不必完成同組的其他目標。完成所有標示的目標，獎勵是當地遊樂區的手環。

評語： 主要工作者準備社區計畫時，協調了同事、當地店家以及其他社區工作者。當孩子的焦慮下降時，便不再需要提前告知陌生人，可以從未經排演的對話中得到寶貴的練習。鼓勵孩子們在家長的協助下，完成治療時間以外的目標。[D]完成了所有的目標，而且在開學的第一天，在班上同學面前跟新老師說話。在班上，他仍然需要以問題或指令給予提示，但單獨見面時可自由說話。

在陌生人可能聽得到的情況下，與家人*說話（例如：在等候間或小商店）——說「是」或「不是」。		
在陌生人可能聽得到的情況下，與家人*說話——回答問題。		
在陌生人可能聽得到的情況下，與家人*說話——問問題／敘述某件事。		
在街道上，許多陌生人在場、可能被聽到的情況下，與家人*說話——說「是」或「不是」。		
在街道上與家人*說話——回答問題。		
在街道上與家人*說話——問問題／敘述某件事。		
許多位陌生人可能聽到的情況下，與家人*說話，例如：在麥當勞或超級市場——說「是」或「不是」。		
許多位陌生人可能聽到的情況下，與家人*說話——回答問題。		
許多位陌生人可能聽到的情況下，與家人*說話——問問題／敘述某件事。		
與認識的人（一個小孩）第一次說話——說「是」或「不是」。		
與認識的人（一個小孩，例如：表弟）第一次說話——說「嗨」或「再見」。		
與認識的人（一個小孩）第一次說話——回答問題。		
與認識的人（一個小孩，例如：鄰居的小孩）第一次說話——問問題。		

* 或主要工作者。

與認識的人（一位女士）第一次說話——說「是」或「不是」。		
與認識的人（一位女士，例如：鄰居）第一次說話——說「嗨」或「再見」。		
與認識的人（一位女士，例如：親戚）第一次說話——回答問題。		
與認識的人（一位女士）第一次說話——問問題。		
與認識的人（一位男士，例如：爸媽的朋友）第一次說話——說「是」或「不是」。		
與認識的人（一位男士，例如：郵差）第一次說話——說「嗨」或「再見」。		
與認識的人（一位男士，例如：家庭常客、牙醫師）第一次說話——回答問題。		
與認識的人（一位男士）第一次說話——問問題。		
在電話中與陌生人說話，例如：事先協調好的同事——說「是」或「不是」／家裡電話響起時，接起電話。		
在電話中與陌生人說話，例如：事先協調好的同事——回答排練過的問題／詢問電話號碼。		
在電話中與陌生人說話，例如：與同事協調角色扮演——詢問資訊／火車站／百貨公司。		
在電話中與陌生人說話，例如：與同事協調角色扮演——詢問資訊及回答問題／訂電影票／索取簡介小冊。		
與陌生人（一個小孩）說話——說「是」或「不是」。		
與陌生人（一個小孩，例如：度假時、在公園）說話——說「嗨」或「再見」。		
與陌生人（一個小孩）說話——回答問題。		
與陌生人（一個小孩）說話——問問題。		

與陌生人（一位女士，例如：在咖啡廳）說話——說「是」或「不是」。		
與陌生人（一位女士）說話——說「嗨」或「再見」。		
與陌生人（一位女士）說話——回答問題。		
與陌生人（一位女士，例如：在郵局、商店、對接待員）說話——問問題。		
與陌生人（一位男士）說話——說「是」或「不是」。		
與陌生人（一位男士，例如：照顧者、咖啡廳的工作人員）說話——說「嗨」或「再見」。		
與陌生人（一位男士）說話——回答問題。		
與陌生人（一位男士，例如：警察、店員）說話——問問題。		

參考文獻

American Psychiatric Association, 1994, *Diagnostic and statistical manual of mental disorders, 4th Edition (DSM-IV),* Washington, DC, American Psychiatric Association.

Anstendig KD, 1998, 'Selective mutism: a review of the treatment literature by modality 1980-1996', *Psychotherapy 35,* pp381-91.

Anstendig KD, 1999, 'Is selective mutism an anxiety disorder? Rethinking its DSM-IV classification', *Journal of Anxiety Disorders* 13, pp417-34.

Black B & Uhde TW, 1994, 'Fluoxetine treatment of elective mutism; a double-blind placebo-controlled study', *Journal of the American Academy of Child and Adolescent Psychiatry* 33, pp1000-1006.

Black B & Uhde TW, 1995, 'Psychiatric characteristics of children with selective mutism', *Journal of the American Academy of Child and Adolescent Psychiatry* 34, pp847-856.

Blum NJ, Kell RS, Starr L, Lloyds Lender W, Bradley-Klug K, Osborne ML & Dowrick PW, 1998, 'Case study: audio feedforward treatment of selective mutism', *Journal of the American Academy of Child and Adolescent Psychiatry* 37, pp40-43.

Brown B & Lloyd H, 1975, 'A controlled study of children not speaking at school', *Journal of the Association of Workers for Maladjusted Children* 3, pp27-37.

Carmody L, 1999, *'The power of silence: selective mutism in Ireland – a speech and language therapy perspective',* unpublished bachelor's thesis.

Cleator HM, 1998, *Speech and language characteristics of selectively mute children: a speech pathology perspective,* unpublished master's thesis, University of Sydney, Australia.

Cline T & Baldwin S, 1994 (and new edition in press), *Selective mutism in children,* Whurr, London.

Davies C & Winter P, 1996, 'Mute in mainstream', *Speech and Language Therapy Bulletin* 530, pp8-9.

Dow SP, Sonies BC, Scheib D, Moss SE & Leonard HL, 1995,'Practical guidelines of the assessment and treatment of selective mutism', *Journal of the American Academy of Child and Adolescent Psychiatry* 34, pp836-846.

Dummit ES, Klein RG, Tancer NK, Asche B & Martin J, 1996, 'Fluoxetine treatment of children with selective mutism: an open trial', *Journal of the American Academy of Child and*

Adolescent Psychiatry 35, pp615-21.

Dummit ES, Klein RG, Tancer NK, Asche B, Martin J & Fairbanks, 1997,'Systemic assessment of 50 children with selective mutism', *Journal of the American Academy of Child and Adolescent Psychiatry* 36, pp 653-60.

Golwyn DH & Sevlie CP, 1999, 'Phenelzine treatment of selective mutism in four prepubertal children', *Journal of Child and Adolescent Psychopharmacology* 9, pp109-13.

Goodman R & Scott S, 1997, *Child Psychiatry,* Blackwell Science Ltd, London.

Guna-Dumitrescu L & Pelletier G, 1996, 'Successful multimodal treatment of a child with selective mutism: a case report [letter]', *Canadian Journal of Psychiatry—Revue Canadienne de Psychiatrie* 41, p417.

Hagerman RJ, Hills J, Scahfermaker S & Lewis H, 1999, 'Fragile X syndrome and selective mutism', *American Journal of Medical Genetics* 83, pp313-7.

Imich A, 1998, 'Selective mutism: the implications of current research for the practice of educational psychologists', *Educational Psychology in Practice* 14, pp52-59.

Jacobsen T, 1995, 'Case study: is selective mutism a manifestation of dissociative identity disorder?', *Journal of the American Academy of Child and Adolescent Psychiatry* 34(7), pp863-6.

Johnson M, 1999, *A community-based intervention programme with selectively mute siblings,* workshop presentation at the Afasic 3rd International Symposium, York.

Johnson M & Glassberg A, 1992, *Breaking down the barriers,* East Kent Community NHS Trust (out of print).

Kehle TJ, 1998, 'Augmented self-modelling as a treatment for children with selective mutism', *Journal of School Psychology* 36, pp247-60.

Kelly A, 1996, *Talkabout,* Winslow/Speechmark, Bicester.

Kolakowski A, Liwska M & Wollanczyk T, 1996, 'Elective mutism in children: literature review', *Psychiatria Polska* 30(2), pp233-46.

Kolvin I & Fundudis T, 1981, 'Electively mute children: psychological development and background factors', *Journal of Child Psychology and Psychiatry* 22, pp219-232.

Kopp S & Gillberg C, 1997, 'Selective mutism: a population-based study: a research note', *Journal of Child Psychology and Psychiatry* 38, pp257-62.

Kumpulainen K, Rasanen E, Raasak H & Somppi V, 1998, 'Selective mutism among second-graders in elementary school', *European Child and Adolescent Psychiatry* 7, pp24-9.

Kussmaul A, 1877, *Störungen der sprache,* Leipzig: FCW Vogel.

MacGregor R, Pullar A & Crundall D, 1994, 'Silent at school – elective mutism and abuse',

Archives of Disease in Childhood 70, pp540-541.

Pionek BC, Kratochwill TR & Sladeczek IE, 1996, 'Selective mutism: a meta analysis if intervention outcomes', Presented at the 104th Annual Convention of the American Psychological Association, Toronto.

Renfrew C, 1997, *Renfew Action Picture Test,* Speechmark/Winslow, Bicester.

Renfrew C, 1995, *Renfew Word Finding Vocabulary Test,* Speechmark/Winslow, Bicester.

Roe V, 1993, 'An interactive therapy group', *Child Language Teaching and Therapy* 9, pp133-40.

Sclare I, 1994, *Child psychology portfolio,* NFER-Nelson, Windsor.

Simons D, Goode S & Fombonne E, 1997, 'Elective mutism and chromosome 18 abnormality', *European Child & Adolescent Psychiatry* 6, pp112-114.

Sluckin A, 2000, 'Selective mutism', Law J, Parinson A & Tamhne R (eds), *Communication Difficulties in Childhood,* Radcliffe Medical Press, Oxford, pp273-80.

Smayling JM, 1959, 'Analysis of six cases of voluntary mutism', *Journal of speech and hearing disorders* 24, pp55-58.

SMIRA (The Selective Mutism Information and Research Association), 1999,'Secretary's report', *SMIRA newsletter No. 4,* available from Lindsay Whittington, 13 Humberstone Drive, Leicester LE5 0RE.

Steinhausen HC & Adamek R, 1997, 'The family history of children with elective mutism: a research report', *European Child & Adolescent Psychiatry* 6, pp107-111.

Steinhausen HC & Juzi C, 1996, 'Elective mutism: an analysis of 100 cases', *Journal of the American Academy of Child and Adolescent Psychiatry* 35, pp606-614.

Tramer M, 1934, 'Elecktiver mutismus bei kindern', *zeitschrift für kinderpsychiatrie* 1, pp30-35.

Wallace M, 1986, *The silent twins,* London, Penguin.

Watson S, 1995, 'Successful treatment of selective mutism: collaborative work in a secondary school setting', *Child Language Teaching and Therapy* 2, pp163-175.

Wilkins R, 1985, 'A comparison of elective mutism and emotional disorders in children', *British Journal of Psychiatry* 146, pp198-203.

Wintgens A, 1999, *Tackling speech and language when assessing and treating children with selective mutism,* workshop presentation at the Afasic 3rd International Symposium, York.

World Health Organisation, 1994, *International statistical classification of diseases and related health problems* (ICD-10), 10th revision, World Health Organization, Geneva.

實用的聯繫資訊

■ 支持團體和顧問服務

英國選擇性緘默資訊和研究協會（The Selective Mutism Information and Research Association, SMIRA）

理事長　Alice Sluckin

地址　1 Ridgeway Road, Leicester, LE2 3LH, UK

電話　+44(0)116 270 7411

Email　smiraleicester@hotmail.com

美國選擇性緘默症基金會（Selective Mutism Foundation）

提供支持、資訊以及進行研究。

通訊地址（如需回覆請附回郵）

c/o Carolyn Miller, P.O. Box 13133, Sissonville, WV 25360-0133, USA

c/o Sue Newman, P.O. Box 450632, Sunrise, FL 33345-0632, USA

英國語言障礙兒童協會（Association for All Speech Impaired Children, Afasic）

協助青少年和兒童溝通障礙的英國慈善組織。

地址　69-85 Old Street, London, EC1V 9HX, UK

電話　+44(0)20 7841 8900

傳真　+44(0)20 7841 8901

Email　info@afasic.org.uk

英國皇家口語及語言治療師學院（Royal College of Speech and Language Therapists）

地址　2 White Hart Yard, London, SE1 1NX, UK

電話　+44(0)207 378 1200

Email　info@rcslt.org.uk

■ 筆友計畫

Write Away

致力於幫助八至十八歲特殊需求孩子尋求支持和友誼的英國慈善機構。

地址　1, Thorpe Close, London, W10 5XL, UK

電話　+44(0)208 964 4225

傳真　+44(0)208 964 3532

Email　penfriends@writeaway.demon.co.uk

■ 網站

SMIRATALK

英國選擇性緘默資訊和研究協會為家長及專業人士設立的聊天室。

www.selectivemutism.co.uk

美國選擇性緘默症基金會

致力於推廣和瞭解選擇性緘默症意識的公益團體。

http://www.selectivemutismfoundation.org

社交焦慮：兒童選擇性緘默症

兒童焦慮網（The Childhood Anxiety Network）

http://www.childhoodanxietynetwork.org

兒童焦慮網國際首頁（The Anxiety Network International Home Page）

http://www.anxietynetwork.com/spsm.html

選擇性緘默症社團（Selective Mutism Group）

極佳的資訊來源，包括常見問題和建議書目。

http://www.selectivemutism.org

■ 錄影帶和DVD

沉默的孩子：談選擇性緘默症（*Silent Children: Approaches to Selective Mutism*）

25分鐘的影片，由孩子、家長和專家的角度概述選擇性緘默症的本質和輔導方法。透過英國選擇性緘默資訊及研究協會購買。

電話　+44(0)116 212 7411

Email　lindsay@selectivemutism.co.uk

國家圖書館出版品預行編目（CIP）資料

選擇性緘默症資源手冊／Maggie Johnson, Alison Wintgens 著；黃晶晶譯.--初版.-- 臺北市：心理，2013.12
面；　公分.--（障礙教育系列；63123）
譯自：The selective mutism resource manual
ISBN 978-986-191-586-9（平裝）

1. 罕見疾病　2. 手冊

417.9026　　102025485

障礙教育系列 63123

選擇性緘默症資源手冊

作　　者：Maggie Johnson、Alison Wintgens
譯　　者：黃晶晶
執行編輯：林汝穎
總 編 輯：林敬堯
發 行 人：洪有義
出 版 者：心理出版社股份有限公司
地　　址：231026 新北市新店區光明街 288 號 7 樓
電　　話：(02) 29150566
傳　　真：(02) 29152928
郵撥帳號：19293172　心理出版社股份有限公司
網　　址：https://www.psy.com.tw
電子信箱：psychoco@ms15.hinet.net
排 版 者：鄭珮瑩
印 刷 者：竹陞印刷企業有限公司
初版一刷：2013 年 12 月
初版五刷：2023 年 3 月
I S B N：978-986-191-586-9
定　　價：新台幣 400 元